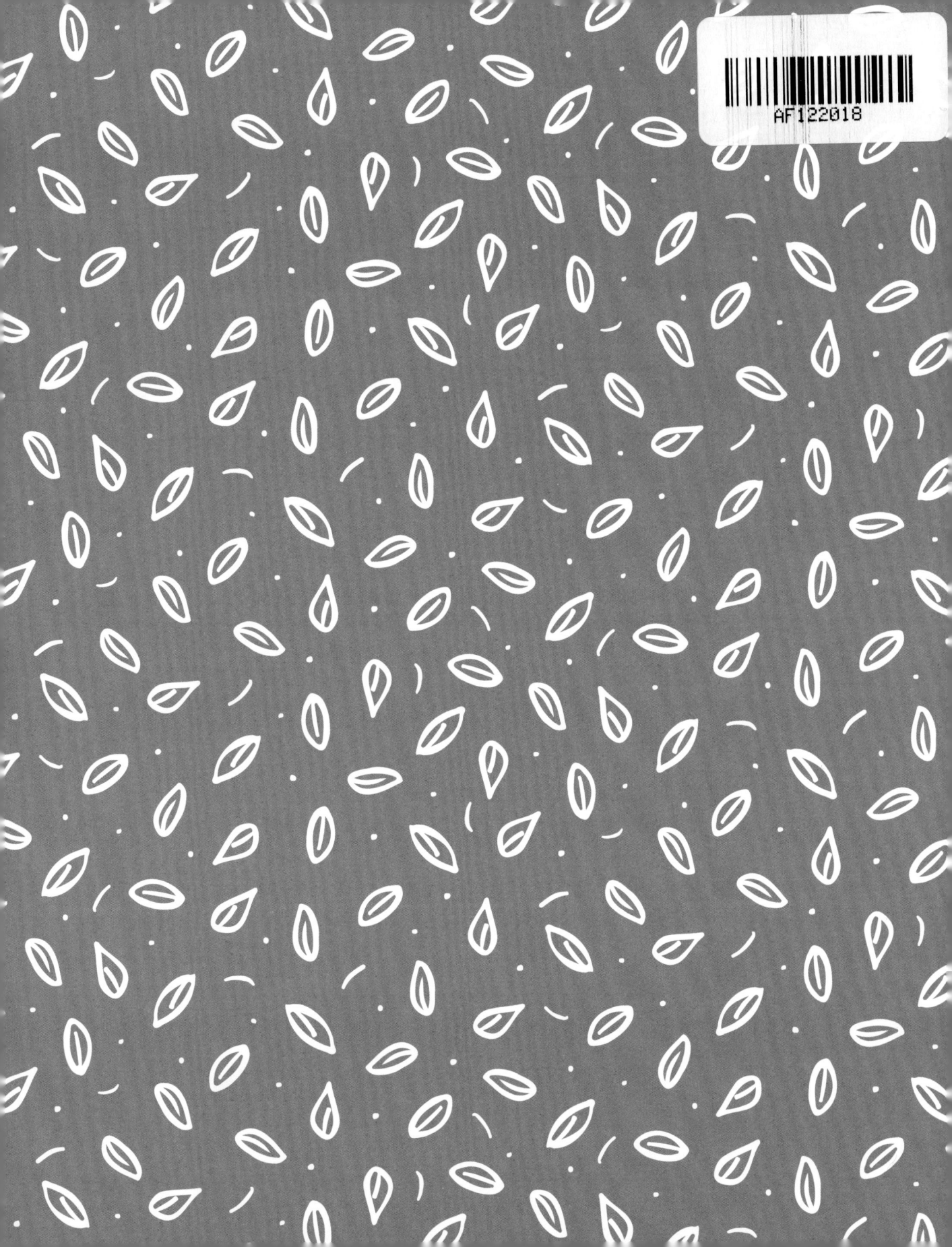

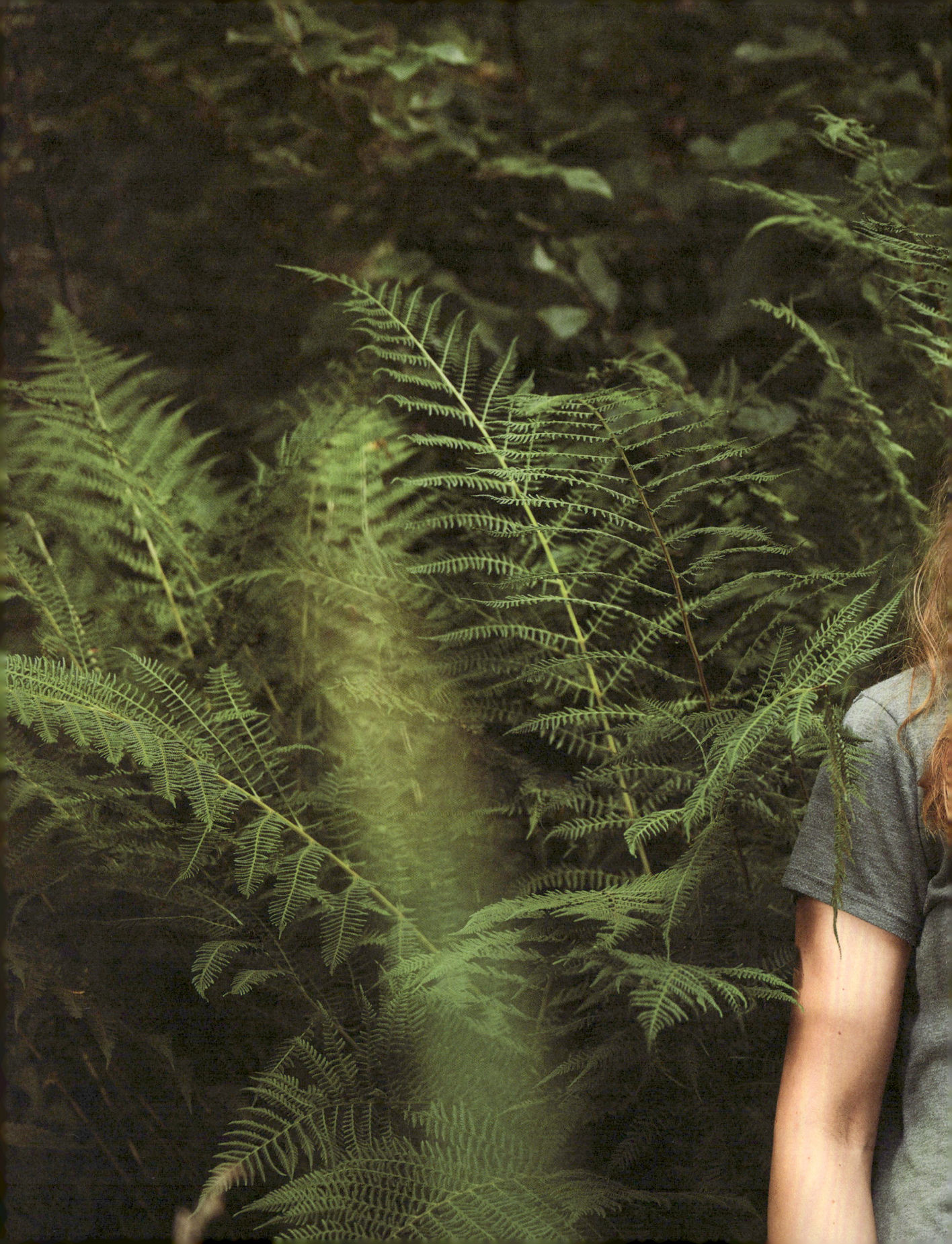

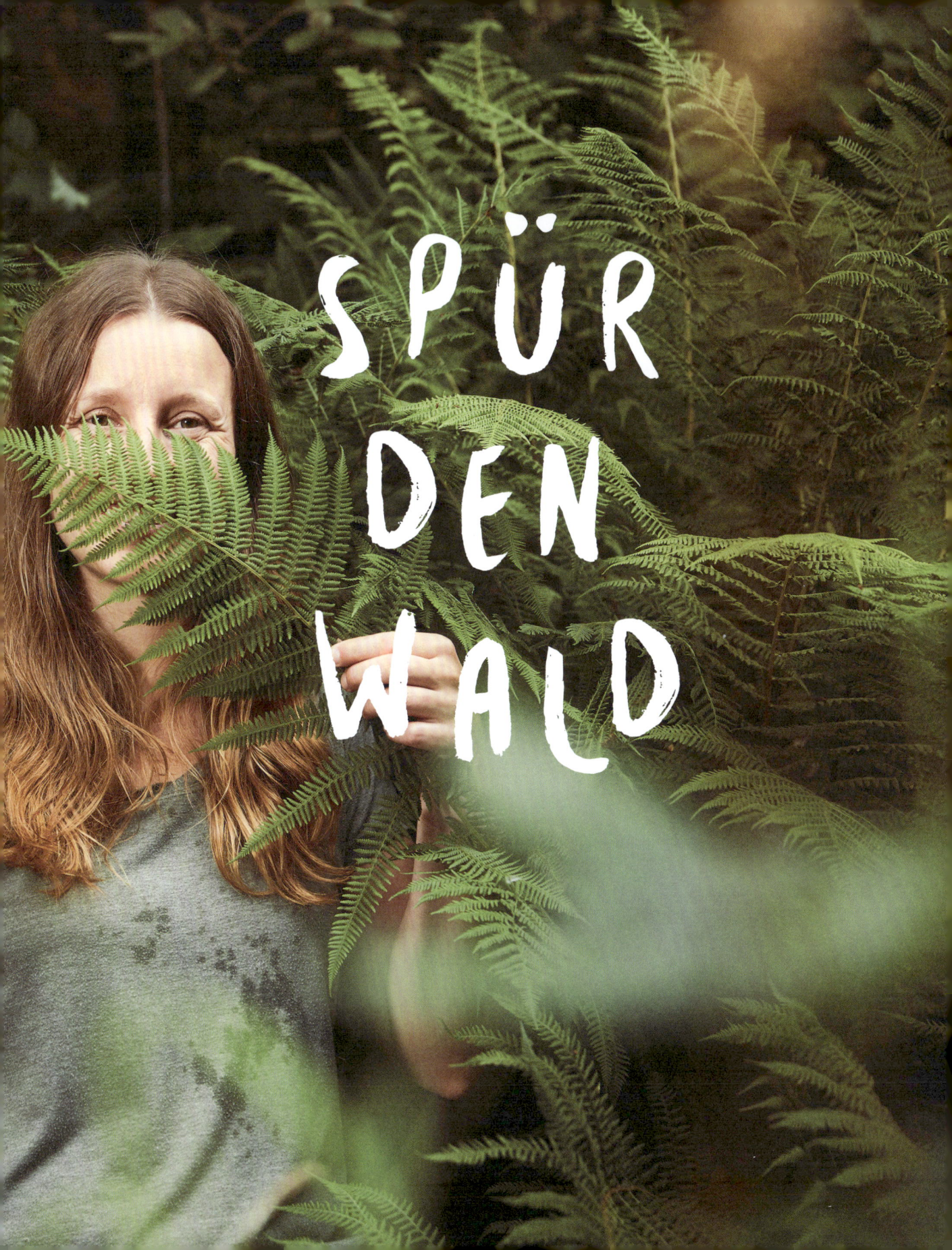

GERDA HOLZMANN

SPÜR DEN WALD

Folge dem Ruf der Wildnis,
schließe Freundschaften mit Bäumen
– und entdecke dabei dich selbst

löwenzahn

AUF ENTDECKUNGSREISE – IM INHALTSVERZEICHNIS

8   DIE NATUR BRAUCHT DICH – UND WIE!

13 AUSSTEIGEN? EINTAUCHEN UND ANKOMMEN IN DER NATUR

14 *Was dich in deinem Waldbuch erwartet*
→ 15 *Sei frei und wild und unbeschwert!*

17 VERBINDE DICH MIT DER NATUR: DER WALD UND DU!

18 *Was dir die Evolution entgegenruft? Raus mit dir!*
18 *Mehr als ein Spaziergang – dreh eine Runde zu dir selbst*
20 *Im Wald darfst du einfach sein*

23 *Eine riesige Wohngemeinschaft: Der Wald steckt voller Leben*

24 *Die Bäume – Urkraft des Lebens!*
→ 25 *Circle of life:*
     vom König der Löwen zum Wald vor der eigenen Haustür

26 *Pflanzengeflüster, Baumfreundschaften und das Wood-Wide-Web*
26 *Die Sprache der Bäume: Kommunikation unter deinen Füßen*
27 *Nahrungsspende von großen Nachbarbäumen:*
    Hilfe für hungrige Freunde
→ 29 *Lasst uns mit den Bäumen reden*
30 *Deine innere Stimme: Kann der Wald Übersetzer spielen?*

31 *Lebewesen Baum: Das geht unter die Rinde!*
31 *Der Baumkörper*
34 *Die Baumseele*

36 *Speeddating mit 8 Baumkandidaten*
37 *Die Tanne*
38 *Die Kiefer/Föhre*
39 *Die Lärche*
40 *Der Ahorn*
41 *Die Buche*
42 *Die Eiche*
43 *Die Esche*
44 *Die Weide*

46 *Sei ein angenehmer Gast: Waldknigge*
47 *Spitz deine Ohren: Jetzt kommen die Waldregeln*
49 *Frag doch mal den Jäger*
50 *Wo Fuchs und Hase sich gute Nacht sagen: Entdeckungstour mit Willi dem Weidmann*
54 *Baumkindergarten: Wer ist denn das da?*

59 WILLKOMMEN BEI DOKTOR WALD: FREI SEIN, BEI DIR SEIN

60 *Die positive Kraft angenehmer Sinneseindrücke: Wenn du vor lauter Bäumen nur mehr Wald siehst … und riechst und hörst und fühlst*
61 *Waldduft liegt in der Luft – daran schnuppern wir gerne*
61 *Herber Geschmack, süße Wirkung – lass dir den Wald auf der Zunge zergehen!*
62 *Grün hinter den Ohren? Besser vor den Augen: Schönheit betrachten bringt innere Ruhe*
63 *Idyllische Waldmusik: Lieblingshit jeder Körperfaser!*
63 *Anfassen erlaubt: Streicheleinheiten mit Moos und Rinde austauschen*

65 *Benefit fürs Immunsystem, den Stoffwechsel und die Psyche*
65 *Der Immun-Booster: Wecke den Killer in dir!*
65 *Der Energie-Kick: Wenn der Wald dich wachrüttelt*
65 *Der Harmonizer: Aufgeregte Nerven bringt der Wald wieder in Form*

66 *Such dir deinen persönlichen Lieblingsfleck: deine perfekte Waldtankstelle*

69 *Kleine Anleitung: auf zum Tauchgang in der Waldatmosphäre*
69 *Was du brauchst? Weniger Gepäck, mehr Wald!*
70 *16 Vorschläge, dein Waldbad zu gestalten: ganz ohne Schaum und Kiefernbadesalz*

80   Wood for two: Waldbaden zu zweit
→ 82   Hol dir den Wald in dein Wohnzimmer!

  87   **HEILKRAFT TO GO: GESUNDE MITBRINGSEL AUS DEM WALD**

  88   Auf zu den natürlichen Superheldinnen:
        So sammelst du Wildpflanzen

  90   Los geht's mit dem großen Pflücken: Pflanzenportraits
  91   Die Birke – pure Kraftbombe
  97   Die Gewöhnliche Braunelle – schmeichelt deinem Hälschen
  99   Der Echte Ehrenpreis – hält dich im Gleichgewicht
 102   Die Wald-Engelwurz – nasch dich durch jedes Teil
→106   Sauerhonig, mein Ein und Alles!
 108   Die Fichte – lässt dich aufatmen
 114   Der Kriechende Günsel – erste Hilfe bei kleinen Wunden
 116   Die Wilde Karde – stillt deinen Durst
 119   Die Gewöhnliche Pestwurz – setz dir den Sonnenhut auf
 122   Die Vogelbeere – Feuer und Flamme für deine Abwehrkräfte
 125   Der Gemeine Wacholder – bewahrt deine Lebensfrische
→130   Ruhe pur mit duftenden Pflanzen:
        Wenn Probleme mit dem Rauch verschwinden …

 132   Was der Wald dir gibt? – Was du dem Wald geben kannst!

 134   Sammelkalender: die wilden Pflanzenteile und ihre Erntezeiten

 137   **I'M A SURVIVOR: DAS ECHTE LEBEN WARTET DRAUSSEN**

 138   Bushcrafting: Was du in der Natur brauchst

 140   Ich habe einen Unterschlupf gefunden – oder gebaut!
 142   Basic, Premium oder de luxe? – Deine Waldunterkunft
 146   Spurlos verschwunden: keine Hinterlassenschaften
 146   Und wenn was ist? – Notruf im Gelände

 147   Das Lagerfeuer – Wärme, die unter die Haut geht
 147   Ich habe Feuer gemacht – früher und heute
 149   Heiße Sache? Regeln für ein Lagerfeuer in der Natur
 150   Place to be: der richtige Ort für ein Lagerfeuer

151 Gute Basis für warme Angelegenheiten:
    Grundausrüstung zum Feuermachen
152 Damit's so richtig knistert: Brennmaterial sammeln
156 Freiheit braucht die Flamme: das Lagerfeuer aufbauen
158 Gleich züngelt's los: das Feuer entfachen
160 Spuren verwischen: löschen und Rückstände beseitigen

163 Wenn der Magen knurrt: Kochen unter freiem Himmel
163 Kleines Equipment für Kochsessions in der freien Natur
165 Speisekammer für die Outdoorküche:
    Zutaten aus der Natur und deinem Vorratsschrank
166 Kochen mit dem Holzvergaser: feuerheiße Abende
168 Kochen auf offenem Feuer: Sommernachtsstimmung
171 Rezepte für draußen: So schmeckt der Wald!
    171 Wilder Lagerfeuertee
    171 Couscous mit Karotte und Giersch
    172 Nudeln mit Roten Linsen und Quendel
    173 Eierspeise mit Wildkräutern
    174 3-Zutaten-Fladenbrötchen
    175 Kartoffeln aus der Glut
    175 Haferbrei mit Nüssen

177 Ich habe Wasser gefunden!
177 Sprudelbach oder Muldenpfütze: ohne Wasser kein Leben
178 Qualität ist alles: Quellensucher aufgepasst!
181 How to: Wie du Wasser aufspürst und sammelst
183 Das ist noch lange nicht alles: Jetzt geht's ans Wasseraufbereiten

184 DEIN SURVIVAL-GUIDE DURCHS BUCH

185 Damit dir kein Bushcrafter oder Waldbadprofi etwas vormachen kann:
    Waldglossar

187 Verirrt und hungrig? Oder brauchst du etwas aus der Naturapotheke?
    Keine Panik, hier findest du alle Verarbeitungen auf einen Blick:
    Rezeptverzeichnis

188 Abzweigung verpasst? Eine detaillierte Buchlandkarte hilft weiter:
    Stichwortverzeichnis

191 Du hast noch immer nicht genug Wald? Dann hier entlang:
    Literaturliste

Die Natur braucht dich – und wie!

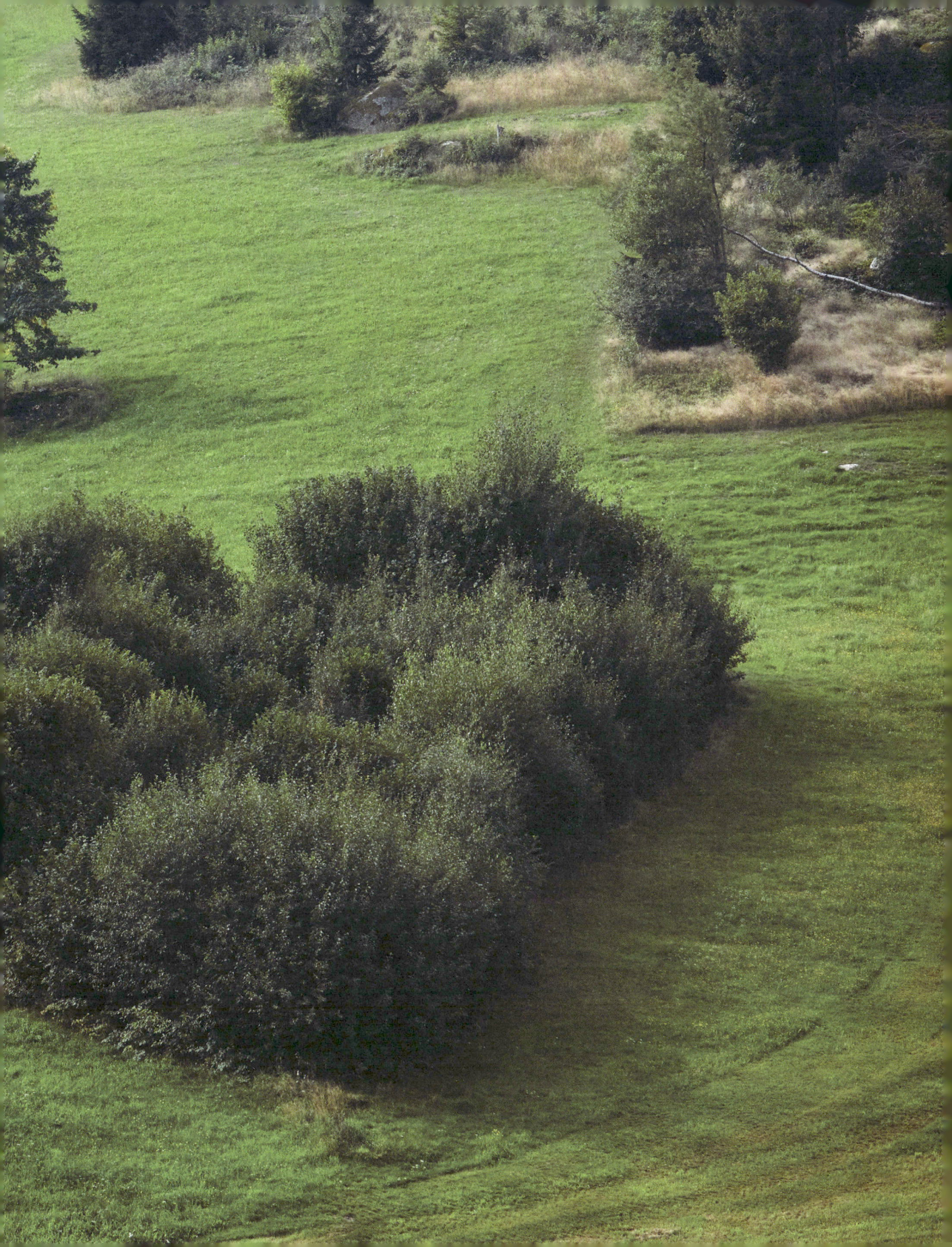

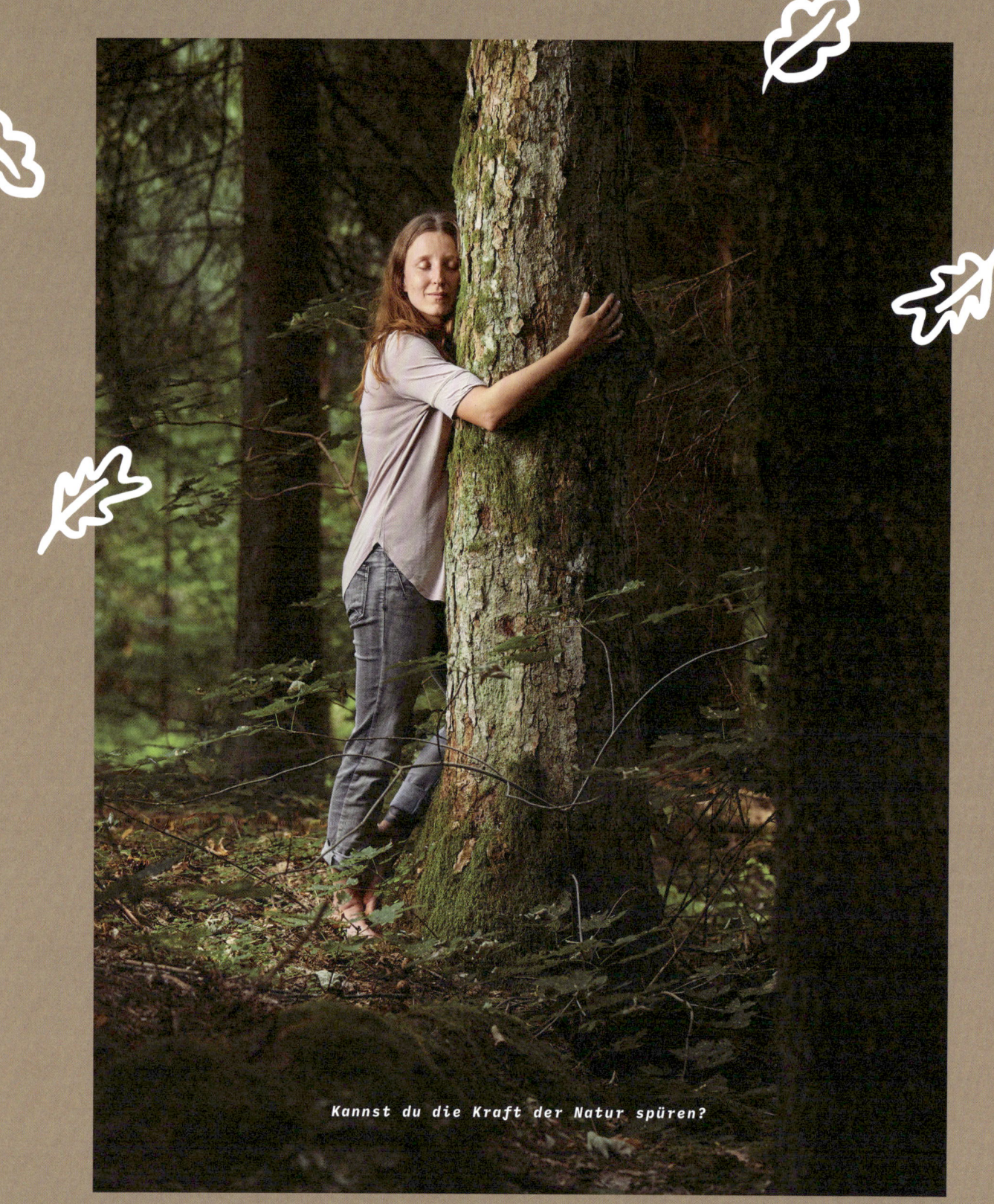
Kannst du die Kraft der Natur spüren?

Die Natur, das ist die Erde, in der die Wurzeln ankern, in der Samen schlummern und Milliarden von Kleinstlebewesen und Mikroorganismen auf Hochtouren arbeiten. Die Natur, das ist das Wasser, das sich aus den Meeren und Seen durch die Wärme der Sonne auf den Weg in luftige Höhen begibt, sich dort in Wolken verwandelt und irgendwann wieder die Erde benetzt. Die Natur, das ist die Quelle, die vom Regen gespeistes Grundwasser wieder an die Oberfläche führt, zum Bächlein, Bach und Fluss anschwillt und schließlich im Meer mündet. Die Natur, das ist der Fisch, der im Wasser schwimmt.

Die Natur, das ist der Samen, der durch die Wärme der Sonne, das Wasser und die nährende Erde keimt und zu einer Pflanze heranwächst. Die Natur, das ist die Sonne, die die Pflanze zum Sprießen bringt. Die Natur, das ist das Insekt, das sich an dem süßen Nektar und dem nahrhaften Pollen labt, und das Insekt, das die sattgrünen Blätter der Pflanze frisst. Die Natur, das ist der Vogel, der die Samen der Pflanze verzehrt. Die Natur, das ist der Wind, der den Vogel trägt und auch das Tier, das den Vogel frisst.

Die Natur, das ist das Tier und die Pflanze, die am Boden liegen, nachdem ihre Lebenskraft entschwunden ist, und die Käfer, Maden, Pilze und Bakterien, die die Überreste wieder in nährende Erde verwandeln. Die Natur, das ist Werden, Leben und Vergehen. Das alles ist Natur – und noch viel mehr.

Und wo bleibst du, der Mensch, in diesem idyllischen Bild? Denkst du, du passt hier nicht hinein? Siehst du in deiner Vorstellung einer perfekten Naturlandschaft einen Menschen? Meinst du, der Mensch hat hier nichts zu suchen? Ich finde doch! Vor allem der achtsame Mensch, der die Natur liebt, wertschätzt, respektiert und dankbar dafür ist, dass sie ihm das Leben schenkt. Der Mensch, der die Natur in vollen Zügen genießt, Kraft tankt, sich mit ihr verbindet, Naturschätze sammelt und darauf achtet, dass er keine bleibenden Spuren hinterlässt. Der Mensch, der der Natur vielleicht sogar etwas zurückgibt.

Formt er sich schon, dieser Mensch, in deiner perfekten Naturlandschaft? Mit diesem Buch möchte ich dich dabei begleiten, dieser Mensch zu werden. Der Mensch, der weiß, dass die Natur seine Mutter ist. Der Mensch, der in der Natur und ihren Teilen auf einfachste Art und Weise Kraft zu tanken vermag. Der Mensch, der in der Natur zu seinem Innersten findet und dadurch Antworten auf seine Fragen gewinnt. Der Mensch, der in der Natur aufblüht und das Leben spürt. Der Mensch, der weiß, wie er es verhindert, bleibende Spuren zu hinterlassen.

Dafür braucht es klare Regeln, die eingehalten werden müssen. Regeln, die die Natur vorschreibt, und Regeln, die der Mensch zum Schutz der Natur erarbeitet hat. Lass dich aber nicht von den Vorschriften entmutigen. Freue dich, dass du ein „Werkzeug" hast, um die idyllische Naturlandschaft in deinem Kopf zu verwirklichen – mit dir darin.

Lass uns losstarten: auf in den duftenden, sagenhaften Wald.

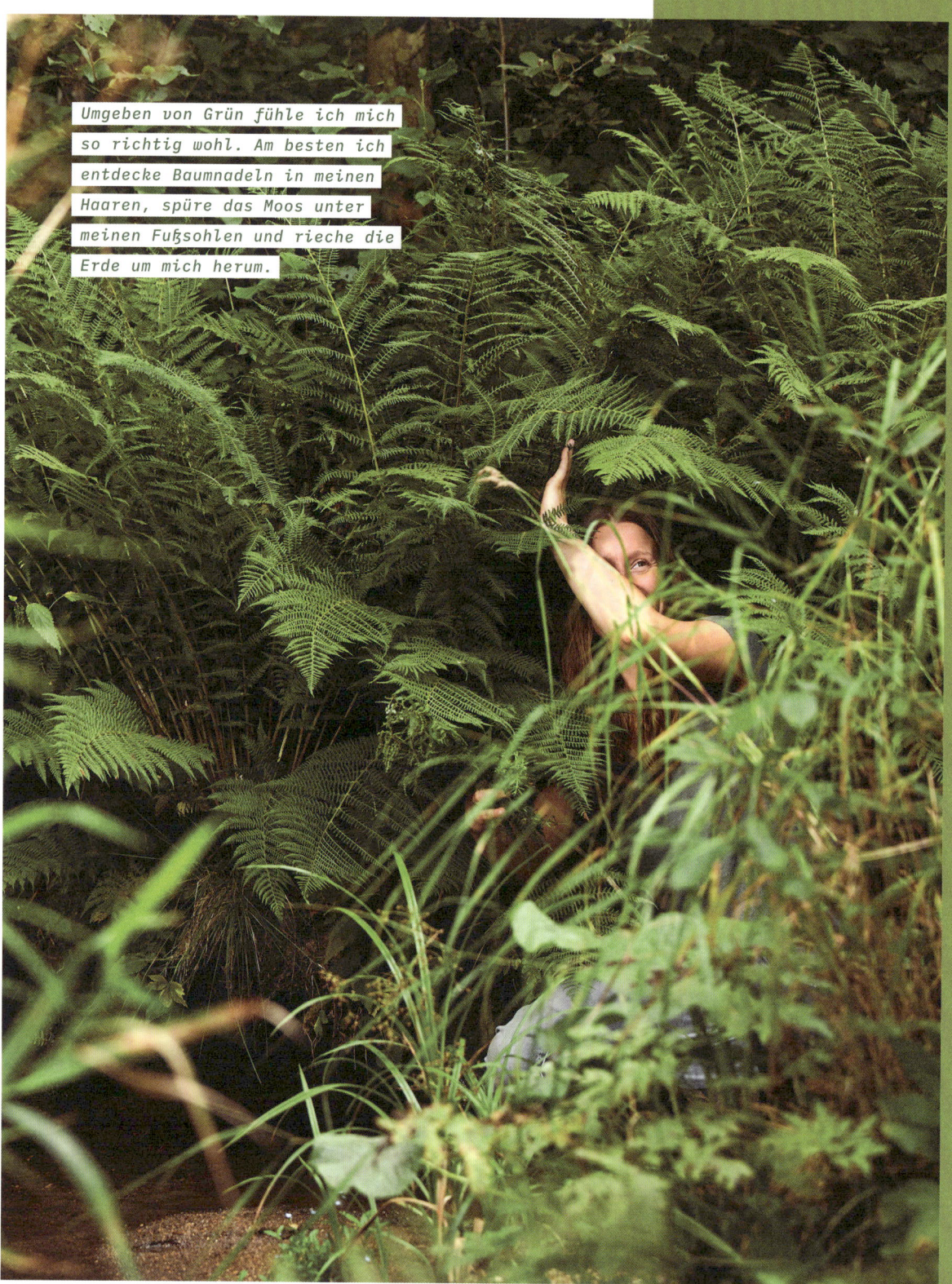

Umgeben von Grün fühle ich mich so richtig wohl. Am besten ich entdecke Baumnadeln in meinen Haaren, spüre das Moos unter meinen Fußsohlen und rieche die Erde um mich herum.

AUSSTEIGEN? EINTAUCHEN UND ANKOMMEN IN DER NATUR

Schon als Kind hat es mich hinausgezogen: auf die Wiesen rund um unser Haus, zum Beobachten der Pflanzen, Käfer, Würmer, Ameisen und Vögel. Zum Bach im Wald mit der verwunschenen Steinformation, an der ich hochkletterte. Natürlich auch zu meinen Lieblingsbäumen. Im Wald überkam mich ein Gefühl der Geborgenheit. Als würden mich die Bäume behüten. Oder mich beruhigen, wenn ich aufgebracht war und die Welt nicht verstehen konnte. Mit jedem weiteren Meter konnte ich mein innerliches Chaos ein wenig mehr sortieren. Der hartnäckige Knäuel verpuffte durch die Ausstrahlung des Ortes, an dem ich mich niederließ. Manchmal wusste ich schon im selben Moment nicht mehr, was mich so aufgewühlt hatte. Ich war bei mir selbst angekommen.

SAG HALLO ZU DEINEM INNEREN KIND!

Was ich mir als Kind mit Selbstverständlichkeit gönnte, entdeckte ich im Erwachsenenalter erneut. Verbunden mit der Natur zu sein, ist für mich die wichtigste Voraussetzung, um meine innere Kraft voll zu entfalten. Du bist ein Kind der Natur, mit allen Charakterausprägungen, Ecken und Kanten. Du musst nicht weit reisen, um zu dir selbst zu finden. Spüre dich und sei neugierig auf das, was du in dir und um dich wahrnimmst. Überall gibt es etwas zu entdecken, überall lauern kleine Abenteuer.

WAS DICH IN DEINEM WALDBUCH ERWARTET

*Verbunden sein:
Schließe Freundschaft mit Bäumen
und finde dabei zu dir selbst*

Der Wald ist wie ein eigenes Universum voller Leben. Im Kapitel „Verbinde dich mit der Natur" *ab Seite 17* gibt es Baumwelten zu entdecken. Wie ist der Organismus Wald beschaffen? Wie wirkt alles ineinander? Wie kommunizieren Bäume untereinander? Welche häufigen Baumarten gibt es bei uns? Und wir lernen den Waldknigge kennen. Dafür begeben wir uns u. a. auf Entdeckungstour mit Willi dem Weidmann. Mein Herz schlägt höher, wenn ich auf Wildtiere oder ihre Spuren treffe, deines auch?

*Ruhe suchen, Kraft tanken:
Bleib im Wald, bis dein Kopf
aufhört zu schwirren*

Im Kapitel „Willkommen bei Doktor Wald: frei sein, bei dir sein" *ab Seite 59* tauchst du voll und ganz in die Waldatmosphäre ein. Hier lernst du, was einen Aufenthalt im Wald eigentlich so gesund macht und wie du diese Kraft mit einem genussvollen „Waldbad" aufsaugst. Gleich vorweg, dafür braucht es keine große Anleitung, trotzdem gibt es ein paar Tipps und Tricks, damit so eine Walddusche richtig guttut.

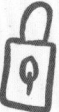

*Zum Mitnehmen:
Pflück heilsame Naturschätze
und mach was draus*

Auf Wald und Wiese sind grüne Superheldinnen zu finden. 10 wilde Pflanzen, Sträucher und Bäume, die du entweder gleich draußen verwenden, oder daheim weiterverarbeiten kannst. „Heilkraft to go: gesunde Mitbringsel aus dem Wald" und viele Rezepte warten *ab Seite 87* auf dich.

*Empowerment:
Bushcrafting macht unabhängig
und lebendig*

Einen Unterschlupf bauen? Die Macht des Feuers in deinen Händen und Kochen am Lagerfeuer? Wasser finden in der Natur? Diese Techniken zu lernen und auszuprobieren, ist ein großes Abenteuer. Sie zu beherrschen vermittelt ein wunderbares Gefühl von Selbstbestimmtheit. Folge dem Ruf der Wildnis! And be your own master! Im Kapitel „I'm a Survivor: Das echte Leben wartet draußen" *ab Seite 137* lernst du wie.

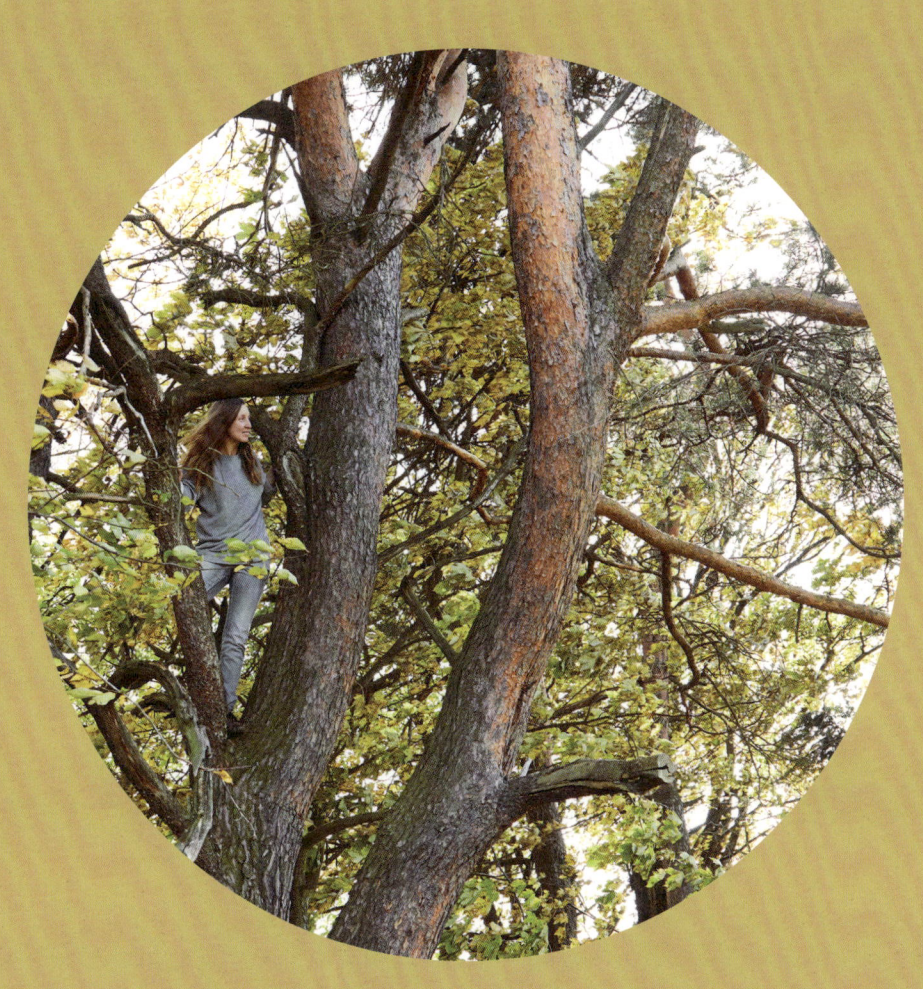

AUSSTEIGEN? EINTAUCHEN UND ANKOMMEN IN DER NATUR

Sei frei und wild und unbeschwert!

Auf einem Baumstamm balancieren, auf einen Baum klettern oder durch den kalten Bach waten: Im Wald werde ich manchmal wieder zum Kind und bekomme Lust auf Schabernack. Dem Ruf des inneren Kindes nachzugeben, befreit und gibt Kraft!

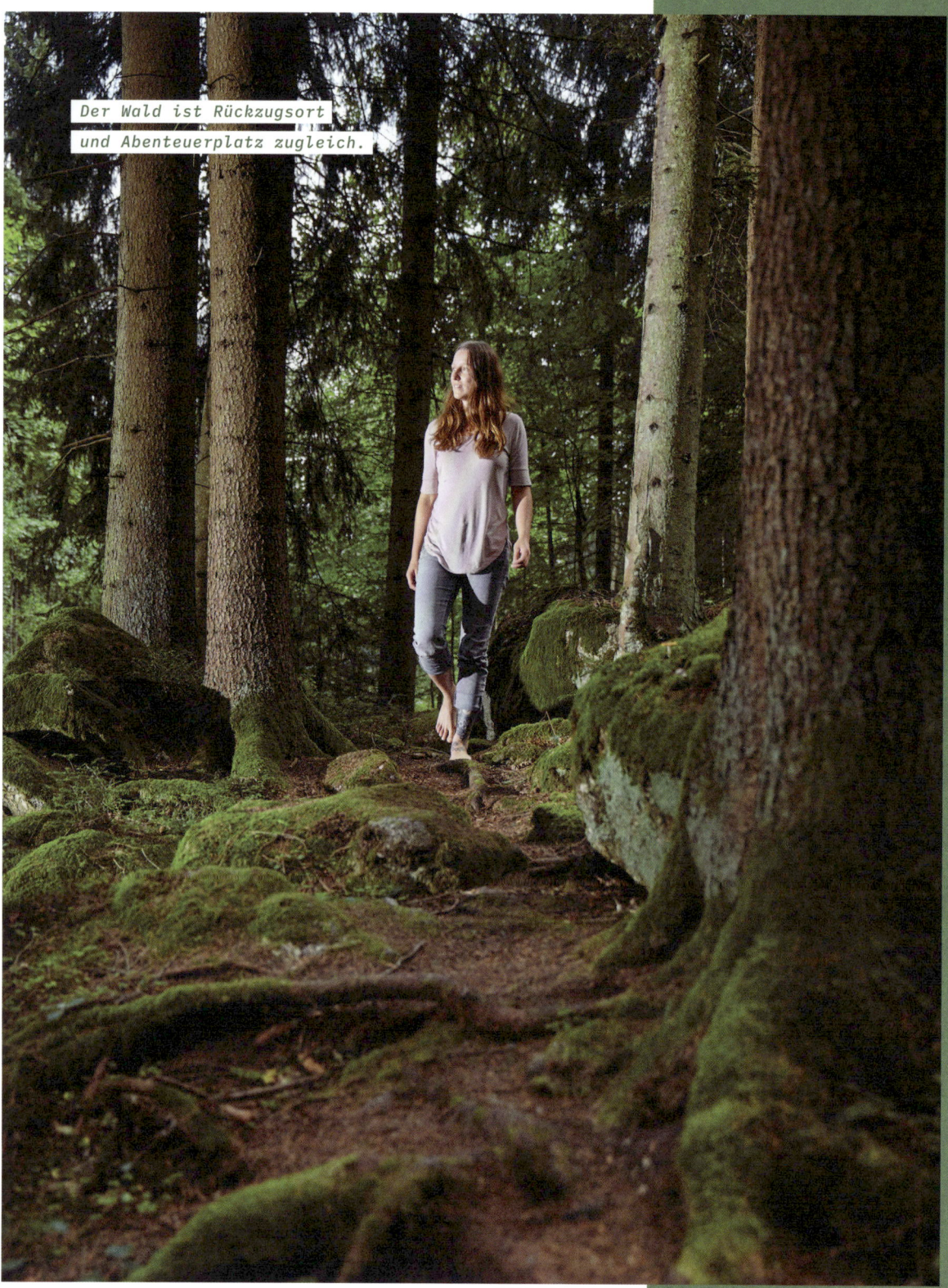

Der Wald ist Rückzugsort und Abenteuerplatz zugleich.

VERBINDE DICH MIT DER NATUR: DER WALD UND DU!

Ein Aufenthalt im Wald ist heilsam. Schon immer zog es Menschen zur Erholung in den Wald oder in den nächsten Park. Abgeschottet von der oft hektischen und lärmenden Außenwelt, ist der Wald ein Ort, um zur Ruhe zu kommen und Kraft zu tanken. Speziell an heißen Sommertagen erfrischt die Waldluft ungemein. Doch es locken nicht nur angenehme Temperaturen, frischer Sauerstoff und eine erhöhte Luftfeuchtigkeit. Der Mensch fühlt sich auch auf einer tieferen Ebene vom Wald angezogen. Und ja, der Wald ist außerdem geheimnisvoll. Es gibt vieles zu entdecken, Abenteuer zu erleben, Gebiete auszukundschaften. Deshalb wollen wir den Wald, seine Pflanzen und Tiere in diesem Kapitel etwas besser kennenlernen. Tauch ein in den Waldorganismus, erfahre mehr über die Sprache der Bäume, komm zum Speeddatingevent mit 8 spannenden Baumarten, lass dich in Waldknigge ausbilden, wandere mit Willi dem Weidmann auf den Spuren der Wildtiere – und lande bei dir selbst.

Der Mensch braucht die Natur. Warum und wie sehr, versucht die Biophilia-Hypothese zu beschreiben. „Biophilia" bedeutet aus dem Griechischen übersetzt so viel wie „Liebe zum Leben" oder „Liebe zur lebendigen Welt". Der Begriff Biophilie wurde bereits gegen Mitte des 20. Jahrhunderts verwendet. Biophilie beschreibt das menschliche Bedürfnis, sich mit allem Lebendigen zu verbinden, zu wachsen und Wachstum zu fördern. Seien es nun Pflanzen, soziale Beziehungen oder die eigenen Ideen. Dahinter werden evolutionäre Gründe vermutet.

Was dir die Evolution entgegenruft? Raus mit dir!

Kennst du das Gefühl, Sehnsucht nach Grün und frischer Luft zu haben? Einfach „raus" zu wollen, zu atmen, zu spüren, zu leben? In unserem heutigen Lebensalltag haben wir oft zu wenig davon, vom Grün, von der Luft, vom freien Lebensgefühl. Kein Wunder! Der Mensch lebt erst seit ca. 200 Jahren in der Umwelt, wie wir sie kennen, fast restlos erschlossen und industrialisiert. Das ist quasi ein Wimpernschlag in der Evolutionsgeschichte. Davor hat er ca. 15.000 Jahre lang Ackerbau betrieben und sich noch früher vermutlich ca. 300.000 Jahre lang in der wilden Natur bewegt und sich mit ihr entwickelt. Er hat gelernt, Dinge zu lieben, die ihm das Überleben sichern.

In der modernen Umwelt keimt die Sehnsucht nach der wilden Natur wieder auf. Die Erfüllung des Bedürfnisses, sich mit der Natur zu verbinden, das der Biophilie entspringt, ist ein genauso wichtiger Baustein für unser Wohlbefinden wie gesunde Ernährung, regelmäßige Bewegung und harmonische soziale Beziehungen.
Eine Verbindung zur Natur kannst du auf vielen Wegen aufbauen: Indem du einen Garten bepflanzt und pflegst, dir dein Obst und Gemüse selbst anbaust oder auf einem landwirtschaftlichen Betrieb mithilfst. Du kannst mit Wertschätzung Pflanzen aus der Natur sammeln und verarbeiten, versuchen Wasser und Nahrung in der Natur zu finden oder am Lagerfeuer die Sterne beobachten. Vielleicht magst du barfuß behutsam über den Waldboden schlendern, in der Hängematte im Wald deine Seele baumeln lassen oder es ganz einfach genießen, die aromatische Waldluft einzuatmen und dem Rauschen der Bäume zu lauschen.

Mehr als ein Spaziergang – Dreh eine Runde zu dir selbst

Auf dem Land aufgewachsen, beobachtete ich als Kind unsere betagten Nachbarn, die gemächlich mit dem Spazierstock über Feldwege in den Wald hinein verschwanden und mit zufriedenen Gesichtern wieder heimkehrten. Auch meine Oma, die sich über viele Dinge herzlich aufzuregen pflegte, ging regelmäßig spazieren und kam – zumindest etwas – beruhigter wieder zurück. Bei gemütlichen Sonntagsspaziergängen mit den Eltern und Geschwistern verfielen wir oft in tiefergehende Gespräche, als sie bei Kuchen und Kaffee am Küchentisch üblich waren.

Auch wenn es den Nachbarn, der Großmutter oder uns nicht bewusst war, die heilsame Kraft der Natur und des Waldes hat hier gewirkt. Was alle diese Spaziergänge gemeinsam hatten? Es waren Spaziergänge ohne Ziel. Es ging darum, sich zu bewegen, frische Luft zu schnappen, abzuschalten, Zeit miteinander oder alleine in der Natur zu verbringen. Sich auf sich selbst oder aufeinander zu konzentrieren und dabei die Landschaft und die magische Ausstrahlung des Waldes auf sich wirken zu lassen.

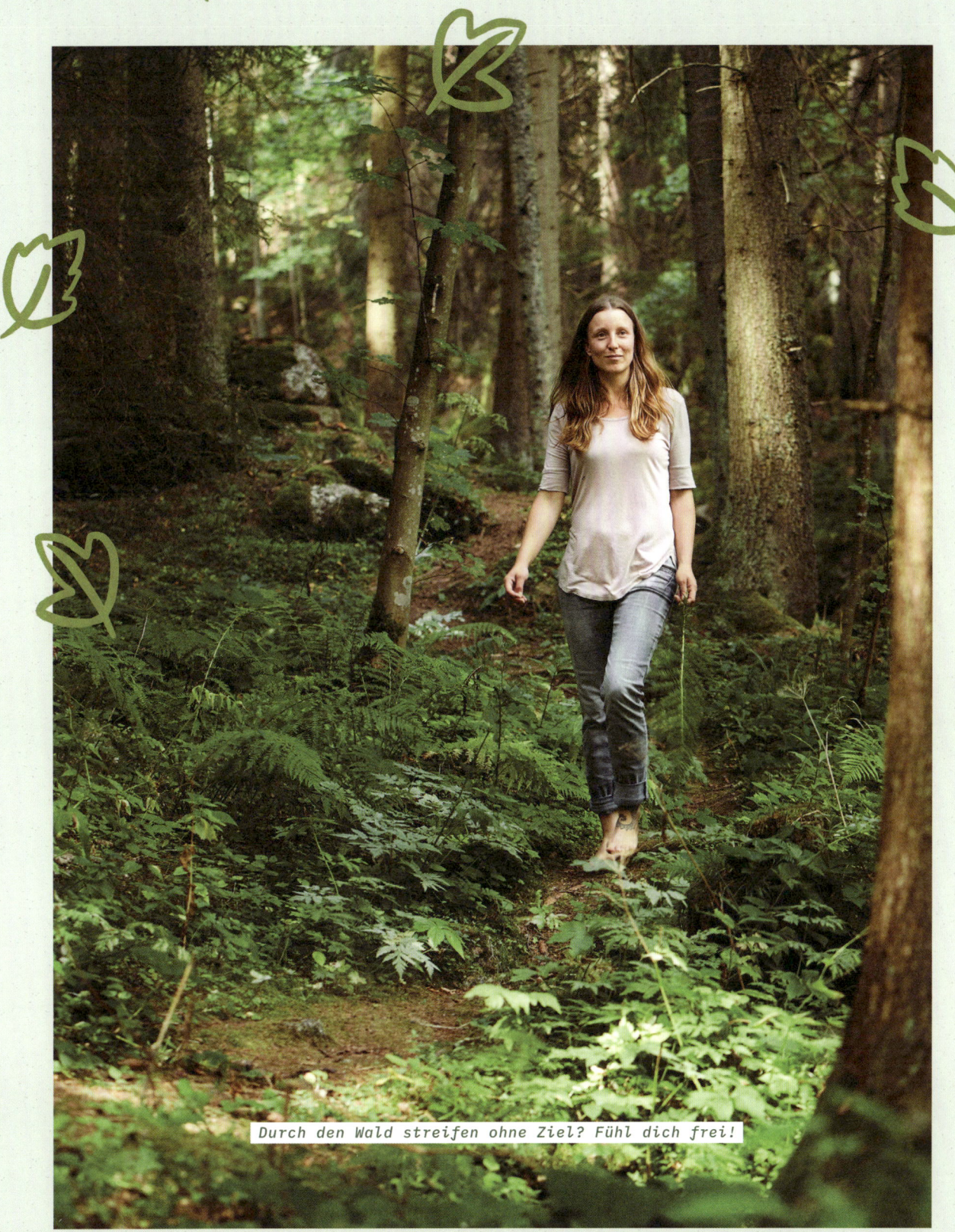

Durch den Wald streifen ohne Ziel? Fühl dich frei!

VERBINDE DICH MIT DER NATUR: DER WALD UND DU!

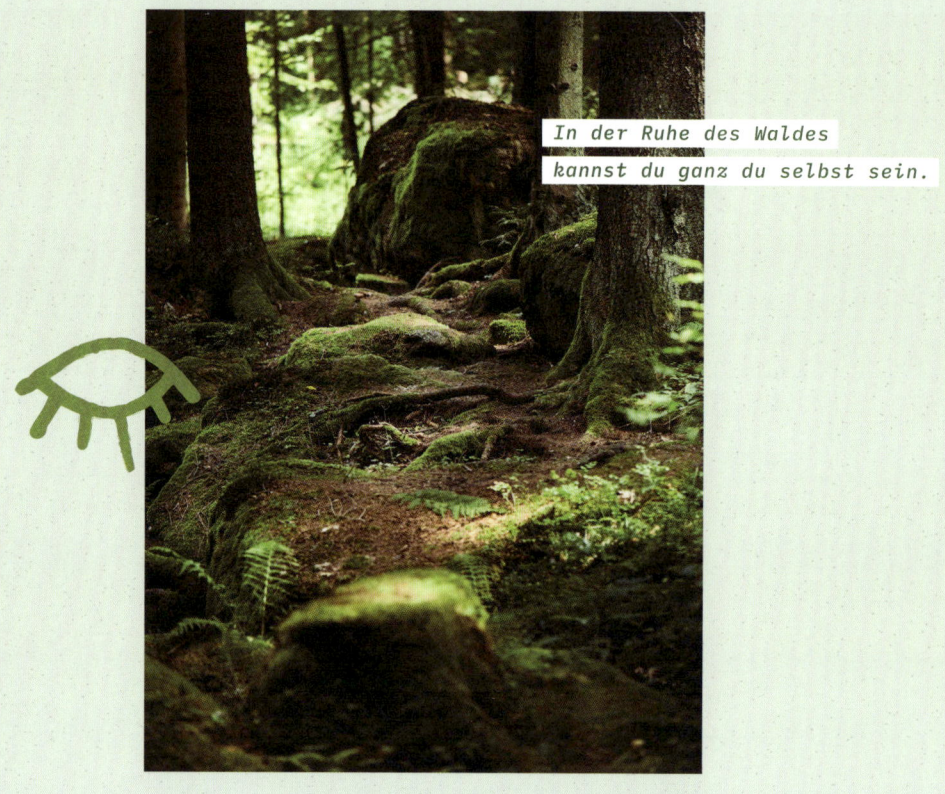

In der Ruhe des Waldes kannst du ganz du selbst sein.

IM WALD DARFST DU EINFACH SEIN

Du siehst: Bewegung im Wald hat eine positive Wirkung auf uns. Was die meisten Menschen vorher wahrscheinlich eher instinktiv machten, wenn sie das Bedürfnis danach hatten, lebt heute unter dem Begriff „Waldbaden" neu auf. Das Bedürfnis, im Wald zu sein und sich bewusst mit ihm zu verbinden, wird beim Waldbaden gestillt. In Japan wird seit Jahrzehnten an der Wirkung des Waldes auf die menschliche Gesundheit geforscht. „Shinrin yoku", was sich mit „Eintauchen in die Waldatmosphäre" übersetzen lässt, hat dort mittlerweile einen Status als medizinische Anwendung erreicht.

Beim Waldbaden geht es nicht darum, strikten Regeln und Anweisungen zu folgen. Im Gegenteil, es geht darum, in sich hinein zu horchen, zu spüren, neutral wahrzunehmen und sich treiben zu lassen. Die wichtigsten Voraussetzungen dafür sind: ein ruhiger Wald, Neugierde, Offenheit und Ruhe. Alles andere ergibt sich von selbst. Um es mit den Worten von Dr. Qing Li, einem der wichtigsten Experten und Forscher zum Thema Waldbaden, zu sagen: „Die Kunst des Waldbadens ist die Kunst, sich durch alle Sinne mit der Natur zu verbinden." Mehr dazu findest du im Kapitel „Willkommen bei Doktor Wald: frei sein, bei dir sein" ab *Seite 59*.

Zuallererst wollen wir uns nämlich mit folgenden Fragen auseinandersetzen: Wer ist eigentlich dieser Wald? Was steckt in ihm? Wie ist er aufgebaut? Begeben wir uns auf die Spuren des Waldes ...

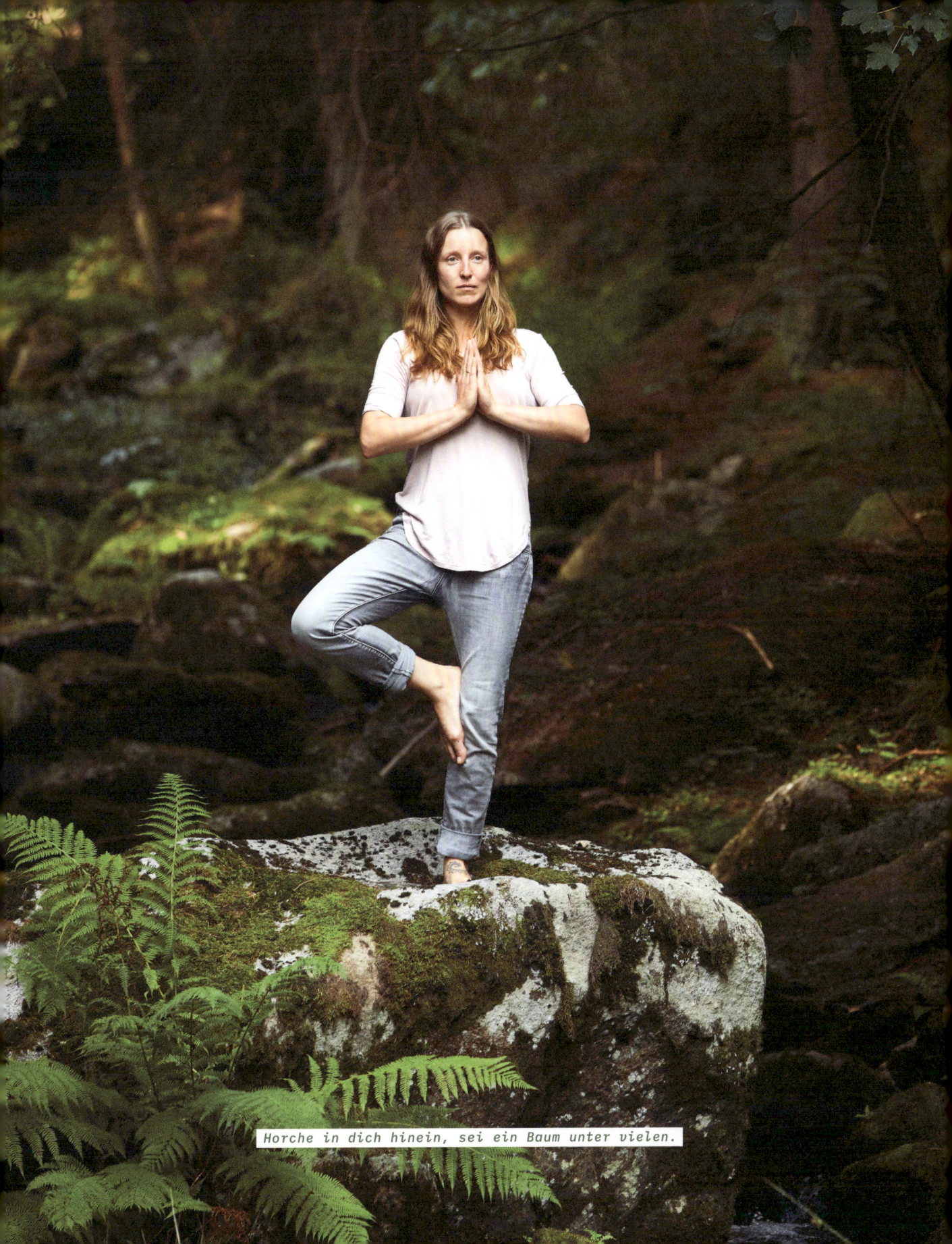

Horche in dich hinein, sei ein Baum unter vielen.

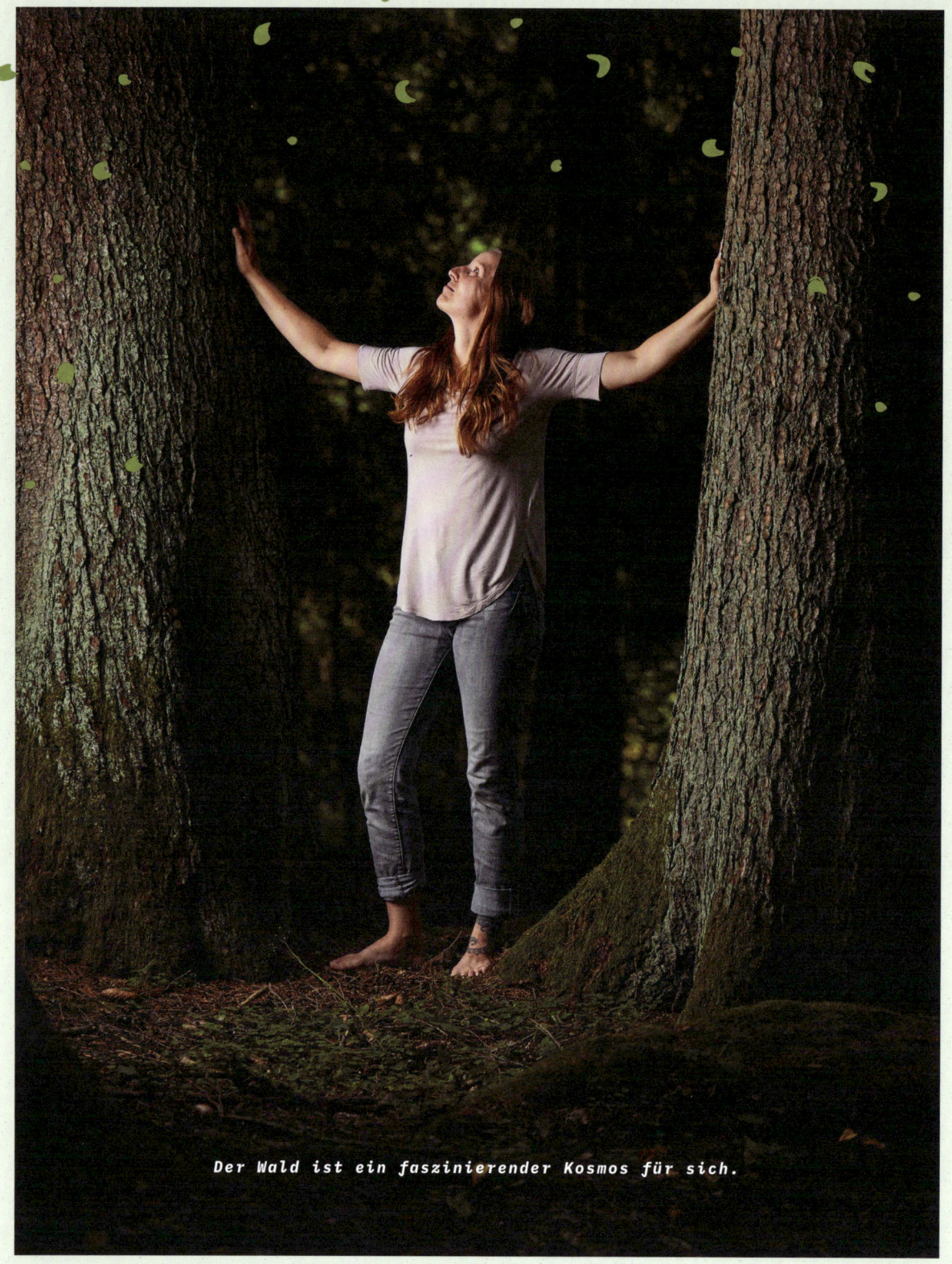

Der Wald ist ein faszinierender Kosmos für sich.

Eine riesige Wohngemeinschaft: Der Wald steckt voller Leben

Der Wald ist eines der vielfältigsten Ökosysteme. So komplex und perfekt, dass es fast wie ein Wunder erscheint. Durch die Lebensgemeinschaft von Mikroorganismen, Kleinstlebewesen wie Insekten, kleinen, mittleren und größeren Säugetieren, Pilzen, Moosen, krautigen Pflanzen, Sträuchern und Bäumen entsteht ein geschlossener Kreislauf zwischen Nährstoffproduzenten, Nährstoffkonsumenten und abbauenden Lebewesen.

Grüne Pflanzen erzeugen, mit Hilfe von Nährstoffen aus dem Boden und Sonnenenergie, aus Kohlenstoffdioxid (CO_2) aus der Luft und Wasser, Sauerstoff und organische Verbindungen, wie z. B. Zucker. Sie sind Produzenten.

Pflanzenfresser in unterschiedlicher Größe, angefangen von der Raupe über manche Vögel und viele Säugetiere vom Eichhörnchen bis zum Reh, laben sich an dem satten Grün. Fleischfressende Tiere wie der Bussard oder der Wolf wiederum ernähren sich von Pflanzenfressern. Zusammen mit den Allesfressern, wie dem Fuchs, dem Dachs, dem Marder oder dem Wildschwein, bilden sie die Gruppe der Konsumenten.

Die wohl artenreichste Gruppe im Ökosystem sind die Kleinstlebewesen und Mikroorganismen, welche organisches Material wie totes Laub, abgestorbenes Holz, Kot oder tote Tiere wieder zu für Pflanzen verfügbaren Nährstoffen abbauen. Sie leben am oder im Waldboden. Käfer, Würmer, Maden, Schnecken, Ameisen und Milben sind Destruenten (Zersetzer), sie zerkleinern die grobe Biomasse. Pilze und Bakterien zerlegen das zerkleinerte organische Material dann in anorganische Nährstoffe. Sie sind Reduzenten. Eine Handvoll Waldboden enthält Milliarden solcher Mikroorganismen.

Durch diese ausgeklügelten Lebensgemeinschaften erhält sich ein gesunder Wald selbst. Er produziert laufend ausreichend Nährstoffe für seine Bewohner. Vielleicht ist das auch ein Grund, warum uns der Wald so fasziniert? Ein ökologisches Paradies, das nichts braucht als sich selbst – wenn es in Ruhe gelassen wird.

Die Bäume – Urkraft des Lebens!

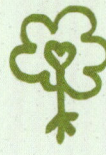

Wenn du versuchst, dir die vier Jahreszeiten bildlich vorzustellen, wird vielleicht rasch das Bild eines Laubbaumes vor deinem inneren Auge auftauchen. Kein anderes Lebewesen führt dir so eindrücklich den ewigen Kreislauf des Werdens und Vergehens vor Augen wie ein Baum. Er steht Zeit seines Lebens am selben Platz, vielleicht direkt vor deiner Nase. Vom Keimling wächst er zu einem jungen Spross heran, der seine Äste immer weiter in den Himmel streckt und seine Wurzeln immer tiefer in der Erde ausbreitet, bis er zu einem stattlichen Baum herangewachsen ist.

Kein Wunder also, dass sich im menschlichen Sprachgebrauch viele Analogien zu Bäumen finden, wenn es um tiefgreifende Bedürfnisse des Lebens geht. Wenn wir uns haltlos fühlen, möchten wir uns „wieder verwurzeln". Wir möchten „in uns ruhen", unsere Kräfte sparen, bis für uns wieder Bedingungen herrschen, in denen wir uns „neu entfalten" können. Letztendlich möchten wir, dass unser Wirken „Früchte trägt", und die Samen unserer Früchte sollen „auf fruchtbaren Boden fallen" und „aufkeimen". Dann ist der Kreislauf unseres Wirkens vollendet.

Bäume existieren seit rund 300 Millionen Jahren auf der Erde. Zuerst waren es Schachtelhalm-, Bärlapp- und Farnarten, die zu Urzeiten baumartig wuchsen, bis vor rund 270 Millionen Jahren die Nadelbäume entstanden. Vor ungefähr 100 Millionen Jahren gesellten sich dann die Laubbäume dazu. Im Vergleich dazu bevölkert der moderne Mensch die Erde erst seit etwa 300.000 Jahren.

Je nach Standort und Baumart können einzelne Individuen zwischen hundert und mehrere tausend Jahre alt werden. Der älteste bekannte lebende Baum ist knapp über 5.000 Jahre alt. Es ist eine Langlebige Kiefer *(Pinus longaeva)*. Sie steht in den White Mountains in den USA, ihr genauer Standort wird jedoch geheim gehalten. Der älteste bekannte lebende Klonbaum (entstanden aus dem Wurzelsystem eines Mutterbaums) ist eine Gemeine Fichte *(Picea abies)*, ihr Wurzelsystem ist 9.550 Jahre alt. Sie wird Old Tjikko genannt und steht in einem schwedischen Nationalpark an der Grenze zu Norwegen. Das Alter des Wurzelsystems einer amerikanischen Zitterpappelkolonie in einem Nationalpark in Utah, aus dem immer wieder neue Bäume herauswachsen, während alte absterben, wird auf 80.000 Jahre geschätzt.

Menschen haben seit Anbeginn der Zeit eine besondere Beziehung zu Bäumen. Bäume boten den Menschen Schutz, Aussicht und Nahrung. Auch heute noch mögen wir deshalb Bäume, an denen man gut hochklettern kann, mit ausladenden Kronen, die Schatten werfen und vor Regen schützen, und Bäume, von denen wir Nützliches sammeln oder naschen können.

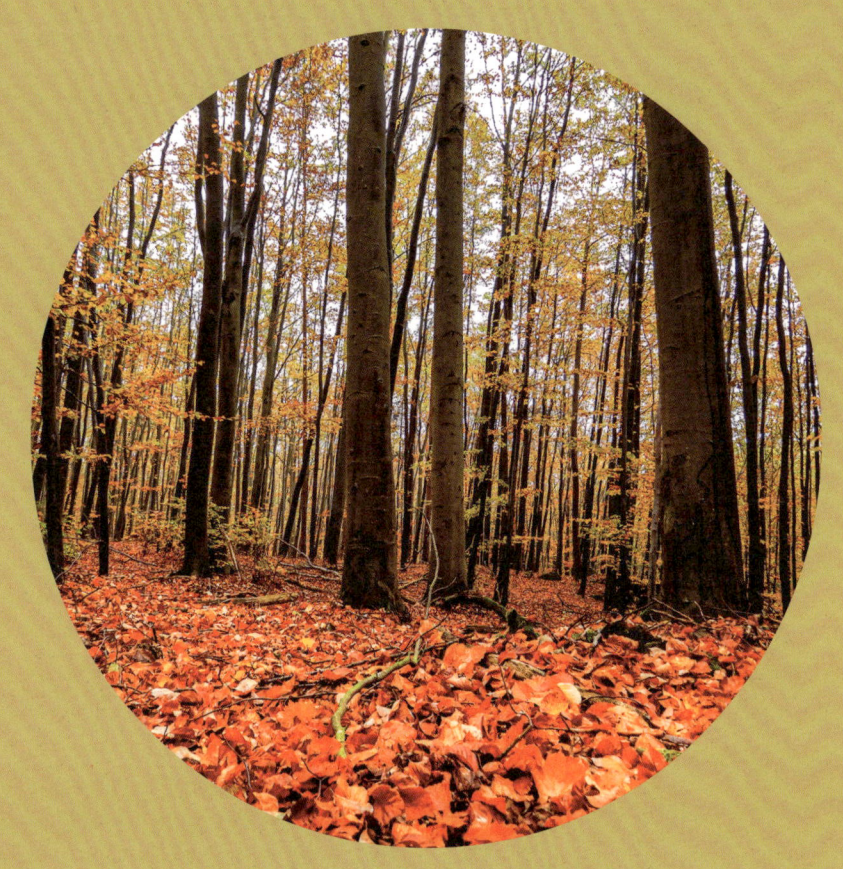

**Circle of life:
vom König der Löwen zum Wald
vor der eigenen Haustür**

Im Frühling entfalten sich die Knospen zu Blättern und Blüten, in denen das Leben in Form von Insekten nur so brummt. Später schützt uns das grüne Blätterdach vor Regen und spendet in der Hitze des Sommers Schatten. Im Herbst beginnen nahrhafte Früchte zu reifen. Sie beherbergen neues Leben, das aus den Samen aufkeimen wird. Mit den kürzer werdenden Tagen entschwindet die Kraft aus den Blättern, sie verfärben sich und fallen schließlich ab. Der nackte Baum ruht im Winter, seine Energie wohlverstaut, um im Frühling den Kreislauf von Neuem zu beginnen.

VERBINDE DICH MIT DER NATUR: DER WALD UND DU!

PFLANZENGEFLÜSTER, BAUMFREUNDSCHAFTEN UND DAS WOOD-WIDE-WEB

Pflanzen sind fühlende Lebewesen. Sie sprechen eine Sprache und reagieren auf ihre Umwelt. Wenn es einer Pflanze nicht gut geht, zeigt sich das in ihrem Erscheinungsbild. Die Blätter wirken eingefallen oder bekommen Verfärbungen. Sie gedeiht nicht gut oder trägt keine Früchte. Das ist eine Sprache, die der Mensch lesen und Pflanzenkundige auch interpretieren können.

Doch Pflanzen senden auch Signale aus, die der menschlichen Wahrnehmung lange verborgen blieben. Nach und nach rückt die Frage in den Fokus der Forschung, wie und warum Pflanzen miteinander kommunizieren. In den letzten Jahrzehnten konnte man daraus erstaunliche wissenschaftliche Erkenntnisse gewinnen: Bäume kommunizieren untereinander, sie versorgen sich gegenseitig mit Nährstoffen, warnen andere vor Schädlingen, wenn sie selbst angegriffen werden, und sie pflegen ihren Nachwuchs!

DIE SPRACHE DER BÄUME: KOMMUNIKATION UNTER DEINEN FÜSSEN

Alles geschieht durch ein komplexes unterirdisches Netzwerk, durch das die Wurzelsysteme einzelner Individuen miteinander verbunden sind. Dieses Netzwerk wird durch das Fadengeflecht von verschiedensten Pilzarten gebildet, welche sich an den Baumwurzeln ansiedeln. Solche Pilze nennt man Mykorrhizapilze. Das weitläufige, unterirdische Geflecht heißt Myzel. Manche dieser Pilzarten bilden oberirdische Fruchtkörper, darunter auch beliebte Speisepilze wie Pfifferlinge und Steinpilze!

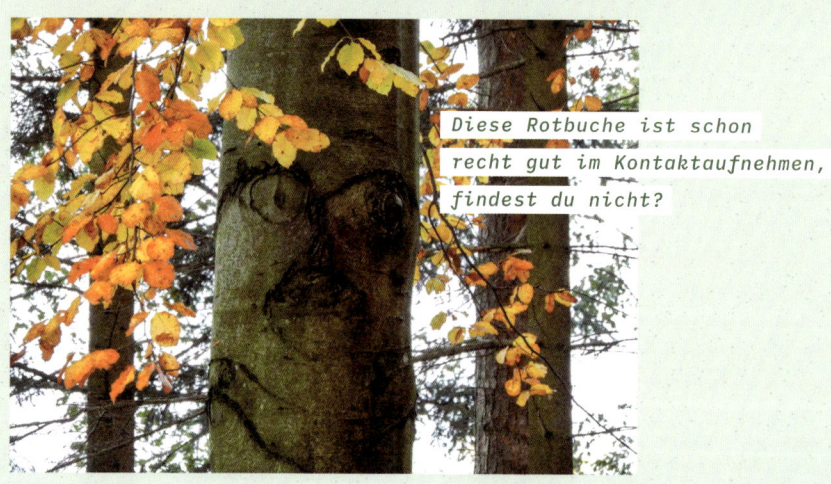

Diese Rotbuche ist schon recht gut im Kontaktaufnehmen, findest du nicht?

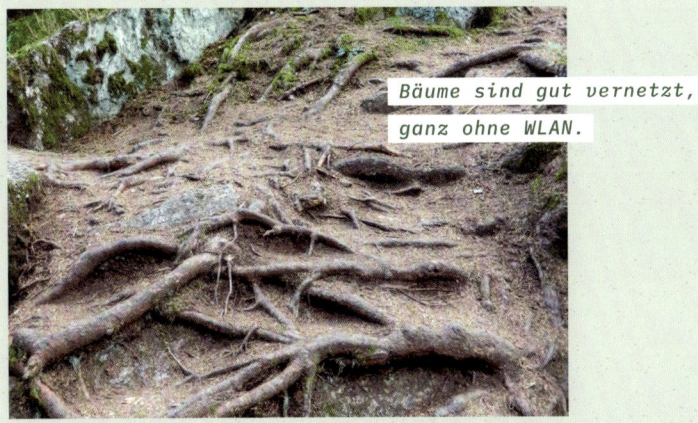

Bäume sind gut vernetzt, ganz ohne WLAN.

Das Wurzelwerk der meisten Bäume ist von verschiedenen Pilzarten besiedelt. Baum und Pilze profitieren voneinander. Während der Baum Zucker, der bei der Photosynthese entsteht, an den Pilz abgibt, der selbst keinen Zucker produzieren kann, hilft der Pilz dem Baum dabei, Nährstoffe aus dem Boden aufzunehmen, z. B. Stickstoff und Phosphor. Je mehr Baumarten in einem Wald wachsen, umso vielfältiger ist auch das unterirdische Pilzgeflecht. Dieses ist so komplex, dass sich unter einer Schrittlänge Waldboden hunderte Kilometer an Myzel befinden können. Ältere Bäume haben ein größeres Netzwerk und sind mit mehr Bäumen verbunden als junge Bäume. Über das Myzel können Bäume auch erkennen, ob Signale von der eigenen Art oder sogar von Verwandten innerhalb der eigenen Art wie Geschwistern oder Kindern kommen. Bäume warnen andere Bäume vor Gefahren. In Dürreperioden oder bei Insektenangriffen senden Bäume Botenstoffe über das Myzel und über die Luft (Terpene) an ihre Nachbarn aus. Die Nachbarbäume reagieren, indem sie vermehrt entsprechende Abwehrstoffe produzieren oder Lockstoffe ausschütten, die wiederum Fraßfeinde der Schädlinge anziehen.

Mittlerweile ist bekannt, dass Pflanzen neben der Kommunikation über Moleküle auch Schallsignale aussenden. Das konnte man bei jungen Getreidepflanzen beobachten. Sie erzeugen mit ihren Wurzeln ein Knackgeräusch, nach dem sich das Wurzelwachstum anderer Pflanzen ausrichtet. Wie diese Laute erzeugt werden und welchen Zweck sie erfüllen, ist noch ungeklärt.

NAHRUNGSSPENDE VON GROSSEN NACHBARBÄUMEN: HILFE FÜR HUNGRIGE FREUNDE

Bäume tauschen aber nicht nur Signale untereinander aus, sondern auch lebenswichtige Stoffe (Kohlenstoffverbindungen, Stickstoff, Phosphor und Wasser). Und das zum einen mit dem direkten Nachbarbaum, zum andern aber auch über längere Strecken hinweg. Beispielsweise erhalten Bäume, die im Schatten wachsen und selbst weniger Nährstoffe produzieren können, Hilfe von größeren Nachbarn. Immergrüne Bäume schicken im Winter Nährstoffe an blattlose Laubbäume. Das wurde zwischen Tanne und Birke beobachtet. Der Stofftransport geschieht über das Myzel, welches selbst auch etwas vom Zucker nascht, der übrige Teil wird an andere Bäume weitergegeben. Bäume pflegen so auch ihren Nachwuchs: Mutterbäume schicken Nährstoffe an Jungbäume. Selbst wenn andere bedürftige Bäume in der Nähe sind, wird der eigene Nachwuchs bevorzugt.

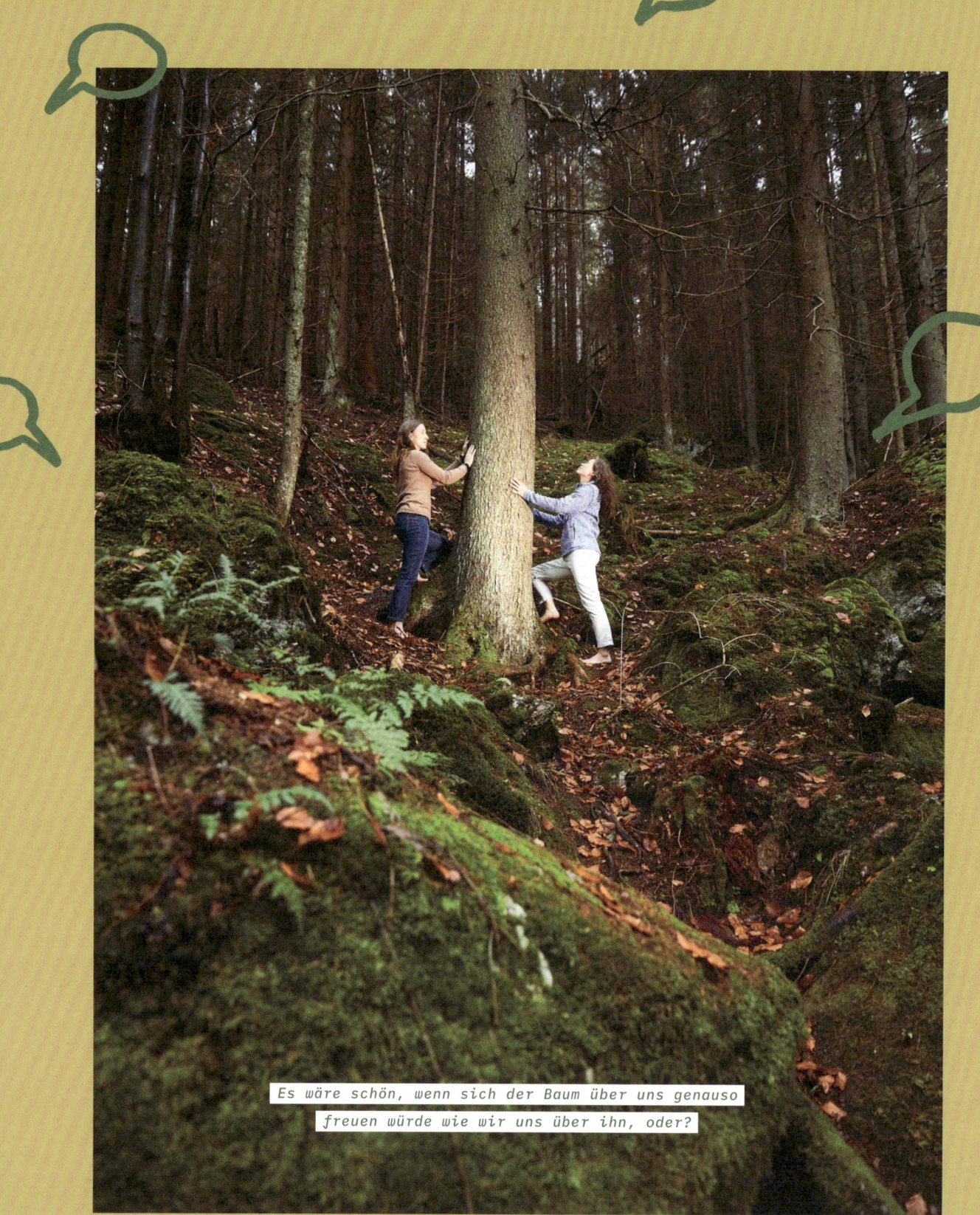

Es wäre schön, wenn sich der Baum über uns genauso freuen würde wie wir uns über ihn, oder?

LASST UNS MIT DEN BÄUMEN REDEN

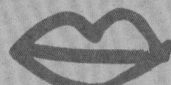

Pflanzen kommunizieren also untereinander, aber ist es auch möglich, dass Pflanzen auf Menschen reagieren? Menschen mit einem „grünen Daumen" haben oft eine besondere Verbindung zu Pflanzen. Sie gedeihen bei ihnen wie von Zauberhand. Spielt neben dem Fachwissen über die Bedürfnisse der Pflanzen auch noch etwas anderes eine Rolle? Pflanzen reagieren auch auf Lichtreize, Berührung und auf verschiedene chemische Stoffe in der Umwelt. Eventuell reagieren sie auch auf menschliche Berührung oder darauf, dass mit ihnen gesprochen wird. In einem Versuch der bayerischen Forschungsanstalt Weihenstephan/Triesdorf kam man zu dem Ergebnis, dass Tomaten – wenn sie liebevolle Zuwendung erhielten – früher blühten und auch mehr Früchte trugen als Tomaten, die unter den gleichen Bedingungen gezogen wurden und keine Extrazuwendung bekamen.

In einem etwas umstrittenen Experiment eines Möbelkonzerns hat man sich ebenfalls dieses Themas angenommen. Zwei Pflanzen, die unter den gleichen Bedingungen wuchsen, wurden einen Monat lang mit Tonaufnahmen beschallt. Eine Pflanze mit Komplimenten, die andere mit Beschimpfungen. Der Effekt war dabei klar sichtbar. Die Pflanze, die mit Komplimenten überhäuft wurde, gedieh prächtig. Die andere ließ ihre Blätter hängen, ihr Laub verfärbte sich.

Die Vorstellung, dass der Mensch mit seiner liebevollen Aufmerksamkeit den Pflanzen ebenso viel Wohlbefinden schenken kann wie Pflanzen dem Menschen, ist wunderbar! Jedenfalls macht es für das Allgemeinwohl in einem sozialen System zwischen Mensch, Tier und Pflanze Sinn, füreinander zu sorgen.

DEINE INNERE STIMME:
KANN DER WALD ÜBERSETZER SPIELEN?

Wir wissen nun also: Der Wald ist mit einem umfangreichen und komplexen Kommunikationssystem ausgestattet. Und Pflanzen reagieren auf deine liebevolle Zuwendung. Viele Menschen berichten, dass sie im Wald wieder zu sich selbst kommen können. Nach einem Spaziergang durch die Natur, vor allem im Wald, kann ich meine innere Stimme wieder richtig spüren. Hilft der Wald also dabei, die Intuition besser wahrzunehmen?

Dass wir im Wald außergewöhnlich gut entspannen können, ist mittlerweile nicht mehr nur die Erfahrung von naturverbundenen Menschen, sondern auch durch wissenschaftliche Studien bewiesen. Und die Macht der Entspannung ist groß. Im Ruhezustand können wir uns Antworten und Lösungen entlocken, die ohnehin in uns schlummern und nur vom Alltagsstress verdeckt werden. Kurz gesagt können wir das Bauchgefühl, die innere Stimme, wieder hören.

Dein Bauchgefühl und du, zusammen seid ihr stark. Intuition bedeutet, ohne bewussten Gebrauch des Verstandes Zusammenhänge zu erkennen oder Lösungen zu finden. Die Antwort ist einfach da, ohne lange überlegen zu müssen. Manche Eingebungen kommen daher, weil du schon viel über ein Thema weißt, dein Unbewusstes die Zusammenhänge erkennt und deinem Bewussten vorführt. Andere Impulse wiederum können sich wie eine Offenbarung anfühlen.

Um dein Bauchgefühl wahrnehmen zu können, muss die Grundlage dafür geschaffen sein. Und diese Grundlage ist innere Ruhe und vor allem ein ruhiger Geist. Mehr dazu findest du im Kapitel „Willkommen bei Doktor Wald: frei sein, bei dir sein" *ab Seite 59.*

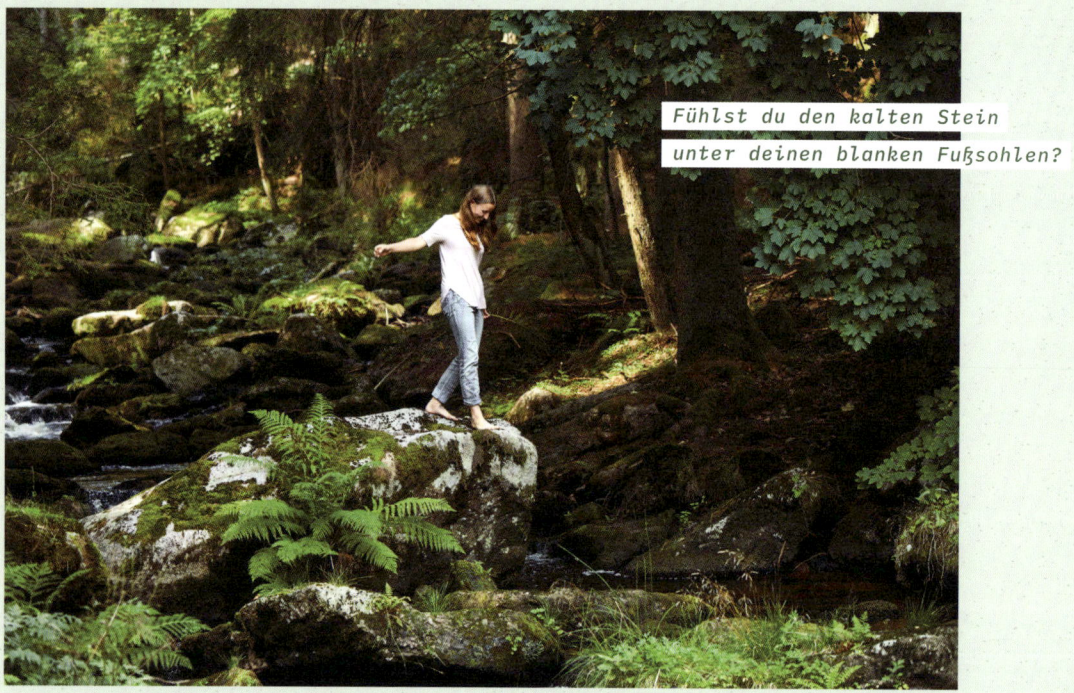

Fühlst du den kalten Stein unter deinen blanken Fußsohlen?

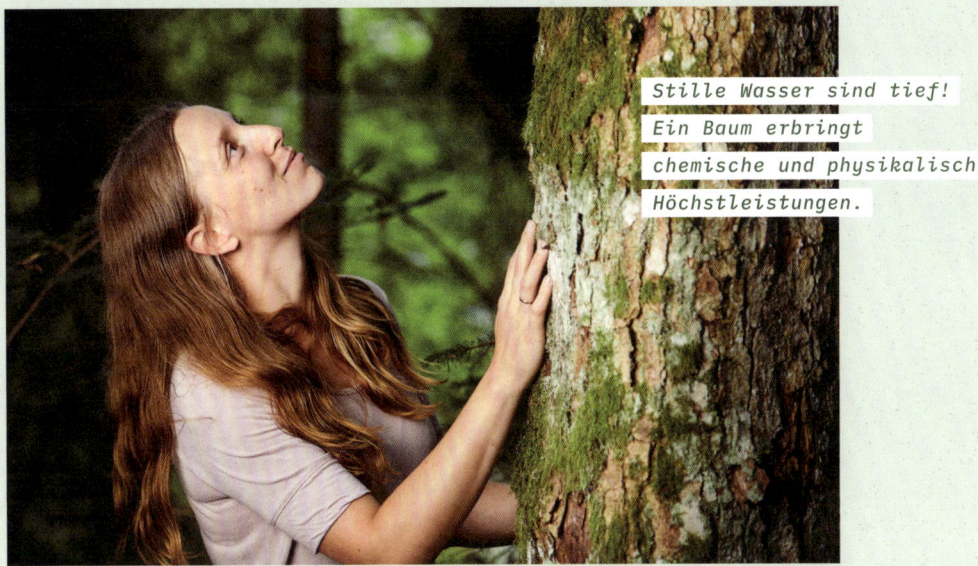

*Stille Wasser sind tief!
Ein Baum erbringt
chemische und physikalische
Höchstleistungen.*

LEBEWESEN BAUM:
DAS GEHT UNTER DIE RINDE!

Um die Lebendigkeit in einem Baum wahrnehmen zu können, musst du nicht übermäßig feinfühlig sein. In seiner Biologie ist ein Baum wirklich komplex, mit ein bisschen Kreativität können aber erstaunliche Analogien zum menschlichen Organismus hergestellt werden.

DER BAUMKÖRPER

Die Wurzeln verankern den Baum in der Erde. Über feine Haarwurzeln nimmt der Baum Nährstoffe und Wasser aus der Erde auf. Dabei helfen ihm Pilze in der Erde (Mykorrhiza). Wie im vorigen Kapitel beschrieben, verschickt der Baum über seine Wurzeln und ein komplexes Pilznetzwerk Informationen. Ein unterirdisches Gehirn, wenn man so will. Analog dazu passiert die Nährstoffaufnahme des Menschen im Darm, dabei helfen ihm Bakterien (Mikrobiom). Die Zusammenhänge zwischen menschlichem Darm und Gehirn kommen in der Forschung immer mehr ans Licht.

Der Baumstamm ist von einer Rinde umgeben. Die äußere Schicht der Rinde, die Borke, dient als Schutzschicht für das darunterliegende Holz und die Leitungsbahnen gegen Schädlinge und Verletzungen. Außerdem sondert die Rinde Duftstoffe (Terpene) zum Informationsaustausch ab. Die innere Schicht der Rinde, der Bast, transportiert Nährstoffe. Darunter liegt die Wachstumszone (Kambium), sie bildet nach innen hin Holz und nach außen hin Bast. Vom Kambium geht das Dickenwachstum des Baumes aus. Oberflächliche Wunden werden vom Kambium überwallt und verschlossen. Die menschliche Haut ist ein ebensolches Schutzorgan, sie beherbergt unter anderem Leitgefäße, sondert Duftstoffe ab und verschließt Wunden mit neuem Gewebe.

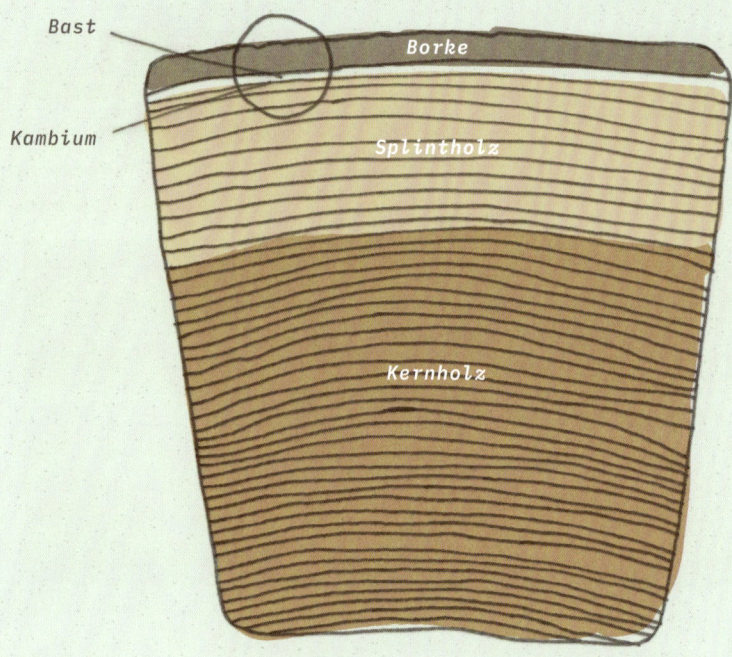

Holzschichten im Eibenholz:
Kernholz und Splintholz kann man farblich gut unterscheiden.

Das Kernholz im Inneren des Stammes gibt dem Baum Festigkeit und Stabilität. Das Splintholz beherbergt Leitbündel, in denen Wasser und Mineralstoffe von den Wurzeln zu den Blättern transportiert werden (Xylem). In der Bastschicht der Rinde verlaufen wiederum Leitbündel (Phloem), die die Nährstoffe, die der Baum durch Photosynthese gebildet hat, von den Blättern in die Wurzeln transportieren. Beim Menschen gibt es für den Stofftransport ebenso zwei Arten von Leitgefäßen (Adern). Die Arterien führen vom Herzen weg und transportieren (meist) sauerstoffreiches Blut zu den Körperzellen. Die Venen führen zum Herzen hin und transportieren Kohlenstoffdioxid zur Lunge. Außerdem wird der gesamte Körper durch das Blut mit Nährstoffen, Vitaminen und Hormonen versorgt.

In den Blättern und Nadeln laufen die Stoffwechselprozesse des Baumes ab. Hier findet die Photosynthese statt. Dabei werden Kohlenstoffdioxid (CO_2) aus der Luft und Wasser (H_2O) aus dem Boden zu Sauerstoff (O_2) und Kohlenhydraten umgewandelt. Der dabei entstehende Sauerstoff wird an die Luft abgegeben. Die Kohlenhydrate werden über den Bast im Baum verteilt. Wie dem Menschen dienen sie dem Baum als Energiequelle, Reservestoff und Gerüstsubstanz. Beim Menschen ist die Leber das wichtigste Stoffwechselorgan. Nährstoffe aus dem Darm gelangen über das Blut in die Leber und werden dort je nach Bedarf sofort verwertet, gespeichert, umgewandelt oder abgebaut.

Der grüne Farbstoff Chlorophyll in den Blättern unterscheidet sich in seiner chemischen Struktur nur in geringem Ausmaß vom roten Blutfarbstoff, dem Hämoglobin. Ihre molekulare Grundstruktur ist mit Ausnahme des zentralen Atoms gleich. Bei Chlorophyll ist es Magnesium, bei Hämoglobin Eisen. Chlorophyll dient während der Photosynthese der Absorption von Licht und der Weiterleitung der aufgenommenen Energie.

Beim Atemgastransport von Sauerstoff und Kohlenstoffdioxid beim Menschen spielt Hämoglobin im Blut eine bedeutende Rolle.

Pflanze und Mensch produzieren sich gegenseitig ihre Atemluft. Pflanzen „atmen" Kohlenstoffdioxid ein und Sauerstoff aus. Menschen atmen Sauerstoff ein und Kohlenstoffdioxid aus. Je nachdem wie groß ein Baum ist, produziert er unterschiedlich viel Sauerstoff. Eine große Buche mit ca. 100 m² Kronenoberfläche produziert pro Stunde 1,7 kg Sauerstoff.

Mit dieser Menge kommt ein Mensch etwa zwei Tage aus. Dieselbe Buche speichert im Laufe ihres Lebens etwa 2–3 t Kohlenstoffdioxid. Der Durchschnittseuropäer produziert pro Jahr etwa 7–8 t Kohlenstoffdioxid durch sein Konsumverhalten. Um das zu kompensieren, braucht es ungefähr vier hundertjährige Buchen mit einem Stammdurchmesser von 50 cm.

Bäume haben einen Herzschlag. Sie dehnen Stamm und Äste langsam und minimal aus und ziehen sie wieder zusammen. Diese Bewegung erfolgt etwa alle zwei Stunden. Welche Funktion diese Bewegung im Baum hat, ist noch ungeklärt. Da diese zu einer periodischen Änderung des Wasserdrucks führt, wird vermutet, dass dieses Verhalten wesentlich zum Wassertransport von den Wurzeln bis in die Blätter beiträgt. Der Puls des Menschen ist mit 60–80 Herzschlägen pro Minute bedeutend schneller. Auch beim Menschen unterstützen Muskelbewegungen den Blutfluss nach oben. Beispielsweise bei den tiefer liegenden Venen in den Beinen.

VERBINDE DICH MIT DER NATUR: DER WALD UND DU!

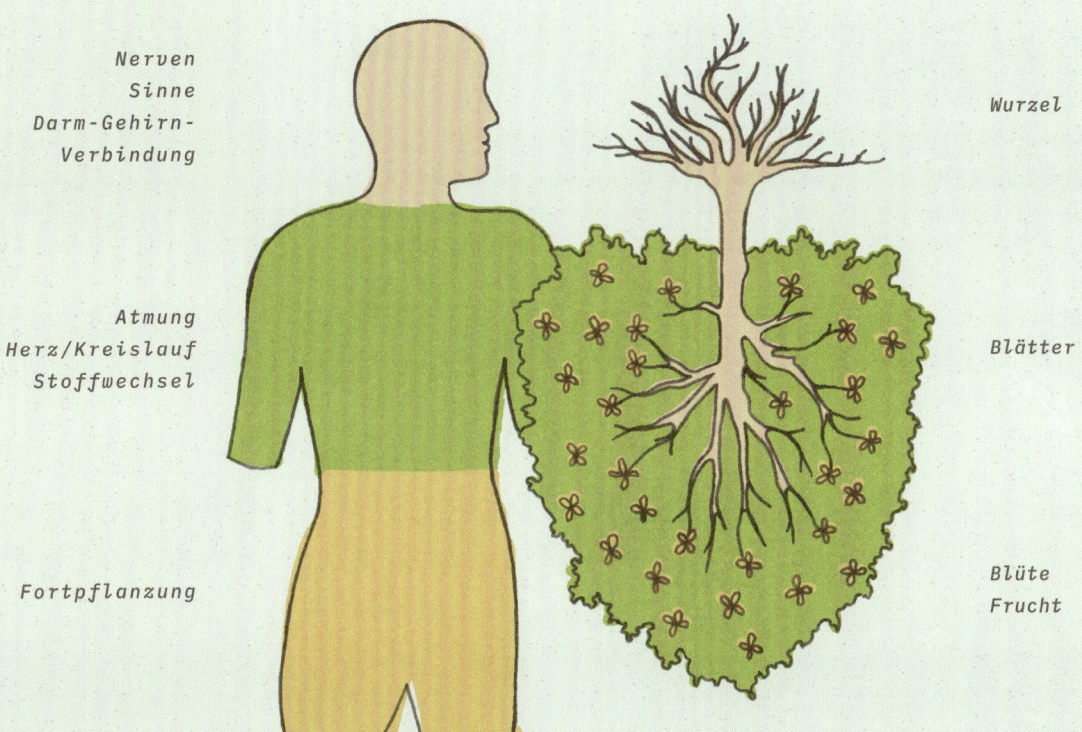

Baum und Mensch sind sich ganz schön ähnlich – vielleicht fühlen wir uns auch deshalb so angezogen von den Wäldern.

DIE BAUMSEELE

Die Verehrung von Bäumen war bei alten Kulturen wie den Griechen, Römern, Kelten, Germanen und Slawen eine gängige Praxis. In den Bäumen nahmen sie ihre Götter und Naturgeister wahr, sie sahen sie als beseelte Wesen. Der Wald, Haine oder einzelne Bäume waren heilige Stätten, die zu Zeremonien aufgesucht wurden. Bei den Griechen waren es Nymphen, die Dryaden, welche als weibliche Naturgeister in den Bäumen wohnten. Sie waren an das Wohlergehen ihrer Behausung gebunden. Manche Nymphen, so der Glaube, starben, wenn der Baum gefällt wurde. Ohne vorher die im Baum lebende Nymphe anzurufen, bedeutete das Fällen eines Baums, den Zorn anderer Nymphen und der Götter auf sich zu ziehen. Die Germanen sahen in den Bäumen das Ebenbild ihrer Götter. Die Esche war dem Göttervater Odin/Wotan geweiht. Die Eiche hatte eine Verbindung zu Thor/Donar, dem Gott des Wetters und Beschützer der Menschenwelt. Im Holunder sah man die Erdgöttin Holla/Hulda, die als Herrin des Wassers, der Pflanzen und der Tiere über das Leben wachte.

Abgesehen von den mythologischen Überlieferungen zu den Bäumen, werden diese eindrucksvollen grünen Riesen von jedem Menschen etwas anders wahrgenommen. Ich liebe alle Bäume und doch zieht es mich am meisten zu Ahorn, Buche oder Kiefer. Für mich sind Bäume geheimnisvolle, stille Lebewesen. Jeder hat seinen eigenen Charakter. Vor alten Bäumen mit dicken Stämmen und knorrigen Ästen habe ich großen Respekt. Manche Bäume stehen mehrere Hundert Jahre an ihrem Platz. Die Zeit vergeht, der Baum besteht. Was würden sie wohl erzählen, wenn sie sprechen könnten, die Bäume? Das können wir uns nicht einmal ansatzweise vorstellen.

Was wir jedoch spüren können, ist die Ausstrahlung, die von den Bäumen ausgeht. Jeder Baum hat, wie jeder Mensch, seine eigene Energie. Zu manchen Bäumen oder Sträuchern wirst du dich vielleicht hingezogen fühlen. Vielleicht hast du seit deiner Kindheit einen Lieblingsbaum? Oder dich zieht es bei deinen Waldspaziergängen immer zum selben Baum? Genieße es! Bäume sind wie Freunde mit einer starken Schulter.

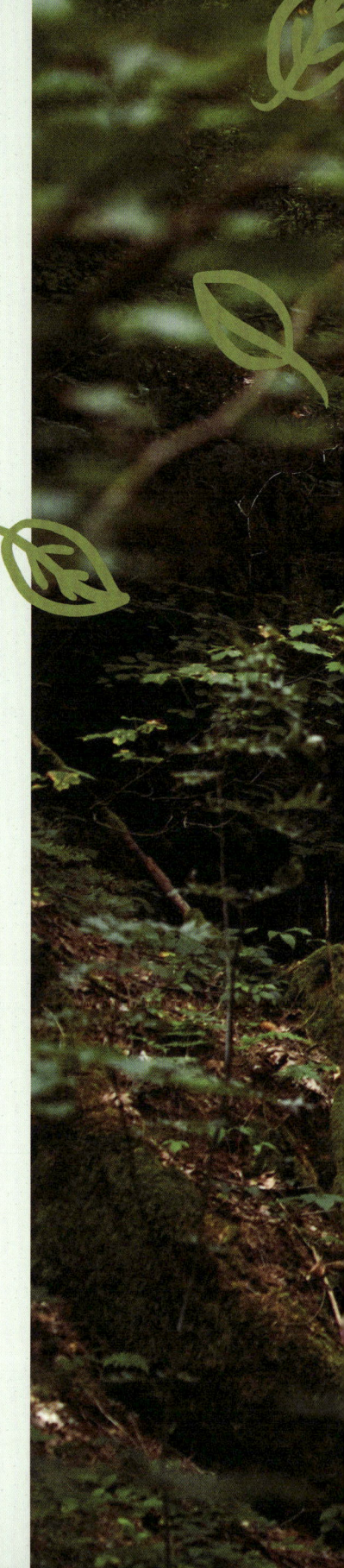

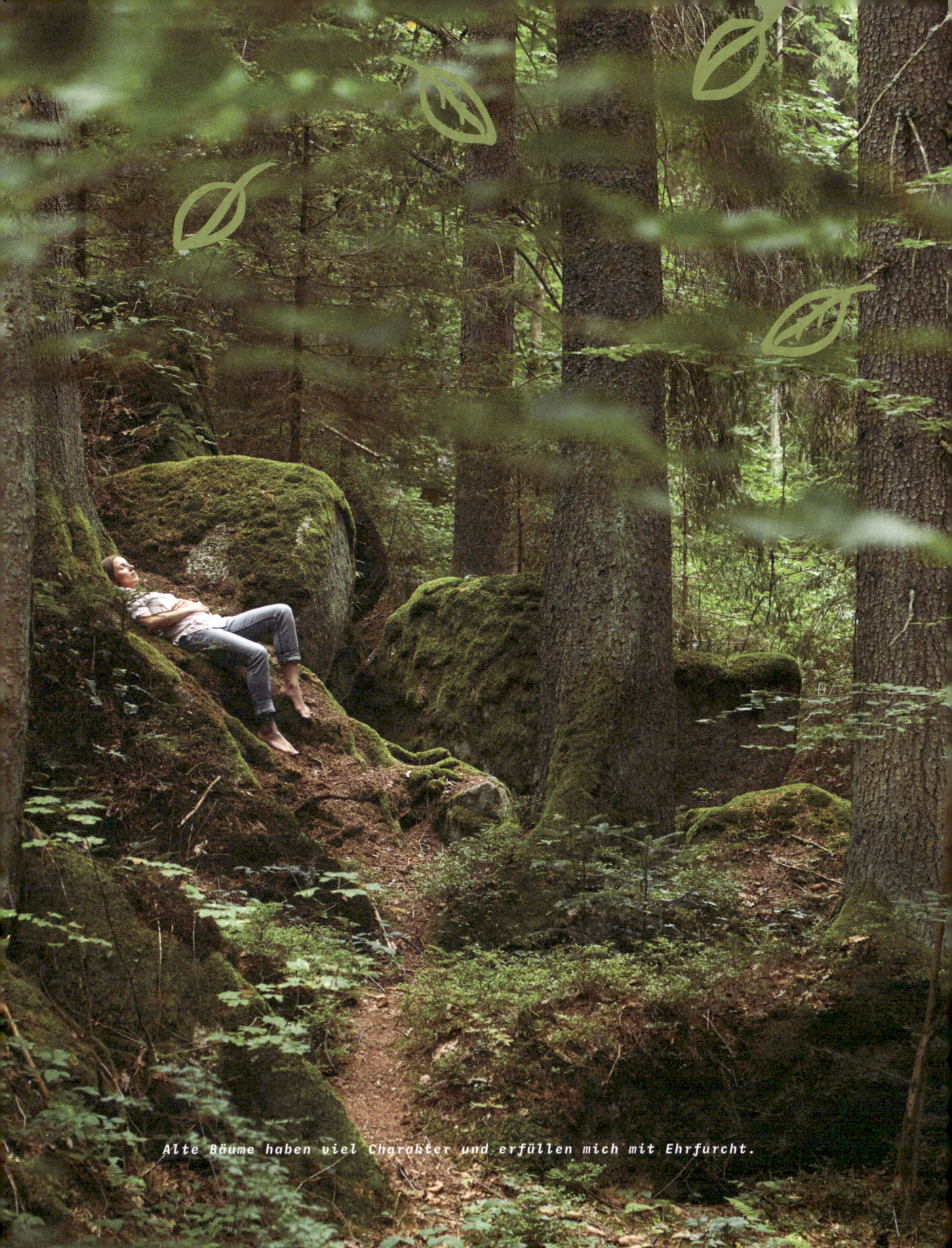

Alte Bäume haben viel Charakter und erfüllen mich mit Ehrfurcht.

SPEEDDATING MIT 8 BAUMKANDIDATEN

Du willst Freundschaft mit Bäumen schließen? Gönn dir dazu ein paar Minuten des Kennenlernens! Die Auswahl ist groß. In Österreich sind ca. 65, in Deutschland 51 Arten angesiedelt. Gebietsweise variiert die Artenvielfalt, und in jedem Terrain fühlen sich andere Baumarten wohl. Die nachfolgenden 8 Bäume treffe ich am häufigsten auf meinen Streifzügen durch die Natur. Diese grandiosen Lebewesen haben einiges zu bieten und warten darauf, deine Bekanntschaft zu machen. 4 weitere Bäume mit fabelhaften Heilkräften warten ab Seite 90 auf dich.

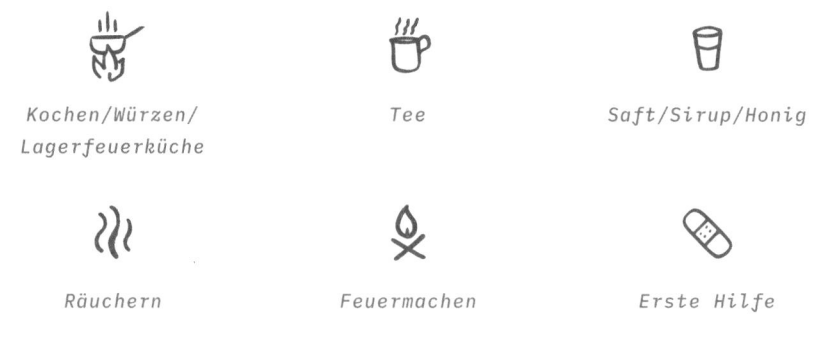

Kochen/Würzen/Lagerfeuerküche Tee Saft/Sirup/Honig

Räuchern Feuermachen Erste Hilfe

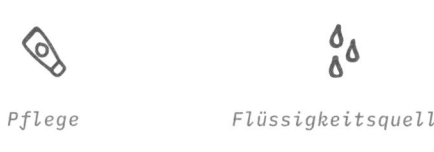

Pflege Flüssigkeitsquelle

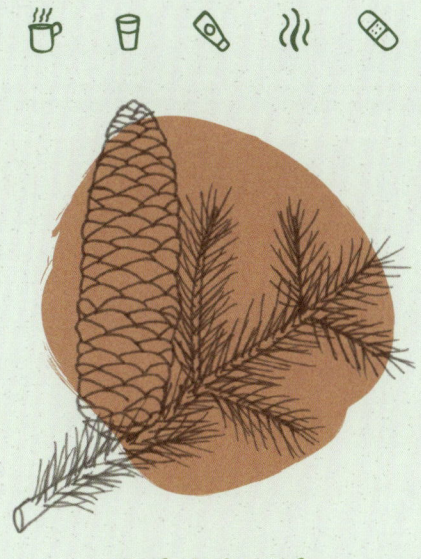

DIE TANNE

Lat.: Abies
Engl.: Fir
Familie: Kieferngewächse

Oh Tannenbaum, oh Tannenbaum!
Wie schön sind meine Blätter? Im Gegensatz zu den stechenden Nadeln meiner Schwester, der Fichte, sind meine sanft zu dir. Meine Zapfen findest du übrigens nicht auf dem Waldboden, auch wenn viele gerne sagen: „Da liegt ein Tannenzapfen."

So sehe ich aus

<u>Wuchs:</u> stark variierende Kronenform, kegelförmig, im Vergleich zur Fichte abgerundete Spitze, Höhe 30–50 m
<u>Rinde:</u> feinschuppige gräuliche Borke mit Harzbeulen (jüngere Bäume)
<u>Nadeln:</u> stumpf, bis 3 cm lang und 3 mm breit, dunkelgrüne Oberseite, gräulich grüne Unterseite; die Nadeln sitzen in zwei Reihen links und rechts direkt am Zweig, im Gegensatz zu Fichtennadeln, die kleine verholzte Stiele haben
<u>Zapfen:</u> sitzen auf den Zweigen und stehen senkrecht nach oben; die Schuppen mit den Samen fallen einzeln ab, das Gerippe bleibt stehen

Das kann ich

In der volksmedizinischen Verwendung bin ich mit der lieben Fichte gleichzusetzen (also lies am besten *auf Seite 108* nach, wofür du mich gut gebrauchen kannst). Auch meine kulturelle Bedeutung ähnelt der der Fichte.

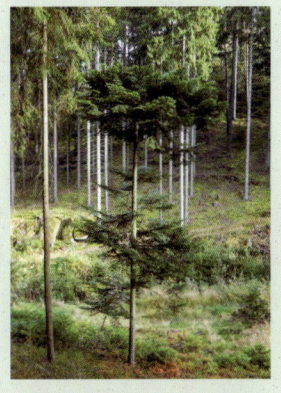
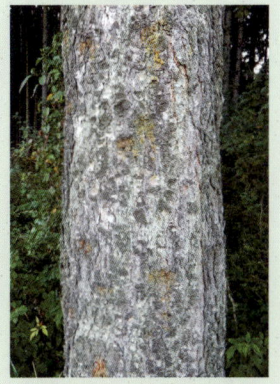
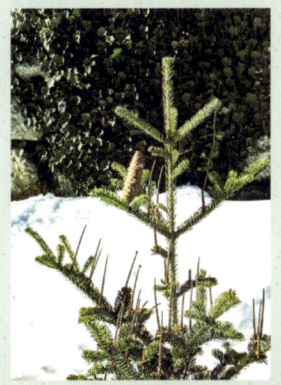
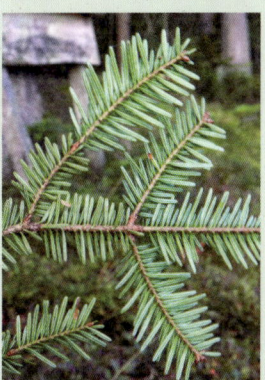

VERBINDE DICH MIT DER NATUR: DER WALD UND DU!

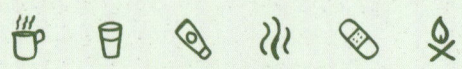

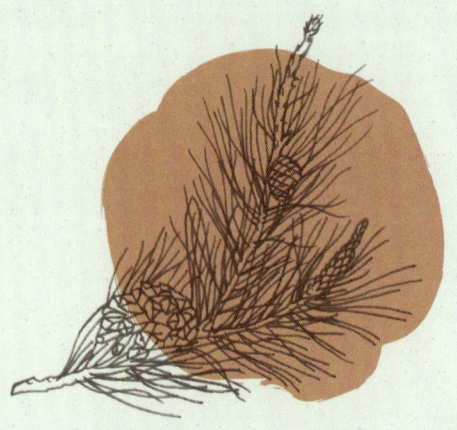

DIE KIEFER/FÖHRE

Lat.: *Pinus*
Engl.: *Pine*
Familie: *Kieferngewächse*

Das kann ich

Meine abgestorbenen Nadeln sind ein gutes Zundermaterial. Sie wurden lange Zeit als Kissenfüllung verwendet. Von mir wurde früher im großen Stil Harz gewonnen. Wie die von Fichte und Tanne enthalten auch meine Nadeln ätherische Öle. Als Tee aufgegossen können sie daher bei Husten und Erkältung angewendet werden. Meine jungen Sprosse sind sehr wirksam. Sie enthalten viel Vitamin C. In der Tischlerei werde ich als „regionale Zirbe" immer beliebter, da der Duft meines Holzes eine ähnlich beruhigende Wirkung besitzt. Als immergrüner Baum werde auch ich mit dem immerwährenden Leben verbunden.

Ich liebe die Herausforderung!

Ob sandige Böden oder karges Terrain. Wenn ich Sonne in den Zweigen und etwas Boden unter den Füßen habe, bin ich schon zufrieden und kann wachsen.

So sehe ich aus

Wuchs: standortabhängige Kronenform von schmal kegelförmig bis breit schirmförmig, lockerer Aufbau der Aststockwerke, Höhe bis zu 50 m
Rinde: tiefrissige, grobschuppige Borke, rotbräunlich bis grau
Nadeln: spitz, 4–7 cm lang, sitzen paarweise in einer Nadelscheide, sind rund um den Zweig angeordnet
Zapfen: eikegelförmig, bis zu 6 cm lang und 4 cm breit („Bockerl")

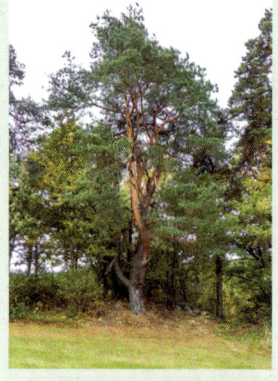
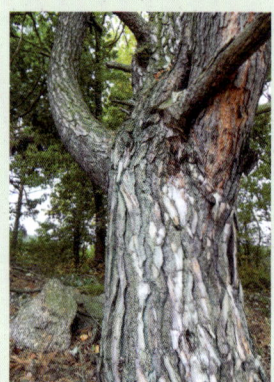
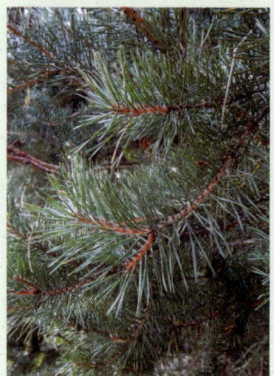
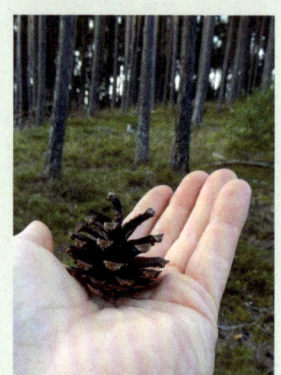

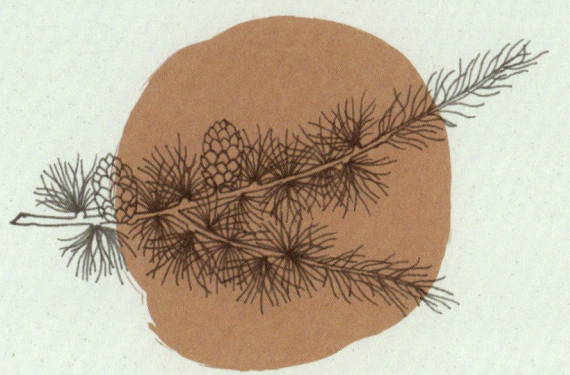

Das kann ich

Wie alle vorher genannten Nadelbäume werde ich in der Volksheilkunde bei Husten und Erkältungskrankheiten genutzt. Das „Lärchenpech", mein Harz, ist in der Volksmedizin von besonderem Wert. In der Bach-Blüten-Therapie unterstütze ich (Larch) das Selbstwertgefühl. Meine Rinde wurde früher zum Gerben von Leder verwendet. Meine Zweige haben die Menschen einst als „Hexenrüttel" in der Walpurgisnacht an Haustüren und Fenster gehängt.

DIE LÄRCHE

Lat.: Larix
Engl.: Larch
Familie: Kieferngewächse

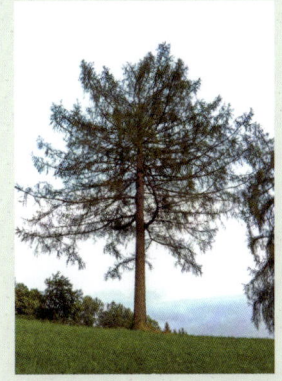
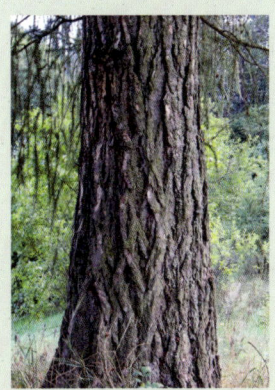
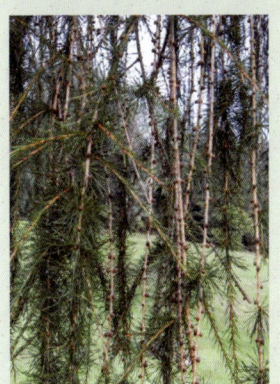
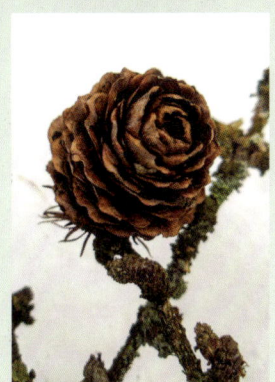

Das Licht und ich, wir gehören zusammen
Ich bin der einzige heimische Nadelbaum, der im Winter seine Blätter abwirft. Wie bei einem Laubbaum verfärben sie sich im Herbst und fallen später ab.

So sehe ich aus

<u>Wuchs:</u> sommergrün, pyramidale bis kegelförmige Krone, Höhe bis 60 m, Zweige biegsam und geschmeidig
<u>Rinde:</u> tief gefurchte Borke, grün-braun bis graubraun
<u>Nadeln:</u> 1–2 cm lang, 0,5–1 mm breit, sitzen in Büscheln auf den Ästen
<u>Zapfen:</u> eiförmig, bis zu 4 cm lang und 2 cm breit, aufrechtstehend

VERBINDE DICH MIT DER NATUR: DER WALD UND DU!

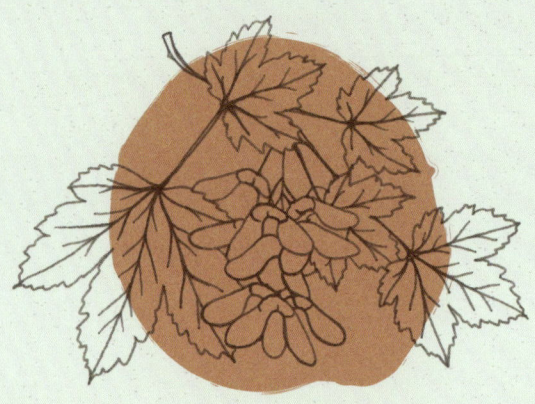

Das kann ich

Meine Blätter wurden früher in der Volksheilkunde zur Zubereitung fiebersenkender und abschwellender Heilmittel genutzt, ein Tee daraus diente zur Wundversorgung. Wie die Birke, kann auch ich angezapft werden. (Die Birke kannst du übrigens im Kapitel „Heilkraft to go: gesunde Mitbringsel aus dem Wald" *ab Seite 91* kennenlernen.) Mein Saft gilt ebenso als Kräftigungsmittel. Der eingekochte Saft des Zucker-Ahorns *(Acer saccharum)* ergibt den berühmten Ahornsirup. Lust auf Pancakes?

DER AHORN

Lat.: Acer
Engl.: Maple
Familie: Seifenbaumgewächse

Just do it: Ich bin ein Energiebündel!
Meine handförmigen Blätter sind ein Symbol für das Handeln. In der Feng-Shui-Lehre stehe ich für Weiterentwicklung und Entfaltung. Ich bündle deine Energie und lenke sie in die richtigen Bahnen.

So sehe ich aus

<u>Wuchs:</u> sommergrüner Baum oder Großstrauch, Höhe bis 30 m, kugelige bis pyramidale Kronenform
<u>Rinde:</u> bei jungen Bäumen glatt und graubraun, mit zunehmendem Alter wird die Borke schuppig
<u>Blätter:</u> handförmig gelappt mit drei oder fünf Blättchen, viele Arten haben eine intensive Herbstfärbung
<u>Früchte:</u> zweiflügelige Nussfrüchtchen, rotieren beim Herabfallen

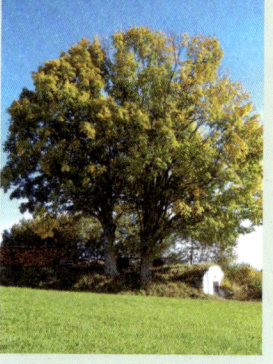
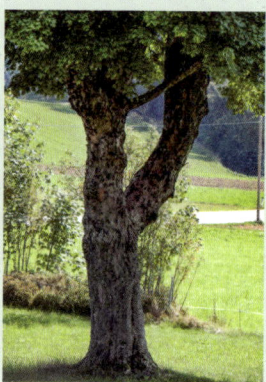
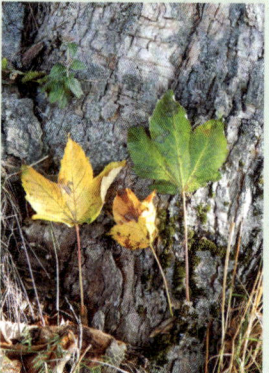
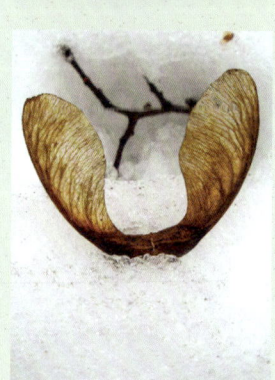

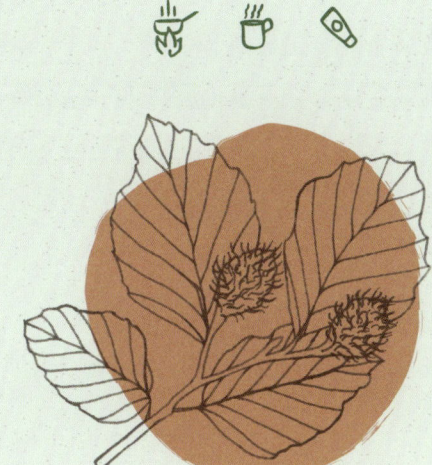

Die Buche

Lat.: *Fagus*
Engl.: *Beech*
Familie: Buchengewächse

Komm mit auf die Sonnenseite, Sorgenkind

In der Bach-Blüten-Therapie bin ich als „Beech" vertreten. Menschen, die überkritisch mit sich selbst und anderen sind, lernen mit mir wieder die Schönheit des Lebens zu entdecken.

So sehe ich aus

<u>Wuchs:</u> sommergrün, ausladende Krone mit deutlich zur Seite wachsenden Ästen, Höhe bis 40 m
<u>Rinde:</u> dünn, glatt, hellgrau
<u>Blätter:</u> eiförmig, spitz, bis zu 10 cm lang und 5 cm breit, gewellter Blattrand, im Herbst rotbraun gefärbt
<u>Früchte:</u> Nussfrüchte, als Bucheckern bekannt

Das kann ich

Mein Laub wurde früher als Einstreu und Viehfutter verwendet, ebenso zum Befüllen von Kissen und Decken. Asche aus meinem Holz ist reich an Pottasche (Kaliumcarbonat), sie wurde früher als Seife und Waschmittel genutzt. Meine frischen Blätter peppen jedes Wildkräutergericht auf. Bei entzündeter Haut oder rheumatischen Gelenken kann man meine Blätter als Umschlag verwenden. Meine Früchte, die Bucheckern, sind nahrhaft und bei Waldtieren beliebt. Menschen sollten die Nüsschen vor dem Verzehr schälen und rösten, denn roh enthalten sie den Giftstoff Fagin und Blausäure.

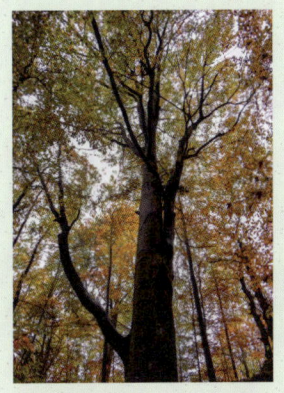
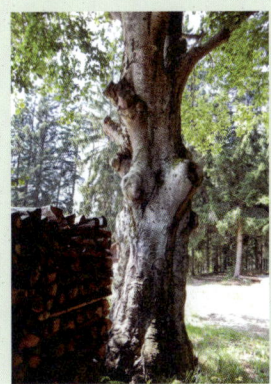
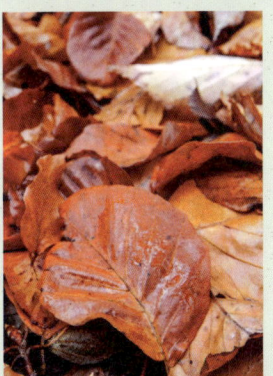
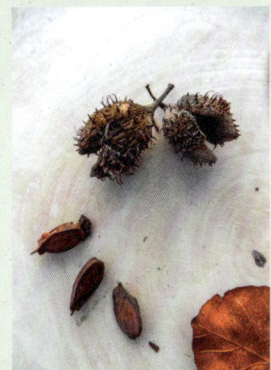

VERBINDE DICH MIT DER NATUR: DER WALD UND DU!

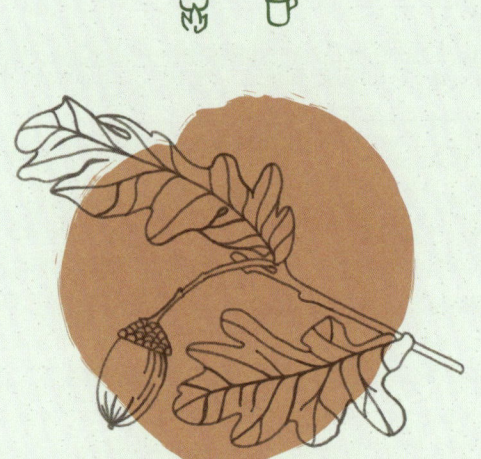

Die Eiche

Lat.: Quercus
Engl.: Oak
Familie: Buchengewächse

Herkules unter den Bäumen

Im Mittelmeerraum sah man mich wegen meiner Früchte als „Mutter" und Ernährerin. In allen alten europäischen Kulturen galt ich als heilig. In mir sahen sie die Kraft von Zeus, Jupiter oder Donar.

So sehe ich aus

Wuchs: sommergrüner Baum, ausladende kugelige bis halbpyramidale Kronenform, Höhe 20–40 m
Rinde: längsrissige, graubraune Borke
Blätter: eiförmig, gelappt
Früchte: eiförmige Nussfrucht, die bekannten Eicheln

Das kann ich

Mein Holz ist sehr robust. Insgesamt stehe ich als Symbol für Stärke und Widerstandskraft.

Meine Rinde, meine Blätter und meine Eicheln sind reich an Gerbstoffen. Junge Eichenblätter wurden früher als Tee aufgebrüht und bei Entzündungen im Mund- und Rachenraum, bei Verdauungsbeschwerden und bei zu starker Menstruation eingesetzt. Bei empfindlichem Magen sollte man aber vorsichtshalber von der Einnahme von Eichenteilen Abstand nehmen. Meine Gerbstoffe können den Magen reizen. Wegen des hohen Gehalts an Gerbstoffen wurde mit meiner Rinde gegerbt. Schweine wurden früher in Eichenwäldern gemästet, da Eicheln richtig nahrhaft sind. Nach dem Auslaugen in Wasser sind auch meine in den Eicheln befindlichen Samen essbar und tauchen in der Wildkräuterküche als Eichelmehl auf. Aus gewässerten, getrockneten und anschließend gerösteten Eicheln kann man auch ein kaffeeähnliches Getränk herstellen – also: coffeetime!

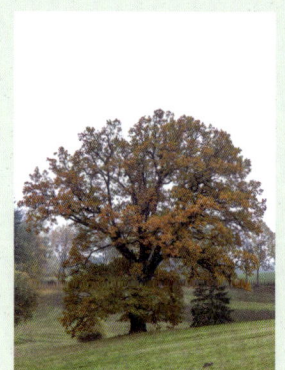
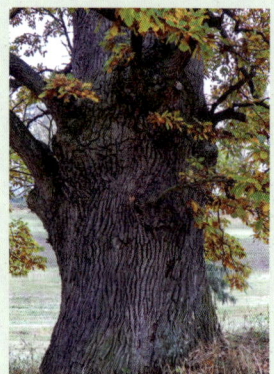
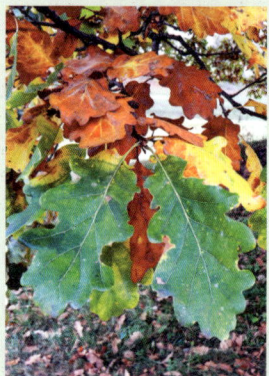
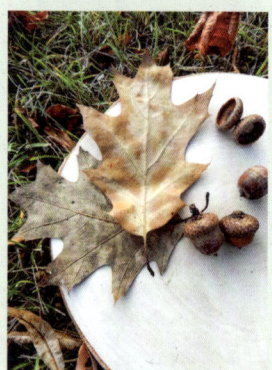

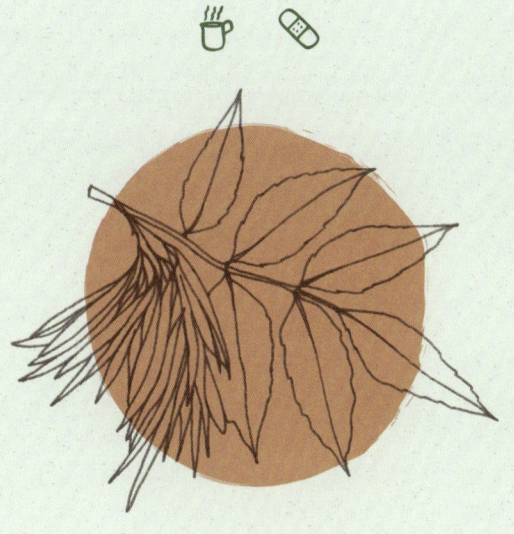

Die Esche

Lat.: *Fraxinus*
Engl.: Ash
Familie: Ölbaumgewächse

Bin ich im Dschungel?

Das fragst du dich vielleicht, wenn du unter mir sitzt. Denn meine großen Fiederblätter tanzen wie Vogelschwingen durch die Luft. Wenn du dich an mir anlehnst und nach oben schaust, siehst du ein luftiges Blätterdach, durch das die Sonne durchblitzt. Leider haben viele von uns abgestorbene Zweige. Das liegt an einem weit verbreiteten Schadpilz, der das sogenannte Eschentriebsterben verursacht.

So sehe ich aus

Wuchs: sommergrüner Baum, ausladende Krone, Höhe 30–40 m
Rinde: grünlich-gräuliche Borke, bei jungen Eschen glatt, ab 15 Jahren bildet sich eine tiefrissige Netzborke
Blätter: 10–40 cm lange, gestielte Fiederblätter mit 9–15 Einzelblättern
Früchte: geflügelte Nussfrüchte, Schraubenflieger

Das kann ich

Tee aus meinen Blättern oder Früchten galt früher schon als harntreibend und reinigend. Auch Tee aus meiner Rinde kannte man als Mittel bei Leberleiden, Wunden, Rheuma und Gicht. Das ist mit der Zeit ein bisschen in Vergessenheit geraten, stimmt aber heute noch genauso. Mein Laub wurde früher dem Vieh verfüttert, für kuschelige Ziegen sollte es bekömmlich und gesund sein. Aktuell geht man davon aus, dass der „Weltenbaum" (Yggdrasil) in der nordischen Mythologie, der Erde und Himmel verbindet, eine Esche ist. Speere und Bogenwaffen der Kelten sowie die Stäbe der Druiden waren aus meinem kräftigen Holz gefertigt. Heilkraft, Verteidigung und Magie – all in one.

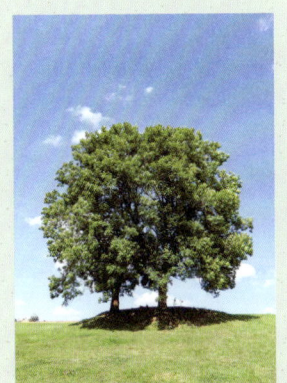
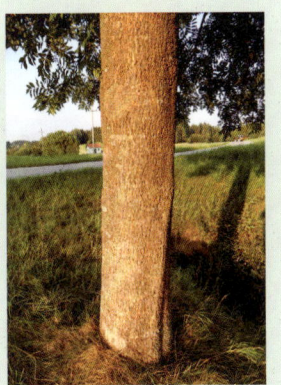
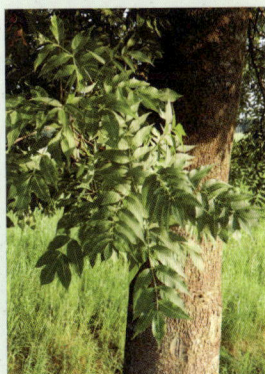
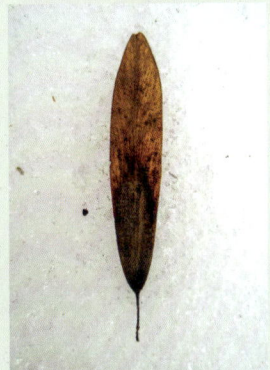

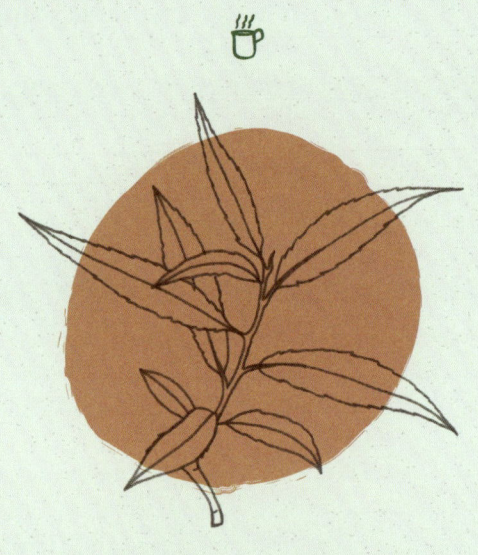

DIE WEIDE

Lat.: Salix
Engl.: Willow
Familie: Weidengewächse

Ich liebe das kalte Nass!
Mit meinem dichten Wurzelwerk sauge ich viel Wasser aus dem Boden. Meine Blätter fangen das Licht ein, das von der Wasseroberfläche reflektiert wird. Ich wachse rasch und bilde immer neue Triebe. Die meisten meiner Verwandten kannst du vermehren, indem du einfach einen Steckling in die Erde setzt und ihn gut wässerst. Viele alte Kulturen sahen in mir deshalb ein Symbol für große Lebenskraft.

So sehe ich aus

<u>Wuchs:</u> je nach Art strauch- oder baumartiger Wuchs, wuchsfreudig, Höhe bis zu 30 m
<u>Rinde:</u> junges Holz hat glatte, grünbraune Rinde, ältere Bäume bilden eine dicke, graubraune längsrissige Borke
<u>Blätter:</u> rundlich (Asch-Weide, Sal-Weide) bis lanzettlich (Trauer-Weide), sattgrüne Oberseite, graufilzige Unterseite
<u>Früchte:</u> Aus den typischen flaumigen Kätzchen entstehen unscheinbare kapselartige Früchte

Das kann ich

Flauschiges Teekränzchen: Der Aufguss aus meinen Blütenständen, den Weidenkätzchen, gilt als beruhigend, insbesondere für Menschen, die schnell die eine oder andere Träne vergießen. Meine Rinde enthält Salicylsäure, den Wirkstoff, der durch das Medikament Aspirin als Kopfschmerzmittel bekannt ist. Tee aus meiner Rinde ist ein Mittel der Volksheilkunde bei Grippe, Erkältung und Kopfschmerzen. Meine biegsamen Äste werden schon seit prähistorischen Zeiten zum Flechten von Körben, aber auch zum Bauen (Lehmhütten) verwendet. In manchen Gegenden werden Besen aus meinen Zweigen gebunden.

Ich bin ein Symbol für den Fluss des Lebens. In meinem Schatten wird man oft von der Muse geküsst oder findet Trost – probier's am besten aus! In der christlichen Tradition bindet man zum Palmsonntag Weidenkätzchen mit immergrünen Zweigen zusammen, um sie zu weihen. Einige meiner Verwandten blühen bereits ab März und sind als wertvolle Nektar- und Pollenspender eines der wichtigsten Nahrungsmittel für Insekten im Frühjahr.

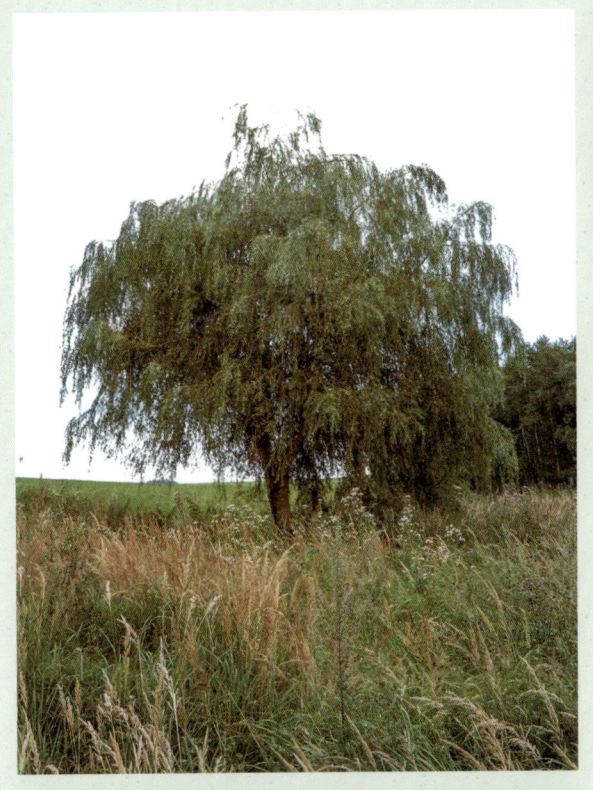
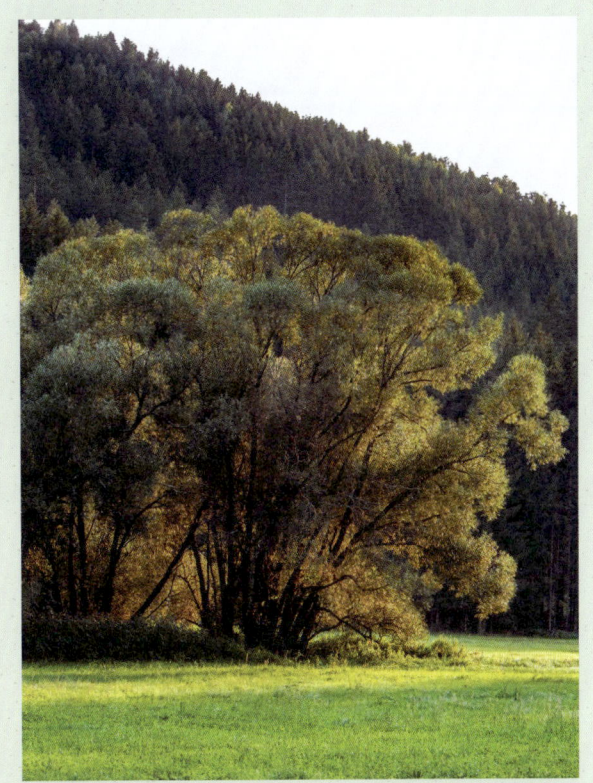
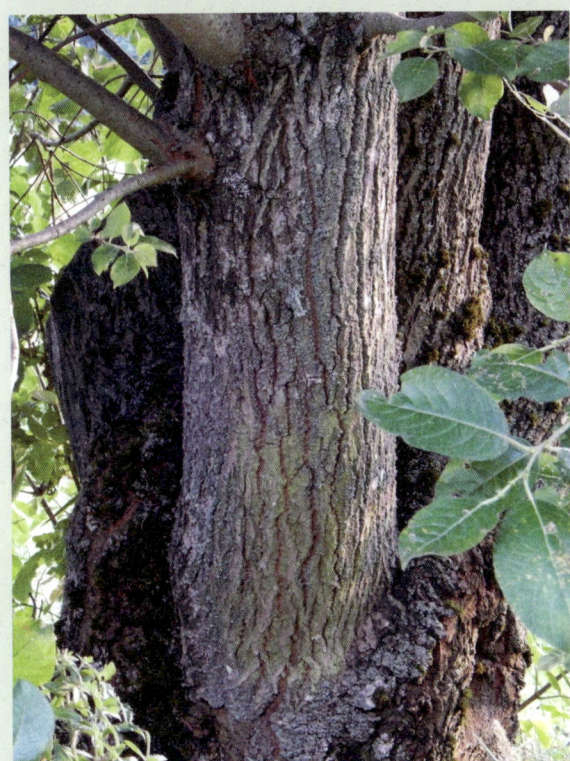
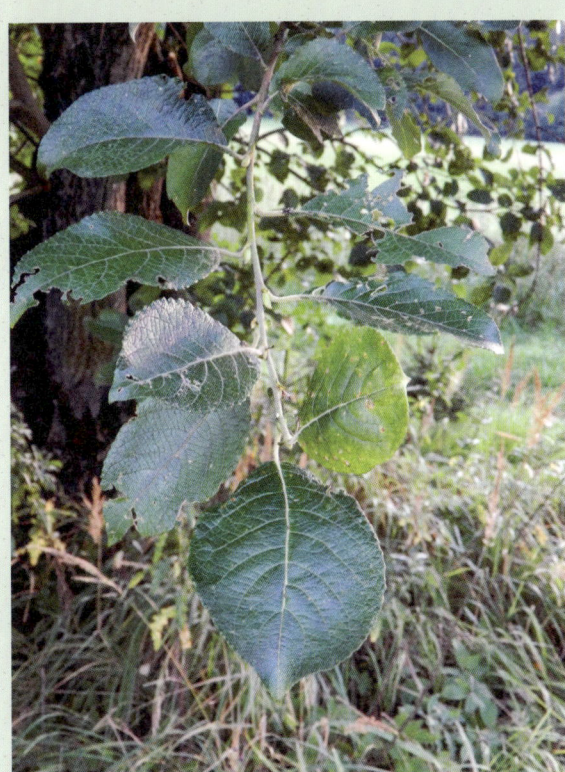

VERBINDE DICH MIT DER NATUR: DER WALD UND DU!

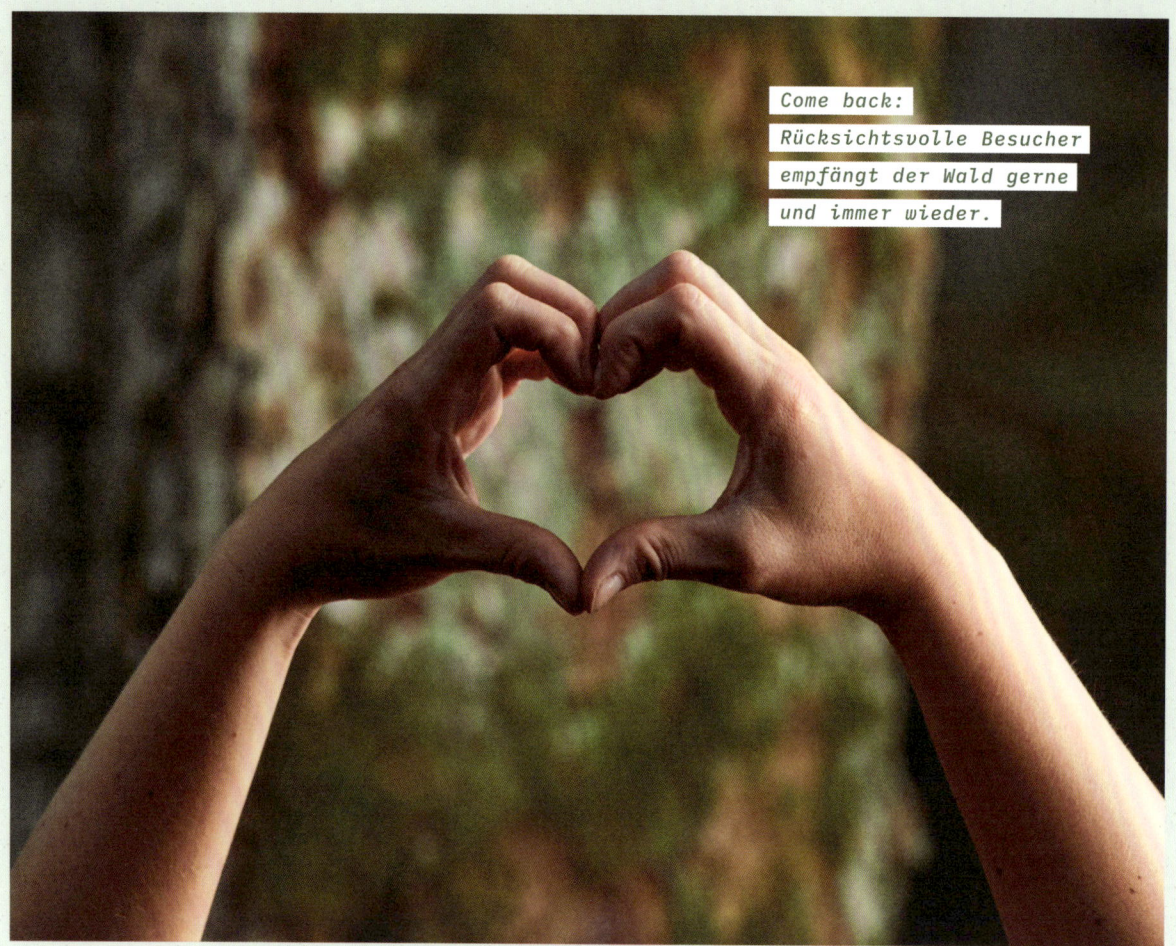

Come back: Rücksichtsvolle Besucher empfängt der Wald gerne und immer wieder.

Sei ein angenehmer Gast: Waldknigge

Im Wald ist Achtsamkeit und Respekt gegenüber den Lebewesen und Naturgebilden angesagt. Es gibt Benimmregeln, die dabei helfen, deine Anwesenheit für den Wald und die wilden Lebewesen angenehmer zu machen und die Spuren deines Aufenthaltes möglichst klein zu halten. Der Wald lädt dich mit Sicherheit wieder gerne zu sich ein, wenn du seine Etikette respektierst und befolgst. Ein schonender Umgang mit der Natur ist wichtig, um Pflanzen und Tiere zu schützen. Auch der Waldbesitzer freut sich darüber. Zu Erholungszwecken darf der Wald tagsüber von jedem Menschen genutzt werden. Du darfst dich in den meisten Teilen des Waldes, auch abseits von Wegen, frei bewegen (jedoch ausschließlich zu Fuß). Deshalb ist es wichtig, mit dem Wald behutsam umzugehen.

Rechtliche Regelungen:
Darf ich in jeden Wald, immer und überall?

Als Erholungsuchender darf man sich grundsätzlich im gesamten Waldbereich frei bewegen. Das gilt sowohl für Einheimische als auch Touristen und Wandergruppen in stehenden, sitzenden oder liegenden Positionen (z. B. Waldbaden). Gewisse Flächen dürfen jedoch nicht betreten werden. Dazu zählen Aufforstungsflächen, deren Bewuchs noch niedriger als 3 Meter ist, und mit Schildern oder Absperrungen gekennzeichnete Flächen und Wege. (Das kann zum Beispiel ein Privatweg oder ein forstliches Sperrgebiet sein, in dem gerade Holzfällarbeiten stattfinden). Ausgenommen von dem allgemeinen Betretungsrecht ist das Übernachten und Campieren im Wald. Darüber hinaus ist auch das Entzünden eines offenen Feuers nicht erlaubt. Das Befahren mit motorisierten Fahrzeugen und Fahrrädern und das Reiten sind, mit Ausnahme von speziell gekennzeichneten Strecken, grundsätzlich verboten. Mehr Informationen zum Übernachten und Feuer im Wald findest du im Kapitel „I'm a Survivor: Das echte Leben wartet draußen" *ab Seite 137*.

SPITZ DEINE OHREN: JETZT KOMMEN DIE WALDREGELN

- × *Hörst du das? Nur die Stille der Natur.* Der Wald ist ein Ort der Ruhe für Tiere, Pflanzen und Menschen. Damit das auch so bleibt, vermeidest du als achtsamer Waldbesucher unnötigen Krach. Lärm ist für Wildtiere ein hoher Stressfaktor. Je ruhiger du selbst bist, umso eher wirst du die Geräuschkulisse des Waldes wahrnehmen können.
- × *Auf Zehenspitzen deine grünen Freunde besuchen.* Die Pflanzen am Boden, der Strauch am Waldrand, der eindrucksvolle Baum im Wald – sie sind alle Lebewesen. Gib daher bei deinem Aufenthalt im Wald acht auf sie. Es ist gesetzlich verboten, Pflanzen in der Natur Schaden zuzufügen oder sie zu zerstören. Auch Giftpflanzen haben ihre Daseinsberechtigung und ihren Sinn. Beispielsweise produzieren sie Nektar für Insekten. Wenn du in der Natur gerne achtsam Pflanzen sammeln möchtest, lies dazu im Kapitel „Heilkraft to go: gesunde Mitbringsel aus dem Wald" *ab Seite 87* nach.
- × *All I'm askin' for is a little Respect: den Wildtieren Raum geben.* Wildtiere brauchen Rückzugsorte, an denen sie ungestört sind. Sie stehen unter Schutz. In der Brut- und Setzzeit brauchen Wildtiere noch mehr Ruhe. Häufig reicht dieser Zeitraum von April bis Juli. Es kann natürlich regionale Abweichungen geben. Auch im Winter ist es wichtig, dass das Wild nicht aufgeschreckt wird. Eine Flucht bedeutet für Wildtiere zu jeder Jahreszeit Stress und einen zusätzlichen Energieverbrauch. Im Winter ist Futter Mangelware und Störungen können die Tiere je nach Häufigkeit so auch in Lebensgefahr bringen. Am wenigsten invasiv wäre es natürlich, Wege nicht

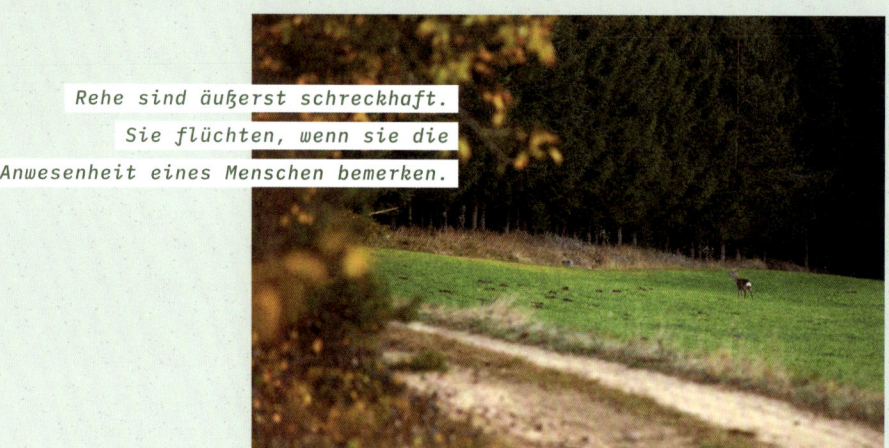

Rehe sind äußerst schreckhaft. Sie flüchten, wenn sie die Anwesenheit eines Menschen bemerken.

zu verlassen. Bewegst du dich im Wald dennoch abseits der Pfade, verhalte dich ausgesprochen ruhig und sei achtsam. Bleibe in der Nähe des Weges und gehe ab 1,5 Stunden vor Sonnenuntergang nicht mehr in den Wald. In dieser Zeit zieht das Wild zur Äsung, sprich zur Nahrungsaufnahme, aus. Entdeckst du einen Fuchs- oder Dachsbau, dann freue dich, halte jedoch einen Respektabstand ein. Dasselbe gilt für Vogelnester. Halte auch Abstand zu Wildtierfütterungsstellen und spüre Wild nicht extra auf. Findest du Jungtiere, fasse sie niemals an. Auch wenn sie momentan alleine sind, die Mutter kommt bald wieder. Bleibe daher nicht bei dem Tier. Wildtiere haben gut ausgebildete Instinkte. Sie brauchen den Menschen nicht als Schutz. Jedes Zusammentreffen von Wild und Mensch ist stressig für die Tiere. Und manchmal auch nicht ungefährlich für den Menschen. Führst du einen Hund mit im Wald, gilt Leinenpflicht. Hierfür gibt es bundeslandabhängige Regelungen, die du unter anderem in Hundegesetzen findest.

× **Oh ein Reh! Was tun, wenn du auf Wildtiere triffst?** Häufig merken Wildtiere, dass sich ein Mensch nähert, bevor der Mensch das Tier überhaupt erblickt. Sie ziehen sich unbemerkt zurück. Bist du richtig leise und unauffällig, kann es jedoch passieren, dass plötzlich ein Tier vor dir steht. Bleib in diesem Fall ruhig, weiche aus, entferne dich langsam. Die meisten Begegnungen mit Wildtieren sind ungefährlich. Bei einem Zusammentreffen mit Wildschweinen, vor allem Muttertieren mit ihren Frischlingen oder verletzten Tieren, dem Wolf oder Luchs, kann der Adrenalinspiegel schon mal ansteigen. Auch hier gilt es, Ruhe zu bewahren, keine hektischen Bewegungen zu machen, sich langsam zurückzuziehen und das Tier im Auge zu behalten. Wie du die Anwesenheit von Wildtieren erkennen kannst, ohne sie zu sehen, kannst du im Abschnitt „Wo Fuchs und Hase sich gute Nacht sagen" *ab Seite 50* nachlesen.

× **Einmal umdrehen bitte: Absperrungen und Schranken.** Hier gilt das Recht auf freie Bewegung nicht. Das ist häufig auch im Sinne deiner eigenen Sicherheit, beispielsweise bei Sperrungen aufgrund von Fällarbeiten. Fallende Bäume können dich in Lebensgefahr bringen.

× **Mach's dir woanders gemütlich: Hochsitze und Wildtierfütterungen.** So verlockend es vielleicht sein mag, die Aussicht von einem Hochsitz zu genießen, dieser darf nur von befugten Personen, in diesem Fall dem zuständigen Jäger, betreten werden. Dasselbe gilt für Wildtierfütterungen.

× *No-Waste-Abenteuer: Nimm deinen Müll mit nach Hause.* Müll kann ein Verletzungsrisiko für Wildtiere darstellen. Im Fall von Zigarettenstummeln und Ähnlichem kann er auch unerwünschte Substanzen in der Natur hinterlassen. Selbst der Verzehr von menschlichen Speiseresten kann bei Wildtieren Verdauungsbeschwerden verursachen. Nimm also deinen Müll wieder mit. Und wenn du Mutter Natur etwas Gutes tun möchtest, dann sammle auch Verpackungen & Co. anderer ein, die du findest. Mehr dazu kannst du im Abschnitt „Was der Wald dir gibt?" *ab Seite 132* nachlesen.
× *Brandheiß: kein Feuer im Wald.* Aufgrund von Waldbrandgefahr ist das Entzünden eines Feuers im Wald nicht erlaubt. Brennende oder glimmende Gegenstände, wie Zigaretten oder Zündhölzer, dürfen nicht im Wald weggeworfen werden. In bestimmten Bundesländern ist das Rauchen im Wald in den Sommermonaten gänzlich verboten, in anderen Ländern wiederum herrscht das ganze Jahr über Rauchverbot. Näheres findest du in den Wald- und Forstgesetzen.
× *Hoch zu Ross oder auf dem Drahtesel durch den Wald?* Auch wenn du es vielleicht liebst, den Wind beim Radfahren durch den Wald im Gesicht zu spüren oder die Aussicht vom Rücken deines Pferdes zu genießen, Radfahren und Reiten ist im Wald nur auf ausgewiesenen Rad- oder Reitwegen erlaubt. Diese Wege zu verlassen, ist nicht gestattet. Off-Road-Fahrten können den Waldboden und die Vegetation am Waldboden schädigen.

FRAG DOCH MAL DEN JÄGER

„Weidmannsheil!", sagte mein Mann jedes Mal zu seinem Vater, wenn dieser zur Jagd aufbrach. „Weidmannsdank!", entgegnete der Jäger. Der Beruf des Jägers ist in der Gesellschaft ethisch umstritten. Einerseits hegt der Jäger die Lebewesen in seinem Revier, andererseits tötet er Wild.

Lange Zeit schaute ich mit schiefem Auge auf die Jagd. Ist es denn unbedingt notwendig, Wildtiere zu erschießen? Regelt sich das denn nicht von selbst? Jäger sind doch nur „schießwütige Rüpel", oder? Zu dieser Zeit kannte ich noch keinen Jäger persönlich. Vor allem meinen Schwiegervater nicht. Dieser hat mich mit seiner besonderen Naturverbundenheit und seiner pflegenden Hingabe für sein Revier begeistert. Viel habe ich bis jetzt von ihm gelernt und viel kann ich noch lernen. Seitdem bin ich davon überzeugt, dass Jäger einer der naturverbundensten Berufe ist, die es gibt. Vorausgesetzt er wird „weidgerecht" ausgeübt.

Seine Arbeit verrichtet der Jäger nach einem ethischen Kodex für verantwortungsvolles Jagen. Es ist auch in den länderspezifischen Jagdgesetzen festgelegt, dass die Jagd „weidgerecht", also wildtiergerecht, auszuüben ist. Das bedeutet, dass dabei auf das Tierwohl zu achten ist. Der Jäger wird in der Jagdtradition „Weidmann" genannt. Zu seinem Job gehört es, für ein natürliches Gleichgewicht im Zusammenleben zwischen Wildtieren und Menschen zu sorgen. Das bedeutet, sein Revier und das Wild wie die eigene Westentasche zu kennen und dessen Bedürfnisse wahrzunehmen, das Wild vor dem Menschen zu schützen und den Wald vor Wildschäden zu bewahren. Die Jagd hat die nachhaltige Regulierung des Ökosystems Wald zur Aufgabe. Sie reguliert Populationsgrößen von Wildtieren, dadurch bleibt die Diversität natürlicher Lebensräume erhalten. Dabei wird auf die Bedürfnisse des Wildes geachtet und Schonzeiten werden eingehalten.

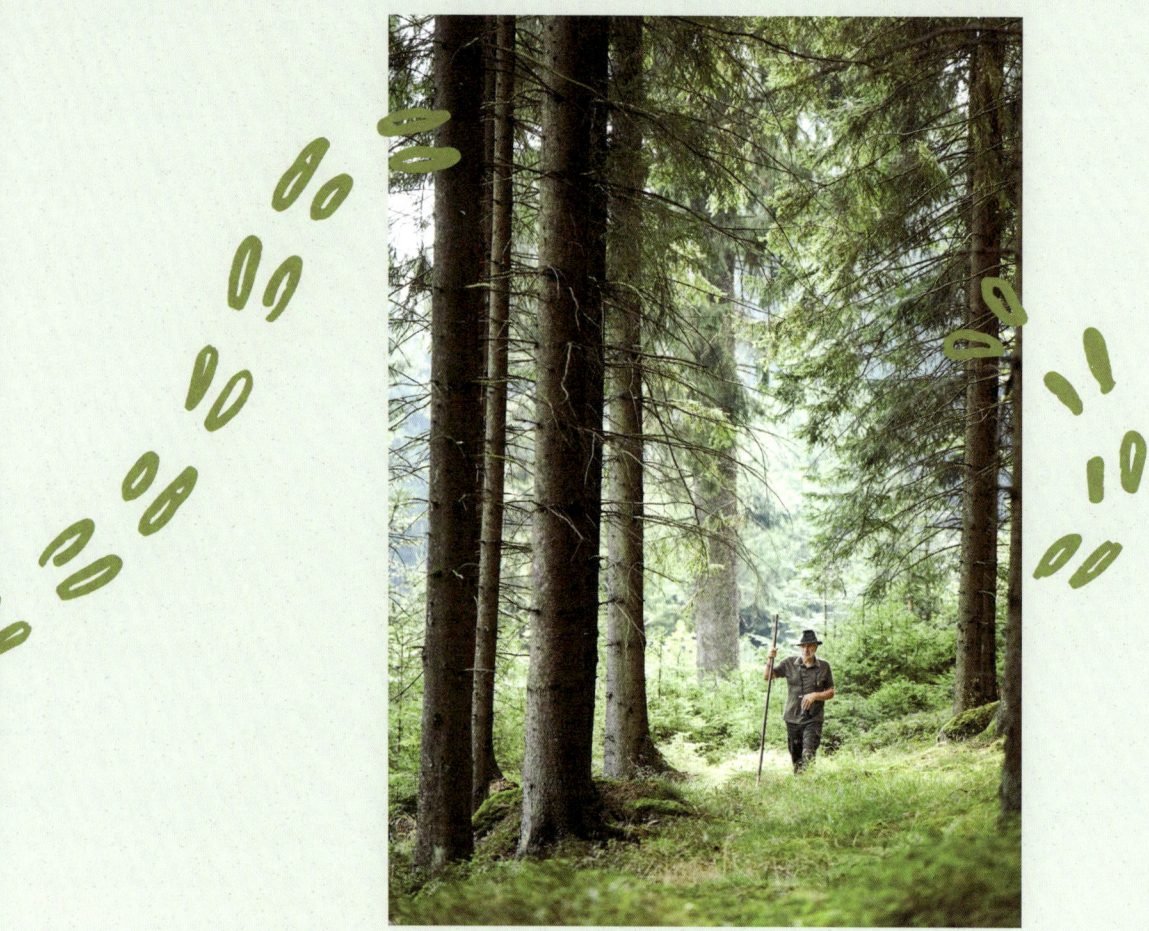

Auf einem Streifzug durch den Wald kann Willi mit seinem geübten Blick erkennen, was momentan so los ist in seinem Revier. Folge ihm dabei!

WO FUCHS UND HASE SICH GUTE NACHT SAGEN: ENTDECKUNGSTOUR MIT WILLI DEM WEIDMANN

Wildtiere sind scheu. Sie im Wald, ihrem Rückzugsort und ihrer natürlichen Umgebung, zu beobachten ist nicht einfach. Denn meistens bemerken sie dich schon, bevor du sie überhaupt wahrnimmst. Doch du kannst die Spuren von Tieren lesen lernen. Damit meine ich nicht nur Huf-, Klauen-, Pfoten- oder Krallenabdrücke. Federn oder Haare, mit Geweih oder Rüssel aufgebrochene Stellen, eine Wildtierbehausung, ein Gewölle oder eine Losung (Kot) können richtig spannende Entdeckungen sein. Sie zeigen dir, welche Wildtiere hier wohnen oder vorbeigezogen sind.

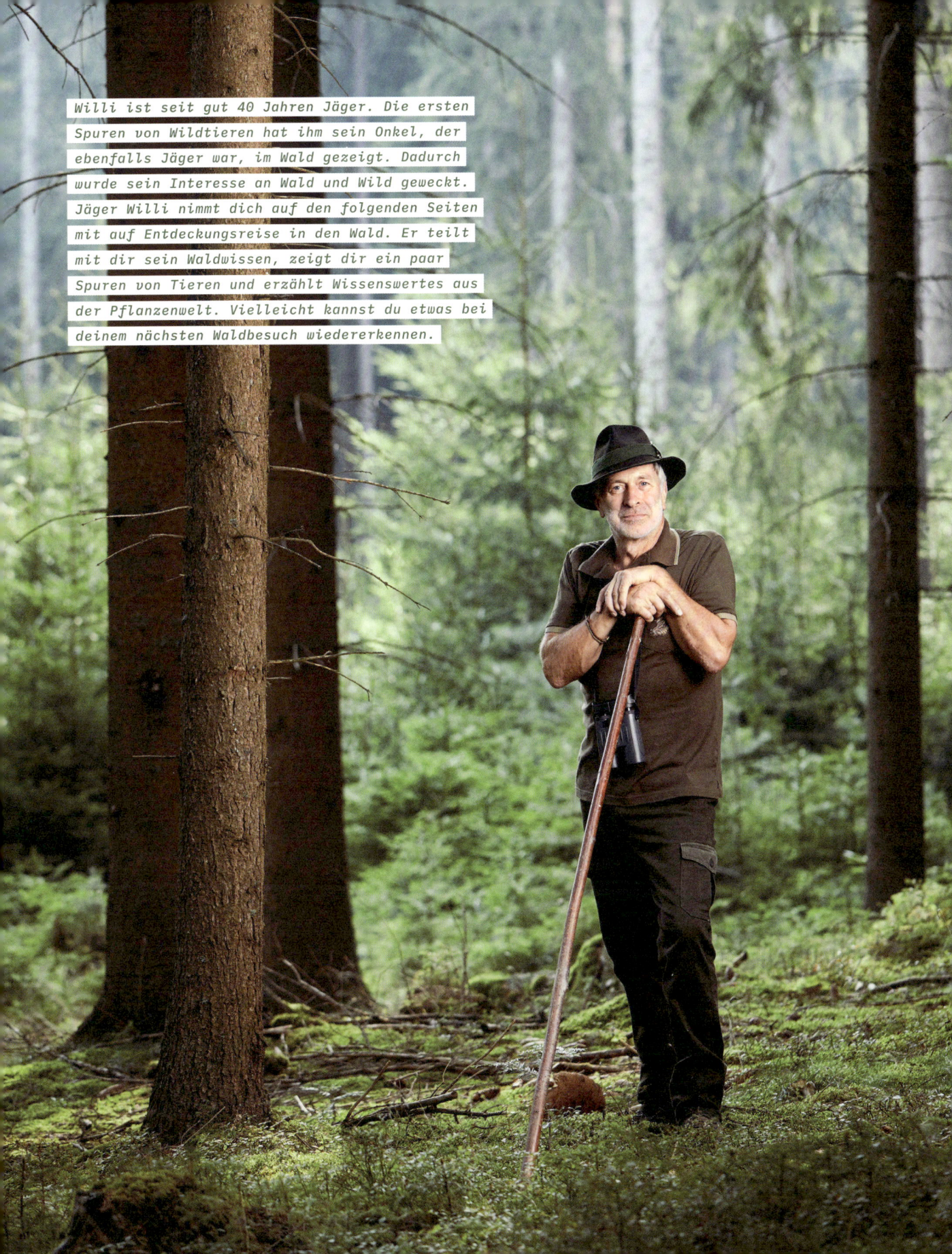

Willi ist seit gut 40 Jahren Jäger. Die ersten Spuren von Wildtieren hat ihm sein Onkel, der ebenfalls Jäger war, im Wald gezeigt. Dadurch wurde sein Interesse an Wald und Wild geweckt. Jäger Willi nimmt dich auf den folgenden Seiten mit auf Entdeckungsreise in den Wald. Er teilt mit dir sein Waldwissen, zeigt dir ein paar Spuren von Tieren und erzählt Wissenswertes aus der Pflanzenwelt. Vielleicht kannst du etwas bei deinem nächsten Waldbesuch wiedererkennen.

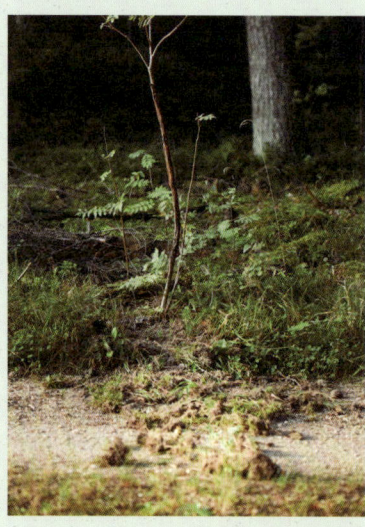

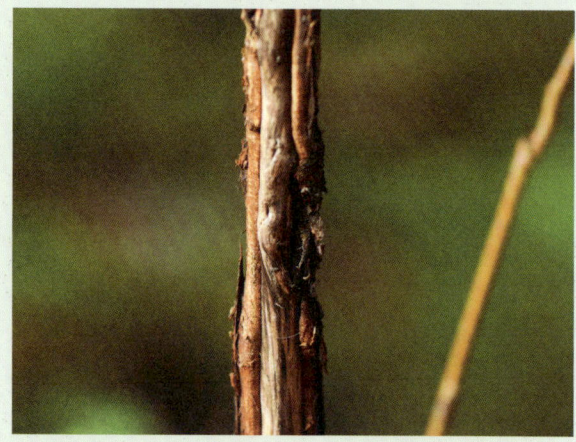

Hier hat der Bock „geplätzt". Rehböcke scharren zum Markieren ihres Territoriums den Boden mit ihren Vorderhufen frei. Dieses Verhalten wird „Plätzen" genannt.

Hier hat der Bock „verfegt". Mit seinem Geweih schabt ein Rehbock dabei an den Stämmen von Bäumen oder Sträuchern. Wie beim Plätzen dient dieses Verhalten dem Markieren seines Reviers. Häufig wirst du verfegte Stämme an oft genutzten Wildwechseln oder an Wechselkreuzungen finden können. Es kann zwar jede Baum- oder Strauchart erwischen, doch scheinen die Böcke Holunder, Vogelbeeren, Weiden, Pappeln, Eschen, Lärchen und Douglasien zu bevorzugen. Durch dieses Verhalten können Bäume so stark beschädigt werden, dass sie absterben.

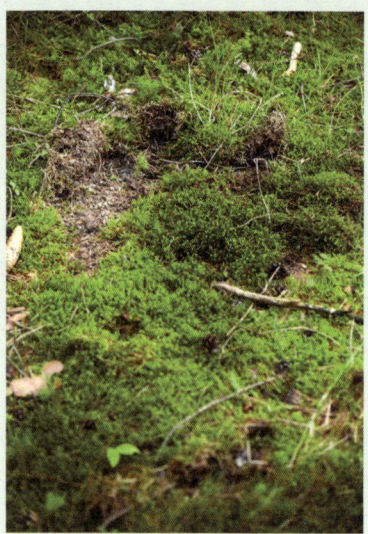

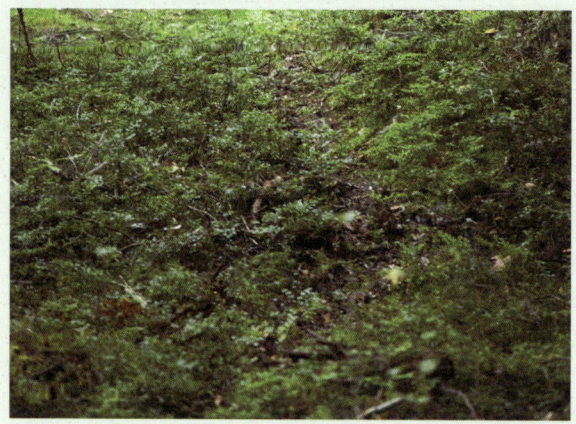

Mama Wildschwein und ihre zwei Kleinen haben hier im Vorbeigehen ihre Rüssel unter die weiche Moosschicht geschoben und nach Essbarem gesucht. Die größere Mulde stammt von der Bache (weibliches Wildschwein), die zwei kleineren von den Frischlingen (Wildschweinferkel).

Am Waldboden kannst du „Wildwechsel" finden. Das sind schmale, ausgetretene Pfade, die vom Wild häufig benutzt werden.

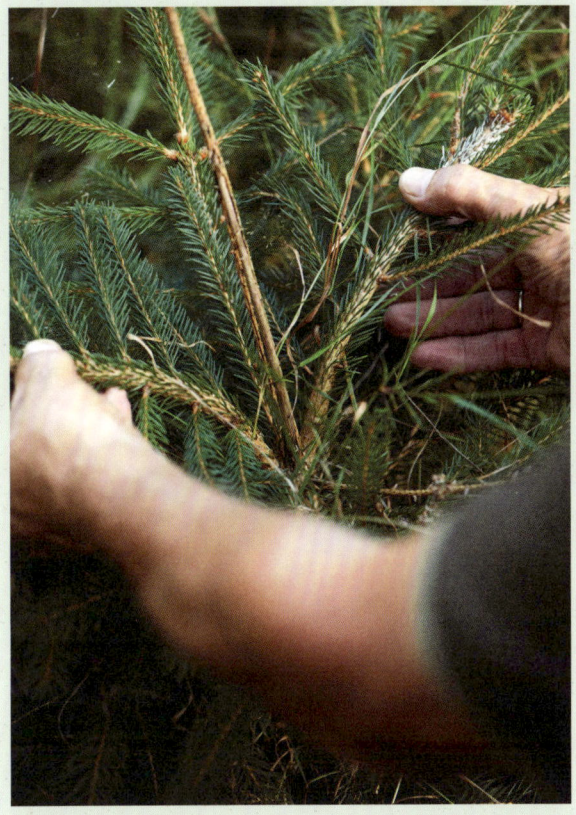

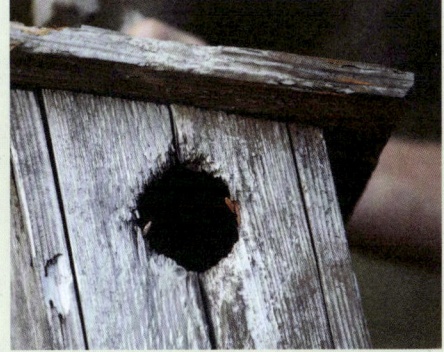

Hier hat sich wohl ein Specht am Einflugloch zu schaffen gemacht. Er hat es sich vergrößert, sodass er in der Höhle nisten kann.

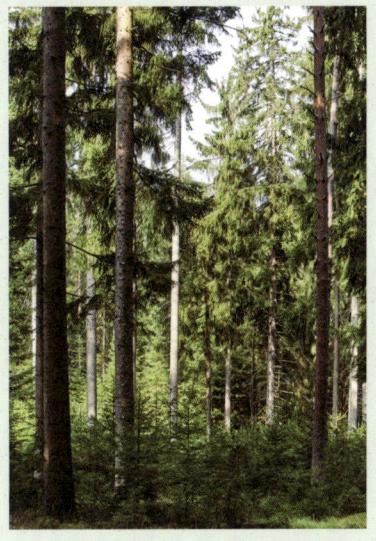

Dieses junge Bäumchen wurde „verbissen", als es noch kleiner war. Rehe, Hasen oder Mäuse bedienen sich gelegentlich der jungen oberen Triebe von Nadel- und Laubbäumen. Hält sich das Ausmaß des Verbeißens von Jungpflanzen im Verhältnis zum Anteil nachkommender Bäumchen in Grenzen, ist die natürliche Verjüngung des Waldes gesichert. Wird ein Bäumchen verbissen, kann es absterben oder es reagiert mit einem vom Menschen unerwünschten Wachstum. Im Fall der Fichte auf dem Bild ist der oberste Trieb abgestorben, links und rechts haben sich zwei neue Haupttriebe entwickelt. Diese Kronenform wird als „Zwiesel" bezeichnet. Wächst dieses Bäumchen weiter, entwickelt sich eine gabelförmige Krone. Für die Natur kein Thema, für die forstwirtschaftliche Nutzung bedeutet es, dass solche Bäume windanfälliger sind und der Wert des Holzes geringer ist.

Der Wald erneuert sich von selbst. Durch angeflogene Samen oder welche, die direkt von den Bäumen vor Ort stammen, wachsen ständig junge Bäumchen nach. Das nennt sich „Naturverjüngung". Spannend ist für mich, dass mir in der fichtenreichen Region des Waldviertels auf dem Waldboden immer häufiger junge Laubbäumchen auffallen. Lässt sich dadurch eine Entwicklung ablesen, wo die Reise des zukünftigen Waldes in dieser von der Klimaveränderung aktuell stark geprägten Region hingehen kann?

BAUMKINDERGARTEN: WER IST DENN DAS DA?

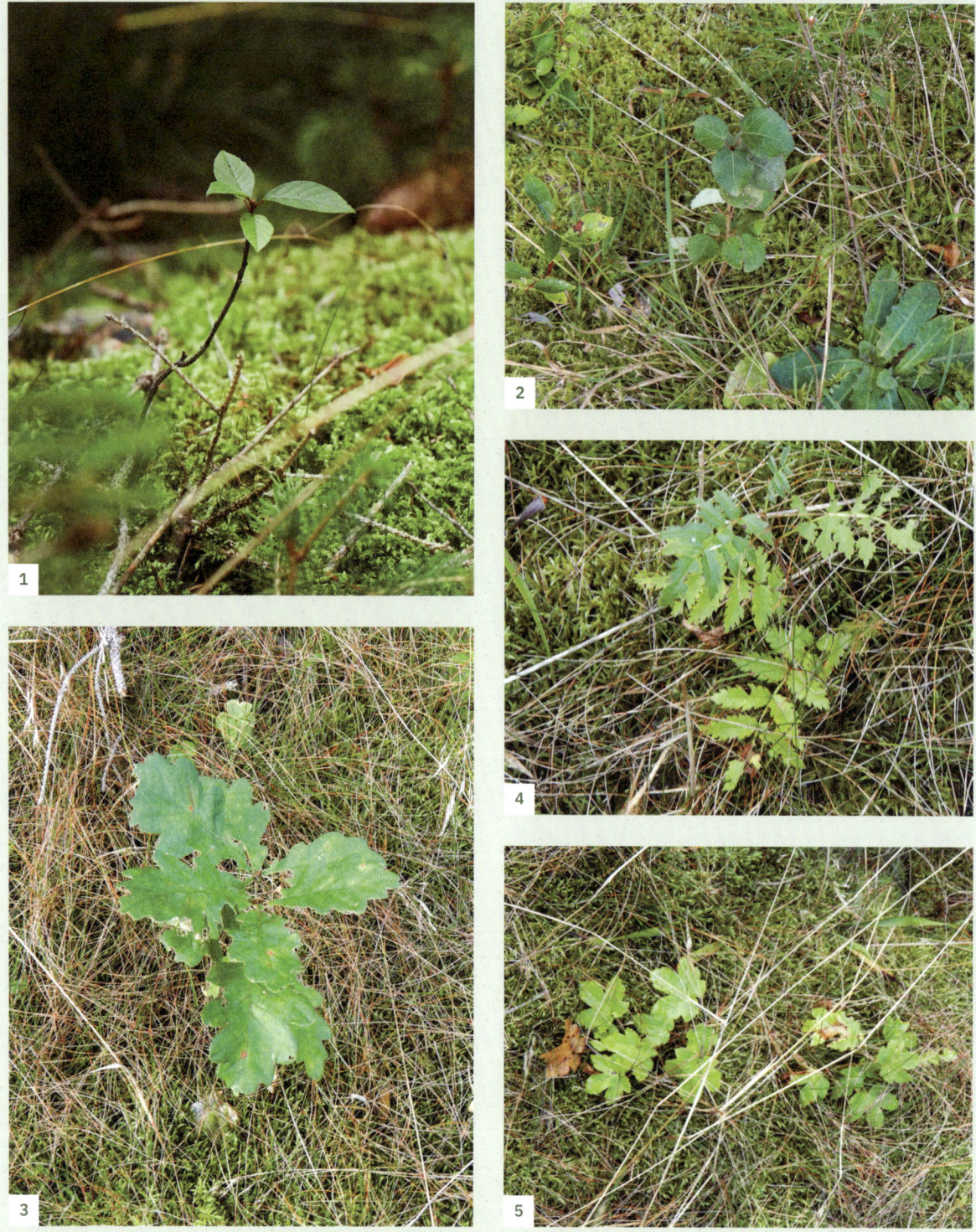

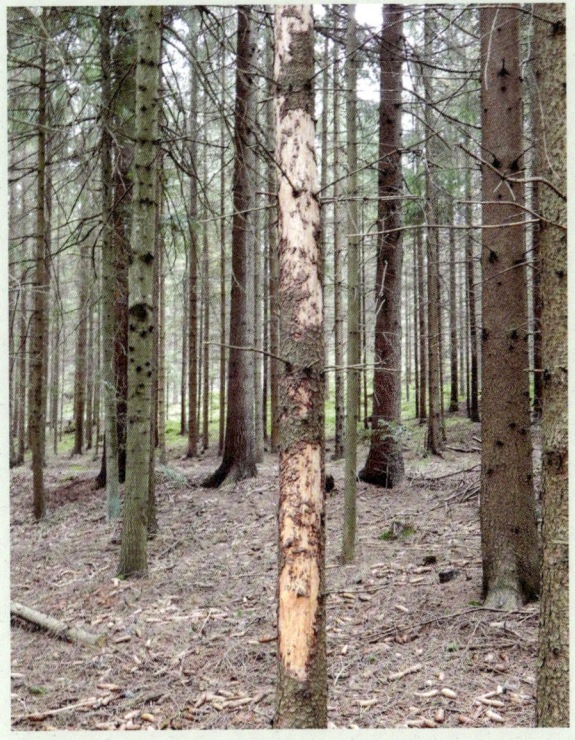

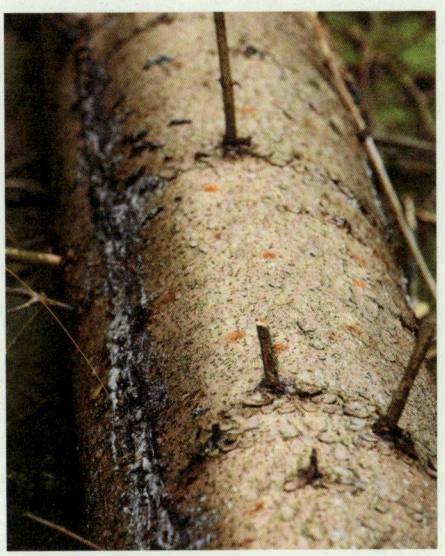

Borkenkäfer bohren sich durch die Baumrinde, fressen Gänge in das Gewebe unter der Rinde (Bast) und legen dort ihre Eier ab. Dieser Baumstamm liegt am Waldboden, weswegen kleine Häufchen Holzmehl rund um die Eintrittslöcher zu sehen sind.

Da ist „der Käfer" drin. Abgestorbene Bäume, Äste oder Baumkronen sowie abfallende Baumrinde deuten auf einen Befall mit dem Borkenkäfer hin. Es gibt in Europa ca. 300 Arten von Borkenkäfern. Die bekanntesten sind Buchdrucker und Kupferstecher. Die Larven ernähren sich von dem nährstoffreichen Leitgewebe der Bäume. Dadurch kann die Nährstoffversorgung des Baumes stark beeinträchtigt werden. Wenn der Befall stark genug ist, führt das zum Absterben des Baumes. Befallen werden vorzugsweise Nadelbäume wie die Fichte, Tanne, Lärche oder Kiefer, vor allem dann, wenn der Baum schon vorher geschwächt war. Ein gesunder Baum kann Käfer und Larven durch sein Harz abwehren.

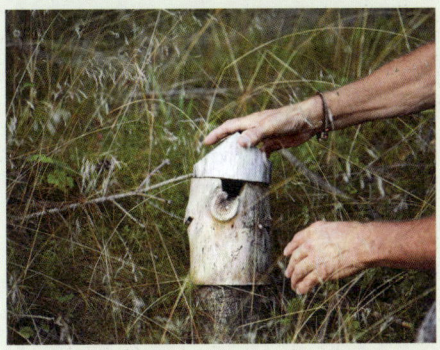

Nistkästen im Wald geben den Vögeln einen Lebensraum, wenn wenig natürliche Nistgelegenheiten, wie Nisthöhlen in Totholz, vorhanden sind. Mit der Größe des Einfluglochs kann man steuern, welche Vogelarten man damit fördern möchte. Beispielsweise brauchen Blaumeisen ein Loch um die 28 mm, die Kohlmeise und der Kleiber 32 mm.

1 *Junger Faulbaum*
2 *Kleine Pappel*
3 *Eichenbäumchen*
4 *Eberschenkind*
5 *Nachwuchs eines Ahorns*

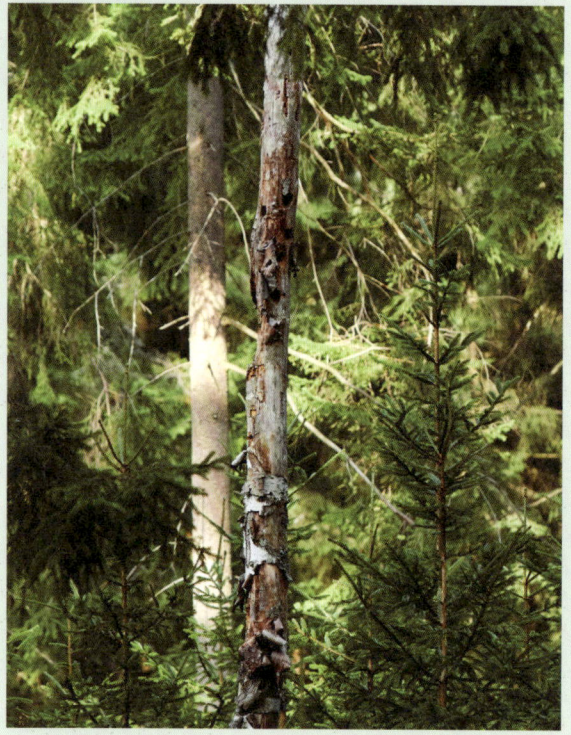 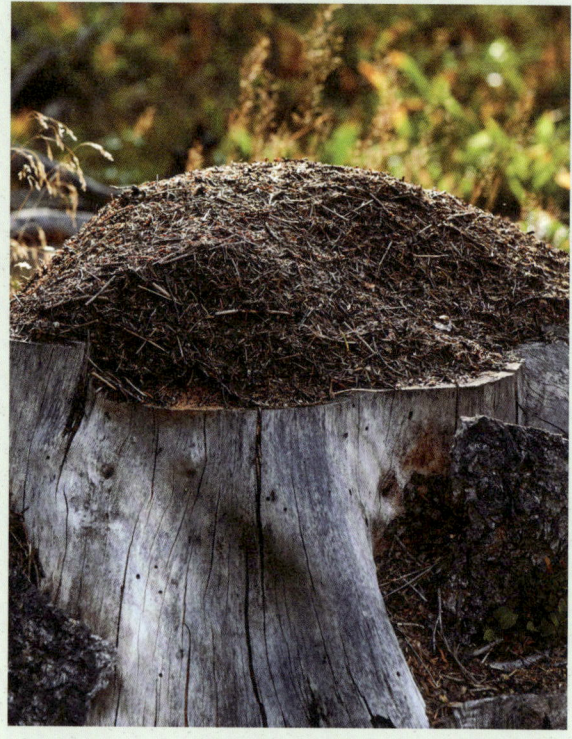

Dieser Baum ist abgestorben, hat aber lange noch nicht ausgedient. Spechte zimmern ihre Bruthöhlen in morsche, alte Bäume. Die verlassenen Spechthöhlen werden gerne von Meisen, Kleibern oder auch manchmal von Eichhörnchen, Mardern oder Fledermäusen bezogen. Unter der Borke fühlen sich Insektenlarven wohl, die wiederum Futter für Vögel sind.

Hier entsteht ein neuer Ameisenhaufen. Waldameisen bauen ihre Behausung gerne an sonnigen und trockenen Plätzen. Zum Nisten brauchen sie morsches Holz, deswegen ist der Grundstock häufig ein Baumstumpf. Er dient zudem als Verankerung des Haufens. In den Baumstumpf bauen die Ameisen Gänge für die Königinnen. Ein fertiger Ameisenbau dehnt sich auch unter die Erde aus, etwa in derselben Dimension wie oberirdisch. Als „Gesundheitspolizei" des Waldes vertilgen Ameisen waldschädigende Insekten. Sie verbreiten Pflanzensamen im Wald und helfen so dem Fortbestand der Flora. Gleichzeitig sind sie Nahrung für Spechte. Im Winter vergreifen sich gelegentlich auch Wildschweine, Dachse oder Füchse an den nahrhaften Larven.

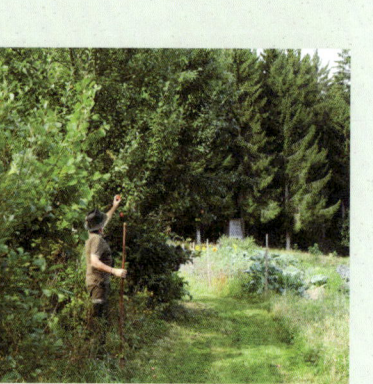

Streuobst ist ein Leckerbissen für viele Wildtiere.

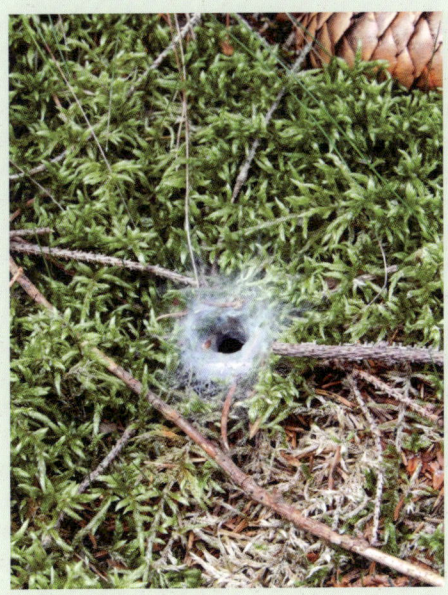

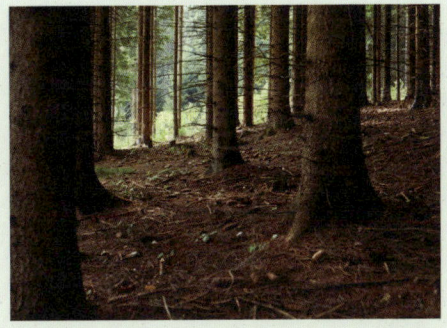

Viel Leben ist auf diesem Waldboden nicht zu erkennen. Es ist der Boden einer Fichtenmonokultur, die auf ihre Durchforstung wartet. Nachdem einige Bäume entnommen wurden, kommt mehr Licht auf den Waldboden und das Leben kann aufkeimen.

Hier wohnt eine Waldtrichterspinne. Sie webt ein trichterförmiges Netz, das sich zur Mitte hin verengt. Die Spinne verharrt die meiste Zeit in ihrer Wohnhöhle, ihre Vorderbeine auf das Netz gelegt, um darüber laufende Beute schnell ertasten zu können.

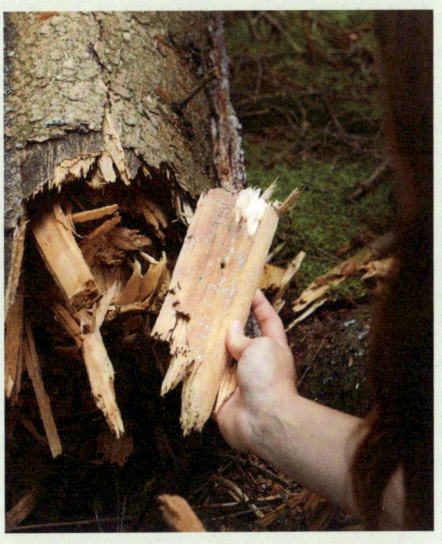

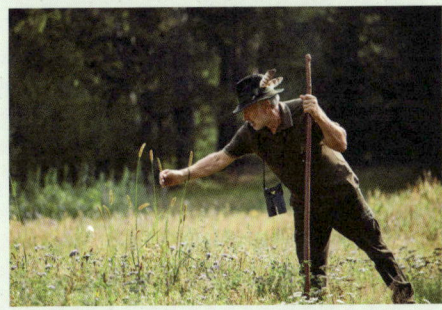

Eine (Augen-)Weide für Insekten und das Wild. An seinem Wildacker bietet Willi den Tieren in seinem Revier eine artgerechte Nahrungsfläche. Buchweizen, Hafer, Sonnenblumen und diverse Kleearten bieten den Pflanzenfressern nahrhaftes Futter und den Insekten Nektar und eine Überwinterungsmöglichkeit. Die Pflanzengerüste lässt Willi über den Winter stehen.

Ein Windriss mitten im Wald? Diesen Baum hat der Wind gebrochen. Doch es ist ungewöhnlich, da er nicht sonderlich windexponiert gestanden hat. Ein näherer Blick gibt Aufschluss: Das ausgetretene, verhärtete Harz deutet auf eine weiter zurückliegende Verletzung hin. Der Baumstamm ist bis zu seinem Kern mit einem Pilz (Rotfäule) befallen, der sich vermutlich durch die Verletzung hat ansiedeln können. Durch starken Wind brach der Baum an der befallenen Stelle.

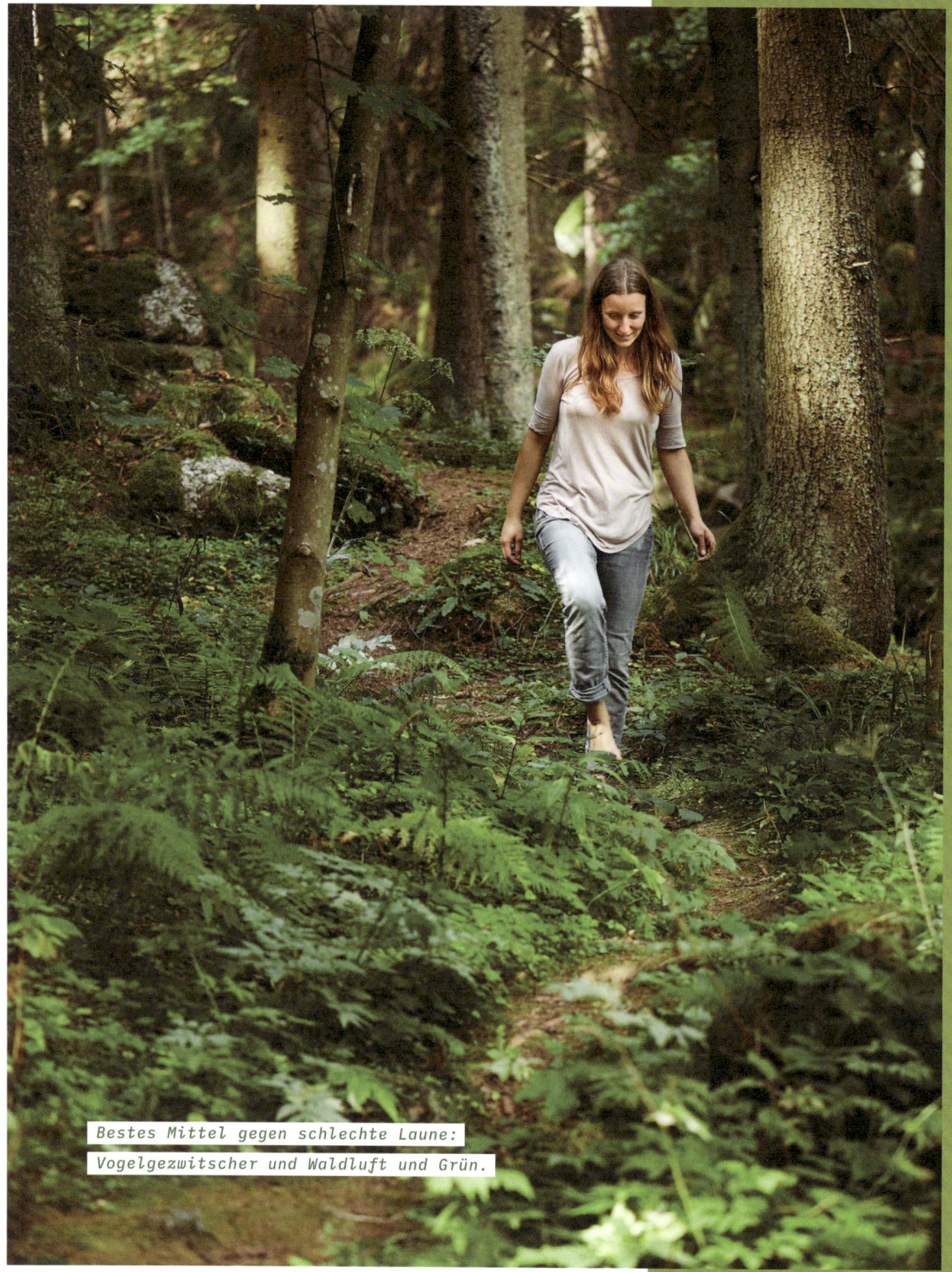

Bestes Mittel gegen schlechte Laune: Vogelgezwitscher und Waldluft und Grün.

Willkommen bei Doktor Wald: Frei sein, bei dir sein

Keine Medizin scheint bei stressbedingten Alltagsbeschwerden so hilfreich und unmittelbar spürbar wie ein Aufenthalt im Wald. Der Duft, die Licht-, Farben- und Formenspiele, die Naturgeräusche und viele weitere sinnliche Erlebnisse warten dort auf dich. Deshalb erfährst du in diesem Kapitel, wie der Wald und seine Gaben auf dich und deine Gesundheit wirken. Und du bekommst eine kleine Anleitung, wie du voll und ganz in die Waldatmosphäre eintauchen kannst. Also, komm mit und spüre die geheimen Kräfte des Waldes.

Die Wirkung des Waldes ist so vielfältig, dass die Gesundheitsforschung der letzten Jahrzehnte einen unmittelbaren Zusammenhang zwischen der Lebensqualität, der Gesundheit und der Lebensdauer von Menschen und ihrem Zugang zu Natur und Wald belegen konnte. Haben Menschen einen Zugang zu Grünflächen oder wohnen sie in waldreichen Gebieten, sind sie durchschnittlich gesünder und leben länger. Bäume in unserer Nähe zu haben, stärkt unser seelisches Wohlbefinden von Kindesbeinen an. Im Erwachsenenalter sind Bäume entspannende Begleiter in Stressphasen. Der Wald ist eine wunderbare Energietankstelle. Ein Ort zum Grünkraft-Tanken.

Auf der Wiese und im Wald wartet ein regelrechter Duft-Cocktail auf dich. Die wichtigsten Kanäle, um die Waldkraft einzusaugen, sind die Sinne! Streife durch den Wald, sperre Augen, Ohren, Nase auf, fühle mit deinen Fingern und Fußsohlen. Was das bringt? Auf Doktor Walds Rezeptblock kann man sich verlassen …

DIE POSITIVE KRAFT ANGENEHMER SINNESEINDRÜCKE:
WENN DU VOR LAUTER BÄUMEN NUR MEHR WALD SIEHST …
UND RIECHST UND HÖRST UND FÜHLST

WALDDUFT LIEGT IN DER LUFT – DARAN SCHNUPPERN WIR GERNE

Düfte haben eine direkte Wirkung auf Emotionen und Organe. Im Wald bist du umgeben von einem Meer aus Duftmolekülen, auf die dein Körper unmittelbar und nachhaltig reagiert. Die wohl wichtigsten und am besten erforschten Duftstoffe des Waldes sind die Phytonzide. Das sind antibiotisch wirksame chemische Substanzen, die von Pflanzen abgesondert werden. Eine Stoffgruppe davon sind die Terpene. In der Natur gibt es über 8.000 verschiedene Terpene. Die wichtigsten sind:

× alpha-Pinen (häufigstes Terpen, harziger Duft)
× Camphen (harzig, terpentinartig)
× D-Limonen (zitroniger Duft)
× beta-Pinen (süßlich-würziger Duft, ähnlich Basilikum und Dill)

Für Bäume und Pflanzen sind es Botenstoffe, mit denen sie mit ihrer Umwelt kommunizieren. Für den Menschen sind es wertvolle Heilstoffe. Die Terpene werden hauptsächlich für die immunsteigernde und beruhigende Wirkung des Waldes verantwortlich gemacht. Nadeln und Blätter geben Terpene ab. Auch von Baumstämmen, Sträuchern, Moosen und Farnen und aus der Humusschicht des Waldes werden Terpene abgesondert. Die Waldluft reichert sich so mit diesen wirkungsvollen Botenstoffen an. Sie werden über die Haut und die Lunge aufgenommen.

Immergrüne Nadelbäume wie die Kiefer, Fichte oder Zeder, sondern extra viele Terpene ab. Im Frühling und Sommer ist deren Konzentration im Wald am höchsten. Besonders bei ungefähr 30 °C, nach einem Regenguss oder bei Nebel, schwirren viele Terpene in der Waldluft herum. In Bodennähe ist deren Konzentration höher als in den Baumkronen.

Zusätzlich werden beim Waldspaziergang auch Mikroben eingeatmet, die sich in der Erde und der Luft befinden: *Mycobacterium vaccae*. Diese kurbeln das Immunsystem an und sorgen für bessere Stimmung und Konzentrationsfähigkeit. Den Effekt gib es auch beim Gärtnern. Jedes Mal, wenn du dir die Hände mit Erde schmutzig machst oder frisches Wurzelgemüse isst. Der Duft von Erde ist in Trockenperioden stärker. Nach einem Regenguss entfalten sich in Boden und Gestein gespeicherte ätherische Öle von Pflanzen und Bäumen.

HERBER GESCHMACK, SÜSSE WIRKUNG – LASS DIR DEN WALD AUF DER ZUNGE ZERGEHEN!

Eine Art „innere Aromatherapie" ist das Naschen essbarer Wildpflanzen und Pflanzenteile im Wald. Der Wald hält viele ungewohnte Geschmäcke für uns bereit. Ich empfinde das Naschen von Wildpflanzen, sei es auch nur ein Bissen, als erdend.

Mit den herben, harzigen Aromen des Waldes tust du deinem Bauch etwas Gutes. Bitterstoffe und ätherische Öle schützen die Schleimhäute und du aktivierst ein weiteres Sinnesorgan in dir: deinen Darm! Aktuelle Forschungen gehen in die Richtung, den Darm als Sinnesorgan zu verstehen.

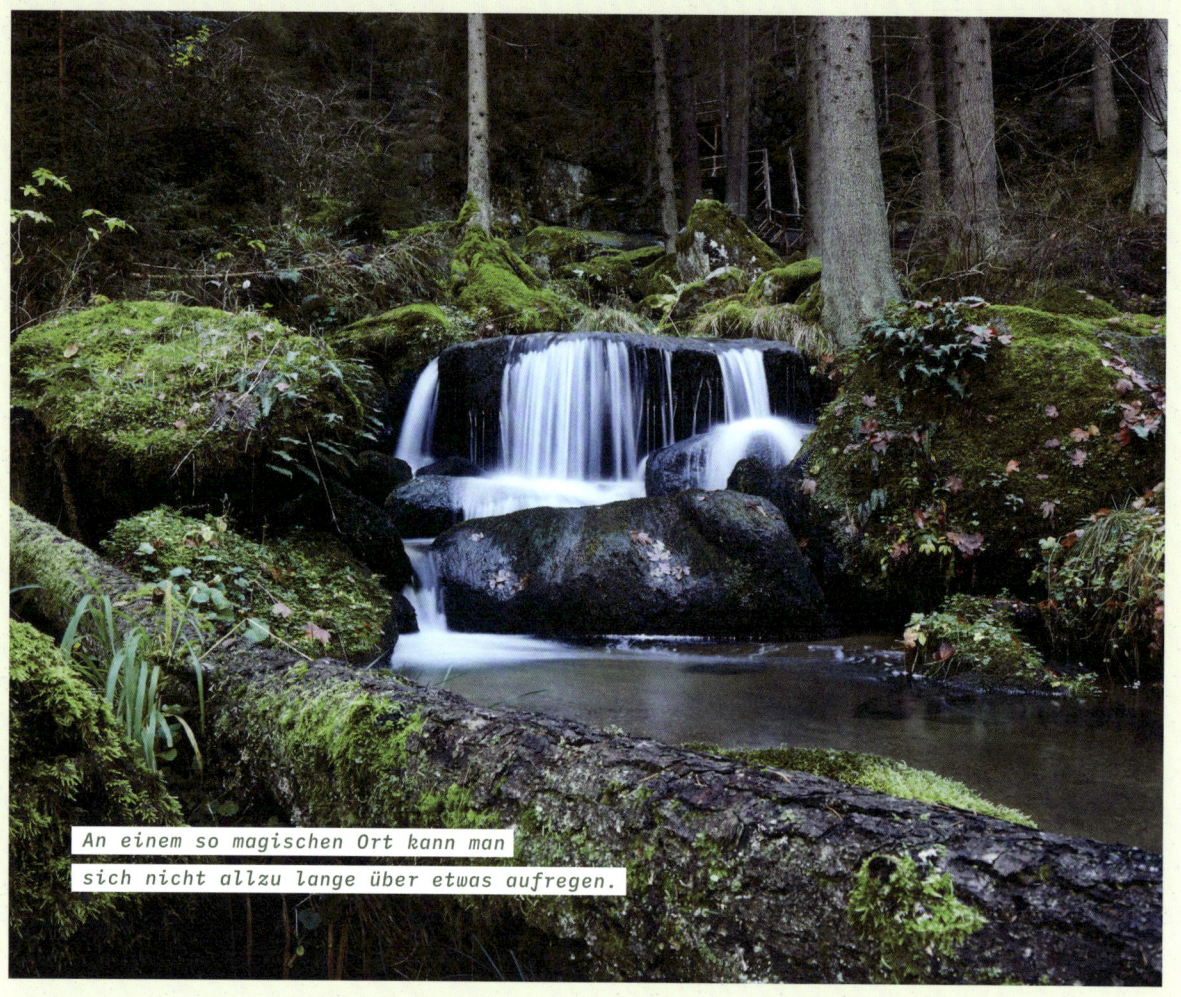

An einem so magischen Ort kann man sich nicht allzu lange über etwas aufregen.

GRÜN HINTER DEN OHREN?
BESSER VOR DEN AUGEN:
SCHÖNHEIT BETRACHTEN BRINGT INNERE RUHE

Allein der Anblick von schönen Naturbildern sorgt für positive Emotionen. Das Betrachten einer malerischen Landschaft erfüllt das Herz mit Freude. Eine besondere Bedeutung hat die Farbe Grün für uns. Dass „Grün" in der Natur Wasser und Nahrung bedeutet, hat sich in unser Gehirn evolutionär eingeprägt. Grün bedeutet Leben. Die Farbe Grün hat eine stark beruhigende Wirkung auf uns.

Eine ebenso magische Anziehungskraft üben die wunderschönen Formen der Natur auf uns aus. Die Blütenvielfalt, die Struktur von Blättern, der Wuchs eines Baumes, ein Schneckenhaus oder der gleichförmige Fluss eines Wasserfalls versetzen uns innerlich ins Staunen. Und nicht nur das, ihr Anblick beruhigt uns auch.

IDYLLISCHE WALDMUSIK: LIEBLINGSHIT JEDER KÖRPERFASER!

Lärm und eine ständige Geräuschkulisse machen es schwer, sich zu entspannen. Konzentrationsstörungen und erhöhter Blutdruck können die Folgen sein. Absolute Stille ist im Alltag selten zu finden. Das macht den Wald als Erholungsort noch attraktiver. Naturgeräusche haben einen heilenden Effekt: Sie entspannen. Dabei werden regenerative Körperprozesse aktiviert. Gleichzeitig stärken sie die Wahrnehmung, denn die Aufmerksamkeit wird nach außen gerichtet. Dieser Effekt ist sofort spürbar. Naturklänge, die nachdrücklich beruhigend wirken, sind das Rauschen von Wasser und das von Bäumen im Wind sowie das Zwitschern der Vögel.

ANFASSEN ERLAUBT: STREICHELEINHEITEN MIT MOOS UND RINDE AUSTAUSCHEN

Sanfte Berührung hat einen großen positiven Einfluss auf das Wohlbefinden. Vorausgesetzt, die Berührung wird als angenehm empfunden, wie Umarmungen zwischen Menschen oder das Streicheln von Tieren. Bei Berührung und Körperkontakt wird Stress abgebaut, Glückshormone (z. B. Oxytocin) werden ausgeschüttet. Das entspannt, sorgt für ein gutes Gefühl und fördert Vertrauen.

Diesen Effekt erlebe ich nicht nur bei Umarmungen oder Berührungen mit anderen Menschen, sondern auch bei Bäumen. Umarme ich einen Baum, fühle ich mich nach ein paar Atemzügen tiefenentspannt und geborgen. Genauso wohltuend ist es für mich, mit der Hand sanft über Baumstämme, Pflanzen, Felsen oder Moos zu streifen.

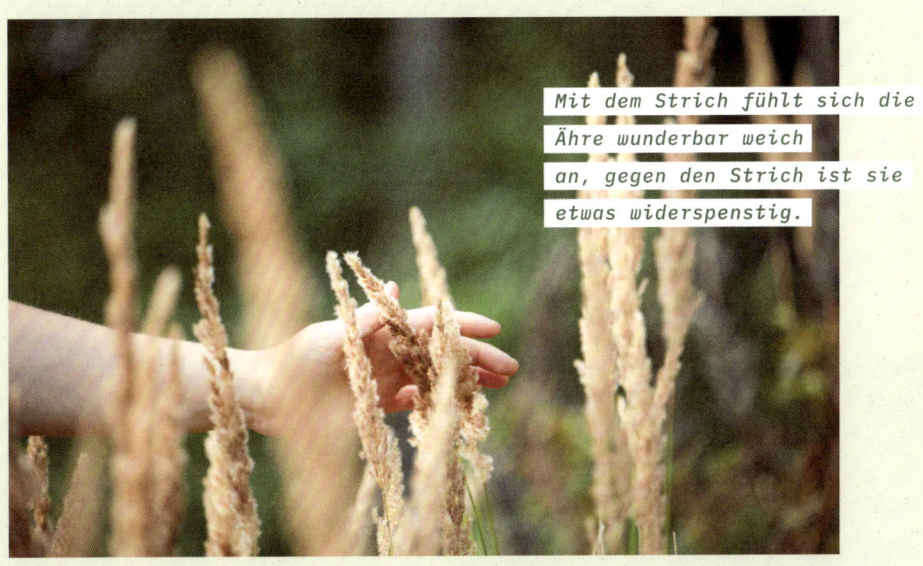

Mit dem Strich fühlt sich die Ähre wunderbar weich an, gegen den Strich ist sie etwas widerspenstig.

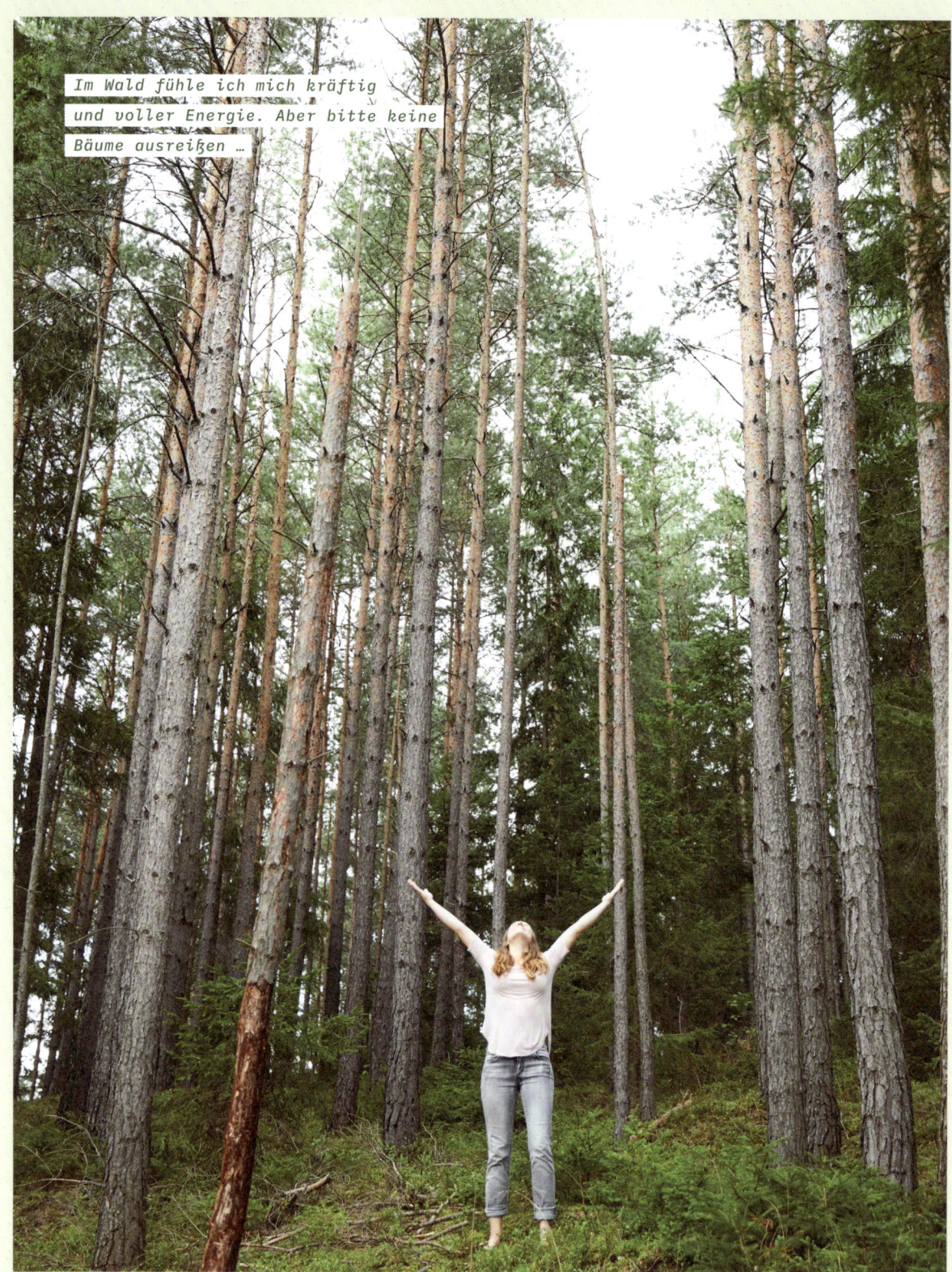

Im Wald fühle ich mich kräftig und voller Energie. Aber bitte keine Bäume ausreißen …

BENEFIT FÜRS IMMUNSYSTEM, DEN STOFFWECHSEL UND DIE PSYCHE

Aufenthalte im Wald stärken dein Immunsystem, vitalisieren den Stoffwechsel, sie beruhigen und heben die Stimmung. Der vielfältige Effekt des Waldes auf das menschliche Wohlbefinden ist durch diverse Studien der letzten Jahrzehnte auch wissenschaftlich belegt.

DER IMMUN-BOOSTER: WECKE DEN KILLER IN DIR!

Unsere Abwehrkräfte arbeiten besser nach einem Aufenthalt im Wald. Gemessen wurde das an der Zahl von Killerzellen im Blut. Killerzellen sind weiße Blutkörperchen, die von Krankheitserregern befallene Körperzellen oder auch veränderte körpereigene Zellen erkennen und bekämpfen. Nach Waldaufenthalten konnte sowohl eine Aktivitätssteigerung des Immunsystems als auch eine erhöhte Anzahl von Killerzellen nachgewiesen werden. Nach drei Tagen und zwei Nächten im Wald steigerte sich beides um über 50 %. Nach einem Tag im Wald bereits um 40 %. Dieser Effekt hält bis zu 30 Tage an. Auch ein Aufenthalt von ein paar Stunden im Wald hat bereits einen belebenden Effekt auf das Immunsystem, der ca. eine Woche lang anhält.

DER ENERGIE-KICK: WENN DER WALD DICH WACHRÜTTELT

Bewegung und bewusste Atmung im Wald regen den Stoffwechsel an. Das bedeutet, alle biochemischen Vorgänge werden angeregt, die dem Aufbau und Erhalt von Körpersubstanzen, dem Energiestoffwechsel und der Ausscheidung von Abbauprodukten dienen. Das bringt einen positiven Effekt für das allgemeine Wohlbefinden. Auch der Geist wird angeregt. Nach einem Spaziergang unter Bäumen ist die Konzentrationsleistung und Merkfähigkeit gesteigert. Das Gehirn wird frei und wir können uns mit Leichtigkeit und frischem Wind wieder unseren Aufgaben zuwenden.

DER HARMONIZER: AUFGEREGTE NERVEN BRINGT DER WALD WIEDER IN FORM

Bei Waldspaziergängen reduziert sich der Blutdruck. Die Spiegel der beiden Stresshormone Adrenalin und Cortisol im Blut nehmen ab. Das vegetative Nervensystem schaltet auf Erholungsmodus um. Alle Organfunktionen, die für Regeneration und Energieproduktion – darunter die Verdauung – zuständig sind, werden dadurch aktiviert. Auch der Schlaf verbessert sich. Nach Waldaufenthalten schlafen viele Menschen besser, ruhiger und länger.

Nach einem ausgedehnten Waldbesuch können die Leute positiver denken. Stressbedingte Niedergeschlagenheit und Emotionen wie Wut und Ängste nehmen ab. Es entsteht ein räumlicher und geistiger Abstand zum Alltag. Außerdem macht uns der Wald empathischer. Wir fühlen uns wieder mehr als Teil eines großen Ganzen. Viele Menschen verlassen den Wald mit einem Gefühl von Dankbarkeit im Herzen.

SUCH DIR DEINEN PERSÖNLICHEN LIEBLINGSFLECK: DEINE PERFEKTE WALDTANKSTELLE

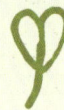

Wald ist nicht gleich Wald. Dichte Monokulturen mit kargem Waldboden haben einen anderen Effekt als lichte, intakte Mischwälder mit einem vielfältigen Ökosystem. Menschen können in Landschaften, in denen sie sich sicher fühlen und in denen sie Nahrung und Wasser finden können, gut entspannen. Das sind von Gras bewachsene Böden mit verstreutem Bewuchs durch Bäume und Sträucher. Suche dir für deinen heilsamen Waldaufenthalt ein Waldstück, in dem du dich wohlfühlst. Es ist der ideale Ort zum Krafttanken für dich. Hier ein paar Elemente, die dir einen entspannten Waldaufenthalt bescheren können:

- Waldstück fernab von Straßen, um Lärm und Abgase zu vermeiden
- Mischwald mit unterschiedlichen Pflanzenarten, Sträuchern, Laub- und immergrünen Nadelbäumen
- eine angenehme, nicht zu lange Strecke von 2–6 Kilometern mit gut zugänglichen Wegen und nur sanften Steigungen
- wohltuende Lichtintensität und etwas Windschutz
- ein Gewässer im Wald, z. B. ein Bach, Teich oder Wasserfall

Wohnst du in der Stadt und der nächste Wald liegt fern? Auch in einem leichter zu erreichenden städtischen Park kannst du dich zwischendurch entspannen und erholen. Such dir dafür einen möglichst ruhigen Park mit waldartigen Bereichen, in dem du dich gerne aufhältst. Such dir dort einen angenehmen, geschützten Platz und lass die Natur mindestens eine halbe Stunde lang durch alle Sinne auf dich wirken.

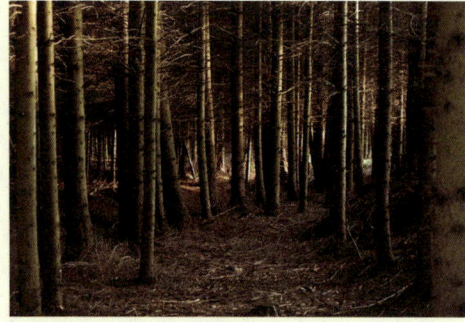
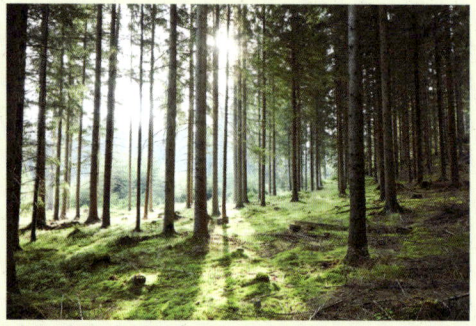

Vergleiche die zwei Waldlandschaften: Bei welchem der beiden Bilder fühlst du dich entspannter?

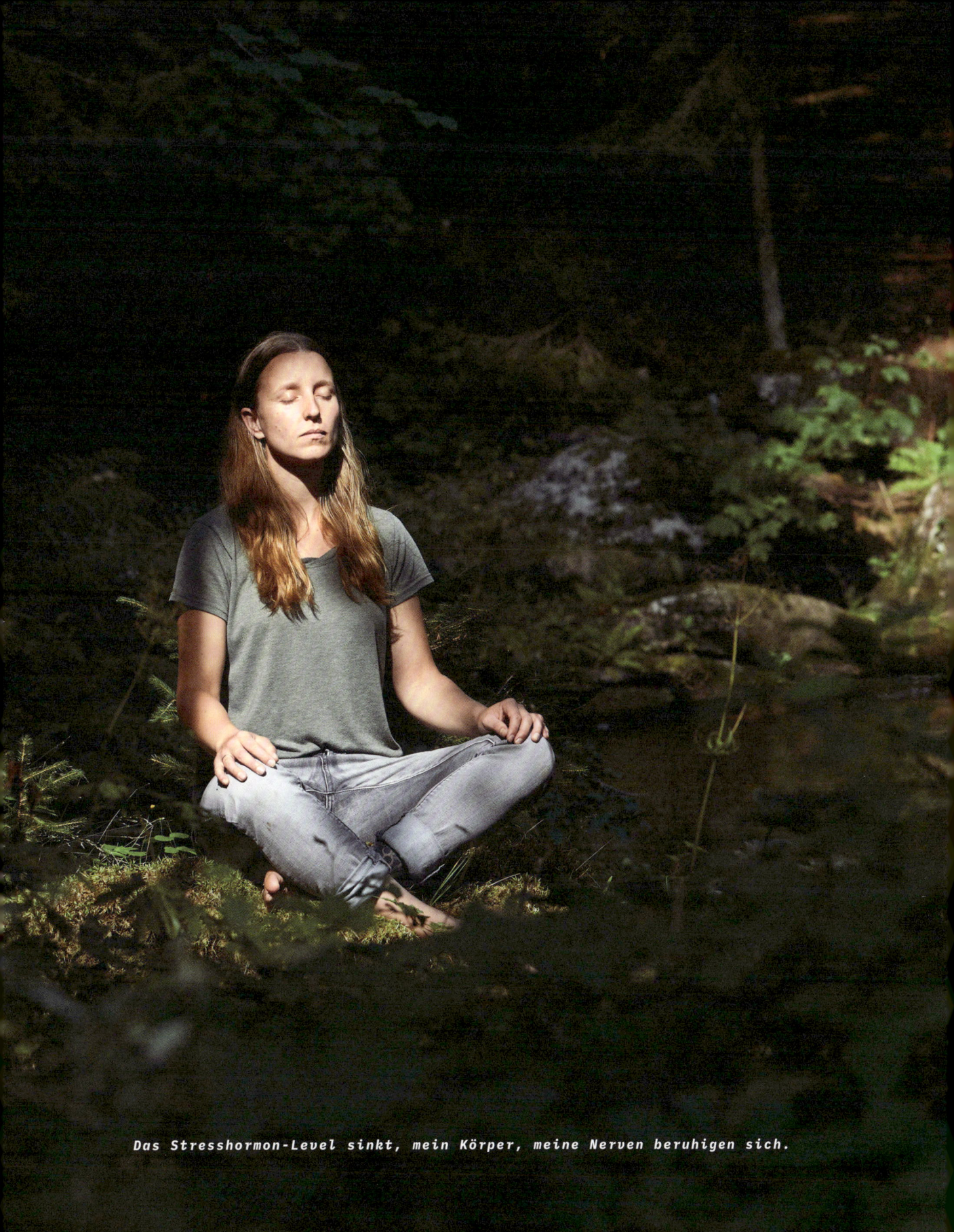

Das Stresshormon-Level sinkt, mein Körper, meine Nerven beruhigen sich.

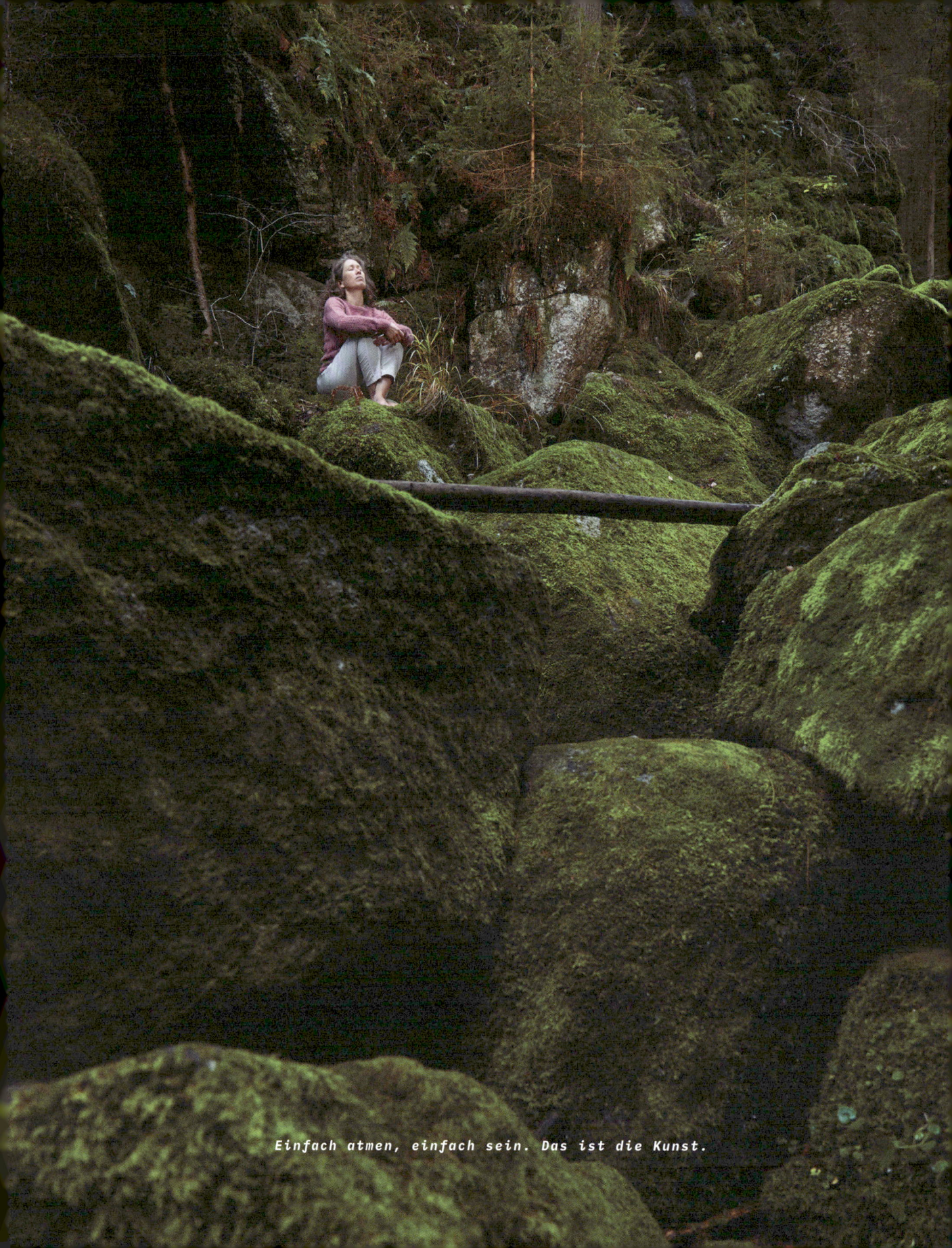
Einfach atmen, einfach sein. Das ist die Kunst.

Kleine Anleitung: Auf zum Tauchgang in der Waldatmosphäre

Bist du bereit zum Eintauchen? Wie bereits anfangs erwähnt: Zum heilsamen Waldbaden braucht es keine komplizierte Gebrauchsanweisung. Folge einfach den Impulsen deines Herzens, deines Bauchs oder auch deines Kopfs. Die einzig wichtige Regel ist: Sauge den Wald mit allen Sinnen auf. Atme, fühle, lass es fließen. Sei frei von Erwartungen und lass kommen, was kommen mag. Ich verspreche dir, du wirst den Wald ruhiger, glücklicher, geerdeter und dankbar wieder verlassen.

Was du brauchst? Weniger Gepäck, mehr Wald!

Die wunderbarsten Erlebnisse passieren spontan. Um dein Waldbad in vollen Zügen genießen zu können und deine Sinne von Ablenkungen zu befreien, bedarf es nur wenig Vorbereitung.

× *Keep it casual! Wähle bequeme Kleidung.* Damit du deinen Aufenthalt im Wald noch besser genießen kannst, zieh dir bequeme Kleidung an, die dich nicht einengt und in der du dich frei bewegen kannst.

× *Zwiebeln sind unser Vorbild: Zieh eine Schicht mehr an.* Denk daran, dass es im Wald zu jeder Jahreszeit etwas kühler sein kann.

× *Damit du nicht zum Packesel wirst – nimm so wenig wie möglich mit.* Leichtes Gepäck ist angenehmer. Nimm also nur mit, was du wirklich für die Dauer deines Aufenthaltes brauchst. Wenn ich 1–2 Stunden im Wald unterwegs bin, nehme ich meist nichts mit. Ab 3 Stunden begleitet mich eine Flasche Wasser in den Wald.

× *Waldgarderobe: Wähle den komfortabelsten Rucksack, den du hast.* Wenn du nicht komplett auf Gepäck verzichten kannst oder wenn du eine ausgedehntere Tour unternimmst, nimm eine Tasche oder einen Rucksack mit, der auch nach längerer Tragedauer angenehm auf deinen Schultern liegt. Wenn ich mich ausgiebig im selben Waldfleckchen aufhalte, lege ich meinen Rucksack ab und hänge ihn an einen Baum.

× *Stummgestellt: Lass dein Handy zuhause oder im Nicht-Stören-Modus.* Der Wald ist ein wunderbarer Ort für digitales Fasten. Für Notrufe macht es allerdings Sinn, dein Telefon bei dir zu haben. Wenn du dein Handy mitnimmst, schalte es in den Flugmodus. Gönne dir zumindest eine Pause vom Gefühl, ständig erreichbar sein zu müssen oder zu wollen! Versuche, mehr Fotos mit deinen Sinnen als mit dem Handy zu machen. Du wirst stärker davon profitieren.

× *Natur pur, auch unter den Achseln: Verzichte auf Parfum und stark riechende Deos,* sie überlagern die feinen Waldaromen. Du kannst Gerüche viel intensiver wahrnehmen, wenn du selbst neutral riechst.

× *Der Wald beginnt im Kopf. Lass Ruhe einkehren,* bei der Vorbereitung zuhause, auf deinem Weg zum Wald zu Fuß, auf dem Fahrrad oder im Auto. Stimme dich auf dein Waldbad ein. Versuche deinen Kopf frei zu bekommen und dich schon vorab zu entspannen.

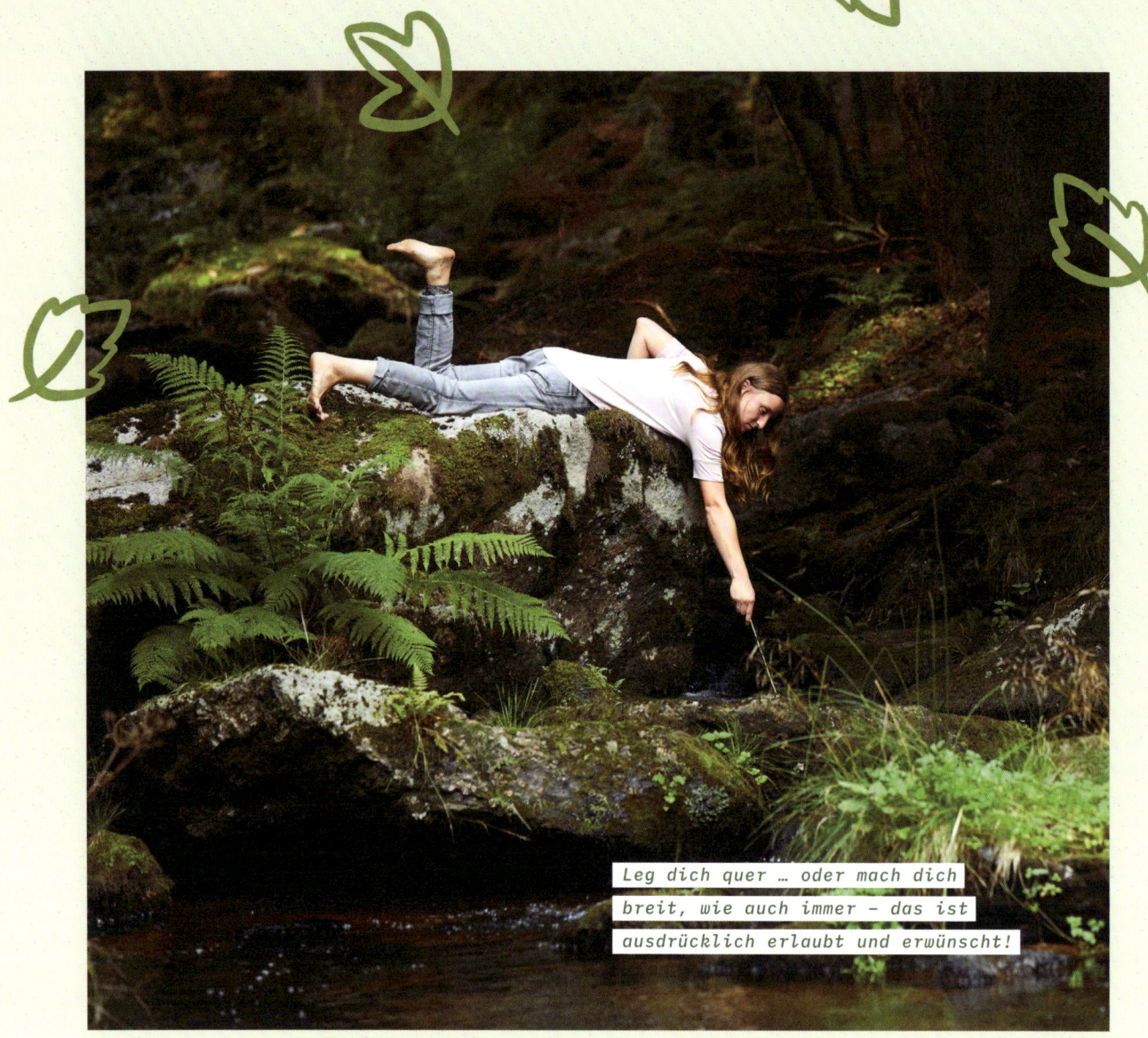

Leg dich quer ... oder mach dich breit, wie auch immer – das ist ausdrücklich erlaubt und erwünscht!

16 VORSCHLÄGE, DEIN WALDBAD ZU GESTALTEN: GANZ OHNE SCHAUM UND KIEFERNBADESALZ

Wenn du dich fragst, wie die Kunst des Waldbadens in der Praxis aussehen kann, habe ich nachfolgend 16 Aktivitäten und Übungen für dich zusammengestellt, die ich alle schon beim Waldbaden gemacht habe. Such dir aus, ob diese auch für dich ansprechend sind und fühle dich frei, die Übungen abzuwandeln oder deine eigenen zu kreieren. Finde heraus, was für dich am besten funktioniert! Egal, wie du deinen Aufenthalt gestaltest, wenn du deine Zeit im Wald mit Freude im Herzen, Ruhe im Geist und Waldluft in der Lunge verbringst, wirst du in der Kraft des Waldes baden und mit Glück im Bauch wieder nach Hause gehen.

1

Leere deinen Kopf

In ein volles Gefäß passt nichts mehr hinein. Der Aufenthalt im Wald ist umso effektiver, je freier dein Kopf ist. Hast du auf deinem Weg in den Wald noch nicht ganz abschalten können, versuche zu Beginn Ruhe in deine Gedanken zu bringen. Mir hilft es, die Augen zu schließen und ein paar Mal tief durchzuatmen. Manchmal ist auch eine Gesichtswäsche oder Fußbad in einem kalten Bach vonnöten.

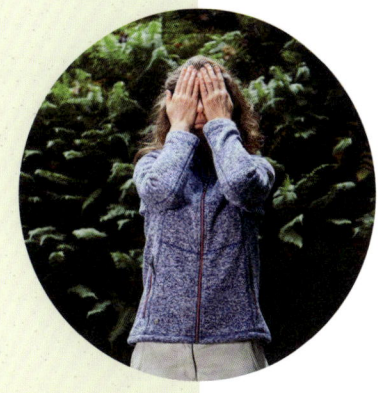

Schau durch die rosa … äh grüne Brille: Entspannen und Aktivieren der Augen.

2

Öffne deine Sinne

Wann hast du das letzte Mal deine Sinneseindrücke bewusst wahrgenommen? Im Alltag werden wir oft mit Reizen bombardiert. Kein Wunder also, wenn es manchmal schwerfällt, sich voll und ganz auf die Sinneseindrücke einzulassen. Waldbaden bedeutet, den Wald so richtig aufzusaugen – mit dem ganzen Körper. Als Einstiegsübung dafür, kannst du deine Augen, Ohren und die Nase entspannen und „aktivieren", indem du deine Handflächen aneinander reibst und die Hände anschließend auf das Sinnesorgan legst.

Um deinen Tastsinn anzuregen, kannst du ein paar Schritte barfuß gehen. Oder mit den Händen über Steine, Zapfen und Baumstämme streichen.

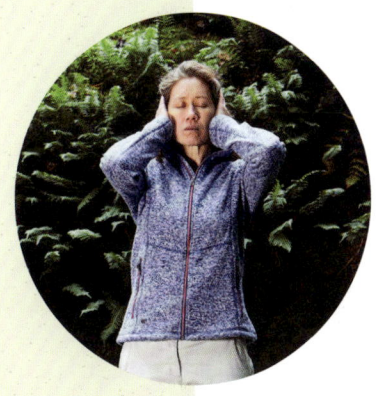

Gib dich den Waldgeräuschen hin: Entspannen und Aktivieren der Ohren.

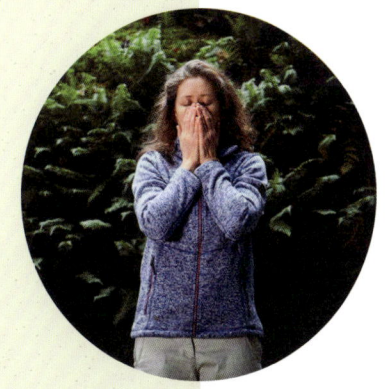

Riech dich ruhig: Entspannen und Aktivieren der Nase.

3
Gehe langsam und lass dich von deinem Körper leiten

Um die Waldatmosphäre zu spüren und deine Sinneseindrücke wahrzunehmen, gehe langsam. Schlendere über Wege und den Waldboden, ob barfuß oder in Schuhen. Spüre dabei, wie deine Fußsohlen den Boden berühren. Setze deine Schritte achtsam. Finde dein eigenes Tempo. Bleibe ab und zu stehen und spüre, wo es dich als Nächstes hinzieht.

4
Atme die wunderbare Waldluft tief ein

Mit jedem Atemzug nimmst du heilsame Terpene auf. Denk bei deinem Waldbad also daran, immer wieder mal deine Lunge mit Waldluft anzufüllen. Atme ein paar Züge tief ein und aus.

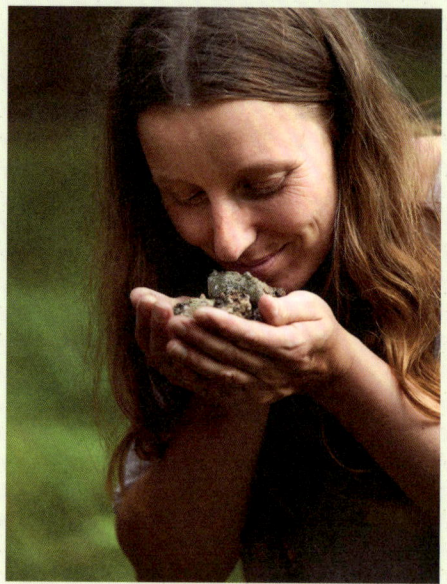

Reinschnuppern bringt oft erstaunliche Erfahrungen!

5
Rieche bewusst an Waldelementen

Wie riecht der Waldboden, welchen Duft hat das halb vermoderte Rindenstück am Boden? Wonach duftet das Harz am Baumstamm? Im Wald kannst du unzählige Düfte entdecken, die für dich neu oder vertraut sein können. Harzige, holzige, süßliche, erdige, würzige, grasige oder auch modrige Aromen hält der Wald für dich bereit. Düfte wirken direkt auf dein Wohlbefinden!
Manchmal habe ich stressbedingt ein dumpfes Gefühl im Kopf oder meine Augen fühlen sich müde an. Wenn ich bewusst an harzigen Fichtennadeln oder Baumharz rieche, ist dieses Gefühl danach manchmal wie weggewaschen.

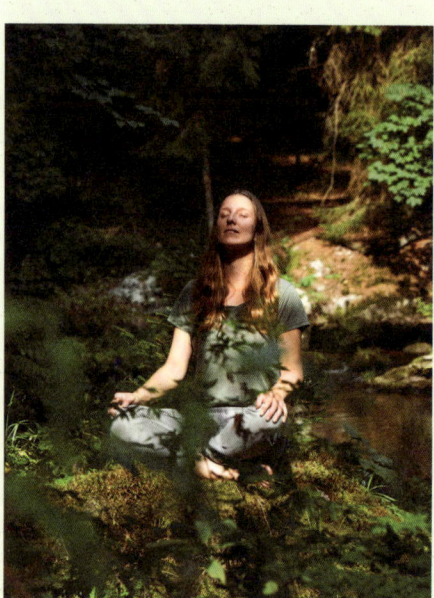

6

Fühle mit den Händen

Streiche mit den Händen sanft über die Formen und Gewächse des Waldes und fühle bewusst ihre Struktur, die schuppige oder glatte Rinde eines Baumstammes, das weiche Moos, geschmeidige Farne und Gräser, kühles Wasser im Bach, raue Zapfen in vielen unterschiedlichen Gestalten. Angenehme Berührungen beruhigen den Geist und aktivieren gleichzeitig das Gehirn.

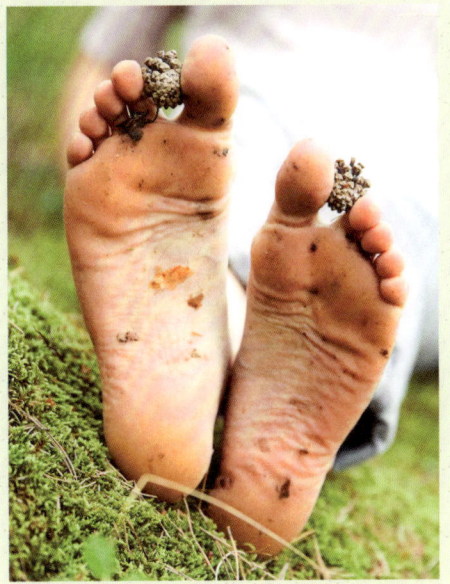

Ich liebe es, mit meinen Zehen Zapfen vom Waldboden aufzuheben.

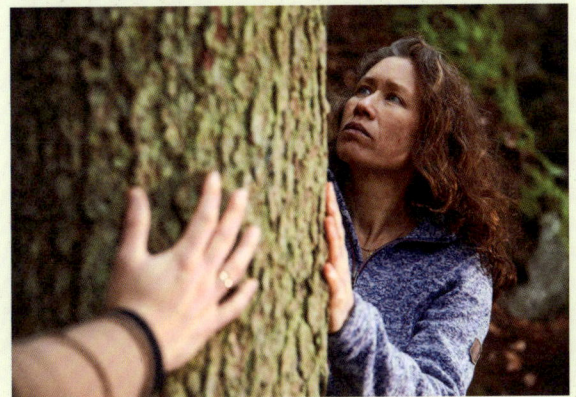

Fühle, wie rissig die Fichtenborke ist. Total belebend!

7

Gehe barfuß

Freiheit für deine Füße! Für mich gibt es nichts Schöneres als barfuß zu gehen. Raus aus beengenden Socken und Schuhen – mögen sie auch noch so bequem sein – und rein in das sinnliche Abenteuer des Waldbodens. Barfuß habe ich das Gefühl, noch besser mit dem Boden, der Natur verbunden zu sein. Ich fühle meinen Untergrund deutlich und kann noch besser auf die Pflanzen am Boden achtgeben.

Durch Barfußgehen trainierst du die Muskeln, Sehnen und Bänder in deinem Fuß. Auch die Unterschenkelmuskulatur wird besser beansprucht. Das fördert den Blut- und Lymphfluss in den Beinen. Grobe Strukturen am Waldboden sorgen außerdem für deine ganz persönliche und kostenlose Fußreflexzonen-Massage! Barfußgehen erdet nicht nur auf mentaler Ebene. Auch dein Körper kommt wieder in Kontakt mit dem Boden. Bist du es nicht gewohnt, barfuß zu gehen, kann es sein, dass du es am Anfang als unangenehm empfindest, da deine Fußsohlen empfindlich reagieren. Atme tief durch, mit jedem Schritt wird es besser! In der warmen Jahreszeit kannst du deinen kompletten Aufenthalt im Wald barfuß verbringen. Im Frühling, Herbst oder Winter sind auch nur ein paar Schritte barfuß eine Offenbarung. Wichtig ist, dass deine Füße dabei nicht zu sehrauskühlen. Harz auf den Fußsohlen entfernst du am besten mit Pflanzenöl wieder von der Haut. Balsamiere die Stelle großzügig ein, dann lässt sich das Harz rückstandslos abschaben.

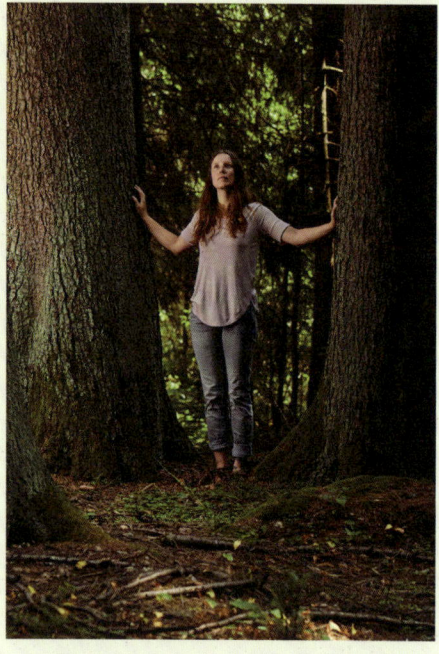

Finde deinen Lieblingsbaum, es muss nicht immer derselbe sein.

8

Nimm Kontakt mit einem Baum auf

Jeder Baum hat eine eigene Ausstrahlung. Fühlst du dich zu einem Baum hingezogen? Dann nähere dich langsam und achtsam an. Fühle, ob es dich weiter zum Baum hinzieht. Du kannst deine Hände auf seinen Stamm legen, dich an ihn lehnen, ihn umarmen. Oder auch einfach etwas entfernt stehen bleiben und ihn betrachten. Tu wonach dir gerade ist und höre auf das, was du spürst. Verweile bei dem Baum und lass dich fallen. Nimm dein Innerstes wahr und lass fließen, was fließen möchte. Öffne dein Herz für den Baum. Vielleicht möchtest du dem Baum etwas erzählen? Oder vielleicht taucht eine Frage in dir auf? Oder du spürst einfach nur Stille. Egal, was es ist – alles ist gut.

9

Erfrische dich mit kaltem Wasser aus einem Bach

Kaltes Wasser macht glücklich! Erstens, weil es belebt, zweitens, weil man danach richtig stolz sein kann, sich ins kalte Wasser getraut zu haben. Die Heilkraft von kaltem Wasser ist schon seit der Antike bekannt. Kaltwasseranwendungen an Händen oder Beinen fördern die Durchblutung im gesamten Körper, regen den Kreislauf, das Nervensystem und den Stoffwechsel an. Und sie stärken die Abwehrkräfte. Außerdem reinigt kaltes Wasser, ähnlich wie Räuchern mit Pflanzenrauch. Wasche deine Hände und Arme, Füße und Beine und deine Stirn mit kaltem Wasser.

10

Mach achtsame Bewegungsübungen

Machst du Yoga, Qi Gong oder freies Tanzen? In der heilenden Atmosphäre des Waldes sind achtsam ausgeführte Bewegungsübungen noch effektiver. Körper und Geist werden entspannt und agil. Nebenbei atmest du einen Cocktail aus den heilenden Duftstoffen des Waldes ein.
Ich stelle mich im Wald gerne auf meine Zehenspitzen und strecke meine Hände nach oben aus. Oder ich wiege meinen Oberkörper gleichförmig mit den Baumkronen im Wind hin und her. Ich fühle mich dabei, als würde eine Starre in mir gelöst werden und mein gesamtes System wieder in Fluss kommen.

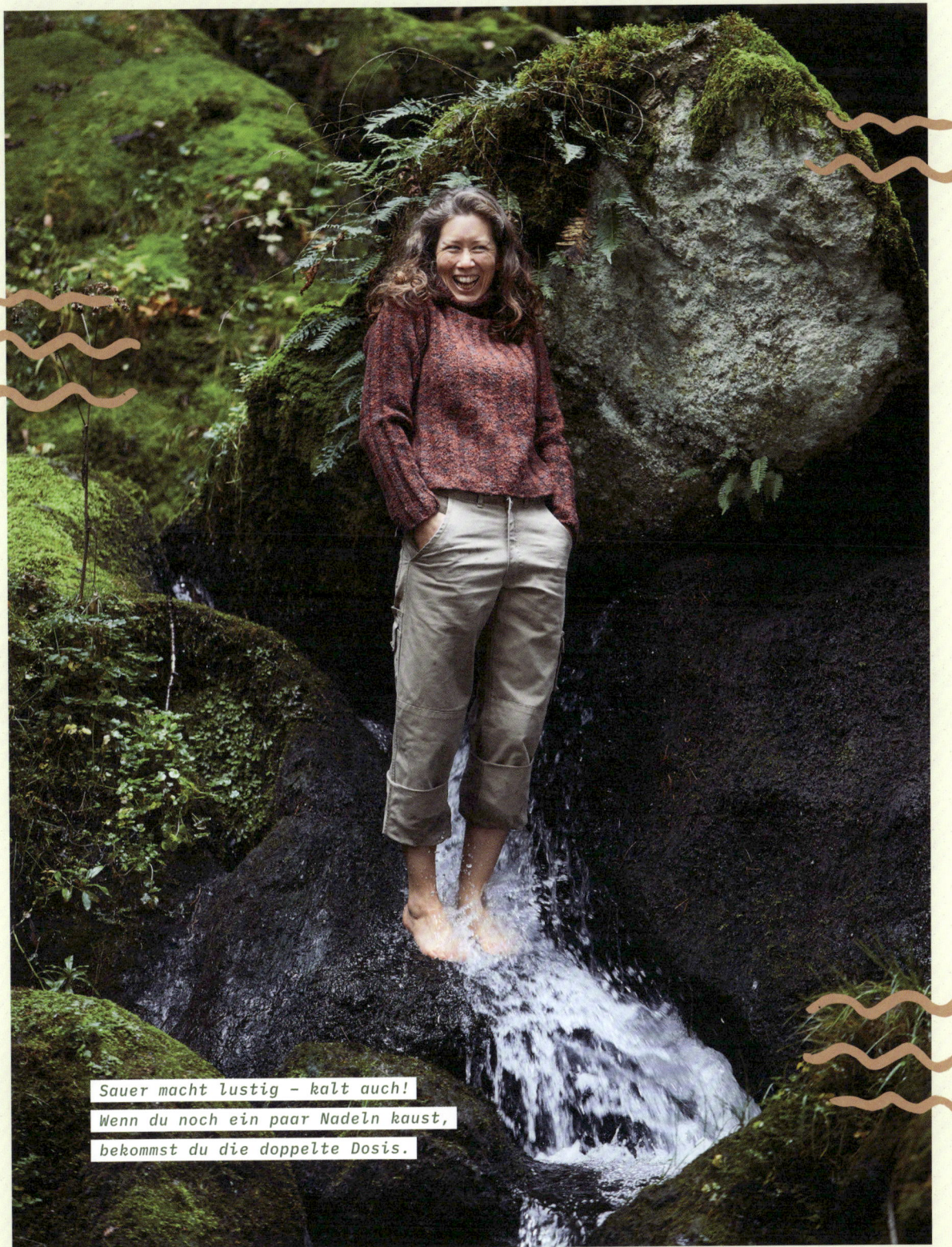

Sauer macht lustig – kalt auch! Wenn du noch ein paar Nadeln kaust, bekommst du die doppelte Dosis.

WILLKOMMEN BEI DOKTOR WALD: FREI SEIN, BEI DIR SEIN

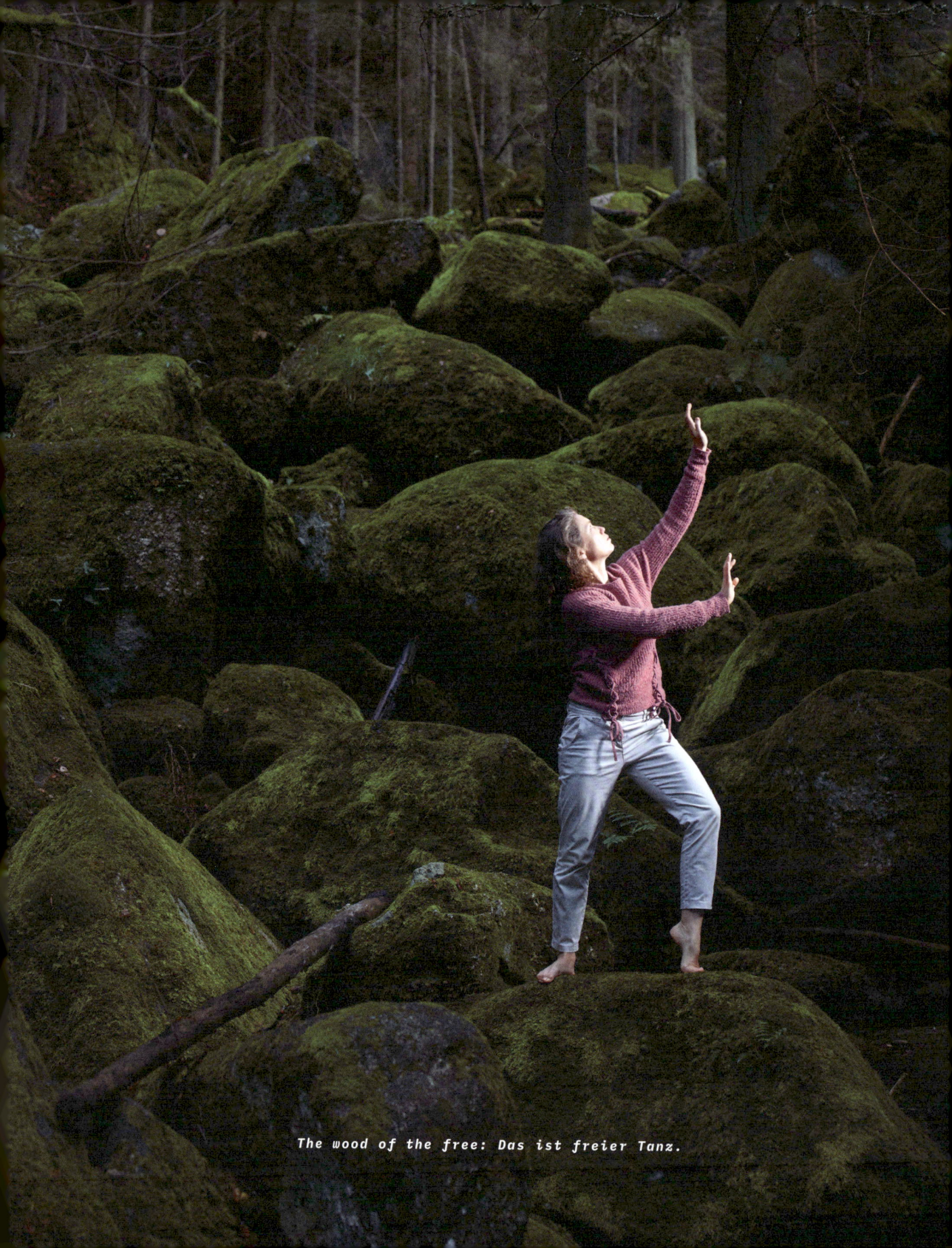

The wood of the free: Das ist freier Tanz.

11

Sei ungehemmt und ausgelassen

Lauf ein kurzes Stück, spring über einen Bach, klettere auf einen Baum oder einen Stein. Hüpfe über einen liegenden Baumstamm oder balanciere darauf. Packt dich im Wald die Bewegungslust, dann lass deinem wilden Herz freien Lauf! Solange du leise bist, auf Tiere und Pflanzen am Waldboden achtgibst und keine Schäden an lebendigen Pflanzen hinterlässt, ist alles erlaubt.

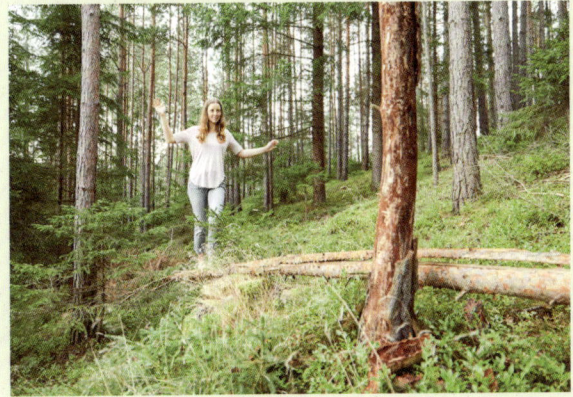

Spiele im Wald wie in Kindertagen! Es macht Spaß und befreit.

12

Nasche die Früchte des Waldes

So schmeckt der Wald! Das denke ich mir, wenn ich ein paar Fichtennadeln pflücke und sich beim Kauen ihr harziger, säuerlicher und herber Geschmack in meinem Mund entfaltet. Die Nadeln von Fichte, Tanne, Kiefer, Lärche oder Douglasie kannst du das ganze Jahr über naschen. Sie befreien die Atemwege und regen die Produktion von Verdauungssäften an. Die Nadeln der Douglasie haben übrigens ein ausgeprägtes Zitronen-Aroma. Sie ist ein aus Nordamerika stammender Nadelbaum, der im Wuchs der Fichte ähnelt.

Im Winter und Frühling kannst du **Knospen** von Bäumen und Sträuchern naschen. Hierbei ist es ganz wichtig, dass du die Pflanzenarten auch im Winter ohne Blätter eindeutig identifizieren kannst! Die Knospen der Haselnuss, der Birke, der Buche oder des Ahorns schmecken harzig und herb. Sie stecken voller Eiweiß, Vitamine und Mineralstoffe. Die Knospen können entweder voll geschlossen oder schon leicht geöffnet und mit Blattansätzen sein. Wenn du Knospen erntest, nimm nur wenige von einem Baum oder einem Strauch. In Ihnen schlummern die frischen Blätter, die die Energieproduzenten für die Pflanze sind, wenn sie sich entfaltet haben. Im Frühling kannst du die frisch ausgetriebenen **Blätter** von ungiftigen Laubbäumen oder „Wipferl" (frischgrüne weiche Nadeln) von Nadelbäumen naschen. Sie stecken voller Vitamin C und schmecken leicht säuerlich. Im Sommer und Spätsommer findest du wilde **Beeren** im Wald. Diese besonderen Früchte stärken dich mit Vitaminen, Mineralstoffen und vielen sekundären Inhaltsstoffen. Heidelbeeren und Brombeeren sind reich an Vitamin C, Calcium und Kalium. Außerdem beinhaltet ihr blauer Farbstoff Anthocyane, die antioxidierend und entzündungshemmend wirken. Himbeeren stecken voller Vitamin C und E, Calcium, Magnesium und Kalium.

<u>Wichtig:</u> Verzehre nur essbare Waldfrüchte, die du mit Sicherheit bestimmen kannst. Einige Beeren und auch Wildpflanzen des Waldes sind ungenießbar oder giftig. Pflücke mit sauberen Händen, mit denen du vorher nicht am Waldboden warst.

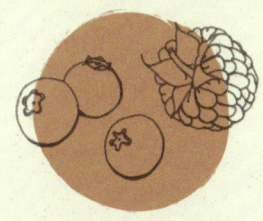

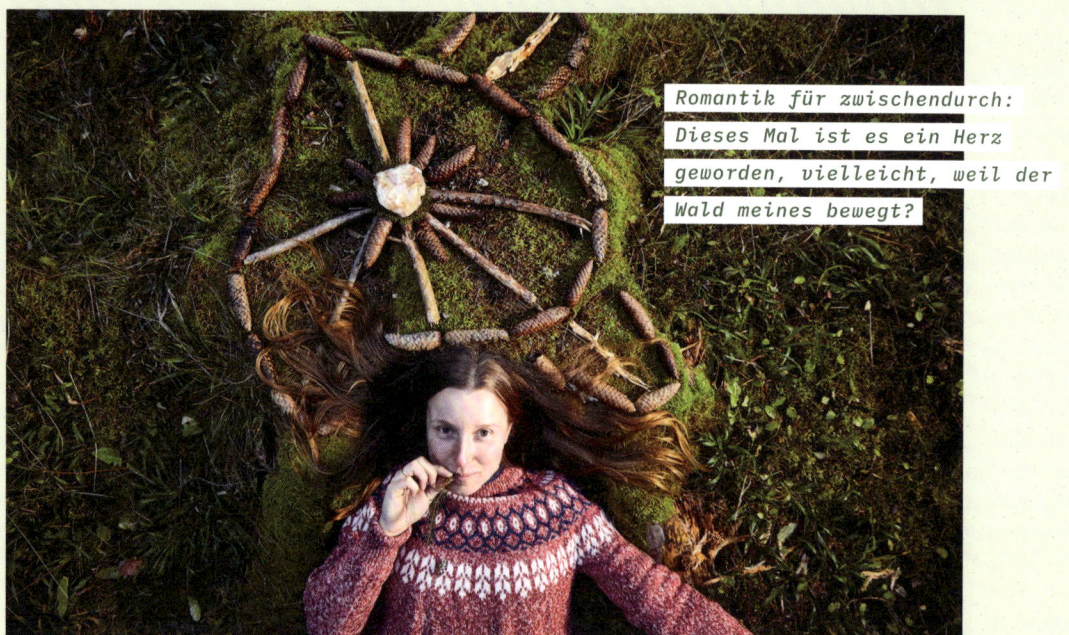

Romantik für zwischendurch: Dieses Mal ist es ein Herz geworden, vielleicht, weil der Wald meines bewegt?

13

Baue ein Waldkunstwerk

Ich liebe es aus Stöckchen, Zapfen, Rinden, Steinen und allem, was am Waldboden zu finden ist, Mandalas am Waldboden oder auf einem Baumstumpf zu legen. Das Legen selbst ist für mich schon meditativ. Jedes Mal sieht das Ergebnis anders aus. Von klein bis groß, je nachdem wonach mir gerade ist. Oft setze ich mich dann davor hin, lasse es auf mich wirken und meditiere. Danach verteile ich die einzelnen Elemente wieder im Wald.

Pflücke für dein Waldkunstwerk keine lebendigen Pflanzen oder Pflanzenteile. Nimm keine zu großen Steine, darunter befinden sich Lebewesen (Käfer, Asseln, Würmer etc.), die du damit obdachlos machen würdest.

14

Höre Musik, die dich zum Schwingen bringt

Naturgeräusche haben eine stark beruhigende Wirkung. Versuche beim Waldbaden bewusst der Symphonie des Waldes zu lauschen. Bleib stehen oder setz dich bequem hin. Atme tief durch, schließe deine Augen und lausche in alle Richtungen. Lass dich mitnehmen auf die Klangreise der Natur. Liebst du das Gefühl, mit Musik mitzuschwingen? Musik ist eines der Dinge, die wie eine Therapie meinen Alltag erhellen. Je nach Stimmung habe ich Lust auf ein anderes Genre. Manchmal gehe ich mit Musikplayer und Kopfhörern in den Wald. Dadurch bin ich zwar etwas abgeschirmt, aber voll und ganz in meiner eigenen Welt. Meine Wahrnehmung liegt mehr bei dem, was ich sehe und rieche. Ich mag es, wenn meine Schritte in Gleichklang mit dem Rhythmus der Musik kommen. Manchmal tanze ich auch.

15

Meditiere an deinem Lieblingsplatz

Gehe im Geiste Plätze durch, an denen du dich gerne aufhältst, an denen es dir leichtfällt, abzuschalten oder wo du das Gefühl hast, kreativer zu sein. Sind das Kraftplätze? Ja. Denn ein Kraftplatz muss nicht unbedingt ausgeschildert und geomantisch bestätigt sein. Ein Kraftplatz kann auch individuell ausgewählt werden. In der Natur findest du (d)einen Kraftplatz, indem du dich mit all deinen Sinnen zu ihm hinführen lässt. Vielleicht fühlt sich an manchen Tagen dein Geist dort beflügelt und du gehst mit einer Inspiration oder zündenden Idee nachhause. Die Wirkung deines Kraftplatzes kannst du durch Meditieren noch vertiefen. Wähle hierfür eine Technik, die gut für dich passt. Hast du deinen Kraftplatz gefunden, den du immer wieder gerne aufsuchst, kannst du diesen auch beim Meditieren zuhause visualisieren.

16

Führe ein Räucherritual durch

Willst du im Wald ein Räucherritual abhalten, brauchst du ein bisschen Vorbereitung. *Auf Seite 130* findest du alle Grundlagen, die du für das Räuchern wissen musst. Such dir für dein Räucherritual im Wald eine geeignete windgeschützte Stelle mit feuerfestem Untergrund. Beispielsweise ein Stein, Felsen oder ein bemooster Baumstumpf. Darauf platzierst du deine Räucherschale so, dass sie einen guten Stand hat. Entzünde dann erst die Räucherkohle und schütze diese immer vor Wind. Ein Räucherritual verfolgt einen bestimmten Zweck, den du entweder schon formuliert hast, bevor du deine Reise in den Wald angetreten hast oder der sich beim Aufenthalt im Wald erst richtig in dir herauskristallisiert. Was du auch immer mitschicken möchtest, kannst du spätestens während des Entzündens der Räucherkohle für dich in Worte fassen. Diese Worte lässt du mit dem Auflegen von Räucherwerk mit dem aufsteigenden Rauch innerlich los.

Achtung: Aufgrund von Brandgefahr ist beim Räuchern im Wald besondere Vorsicht geboten und auf regionale und saisonale Verbote zu achten. Es gelten die gesetzlichen Regeln wie beim Feuermachen, mehr dazu *auf Seite 149*. Räucherrituale mache ich im Wald nur im Spätherbst und Winter. Zu keiner Jahreszeit solltest du die noch glühende Kohle nach der Räucherung im Wald entsorgen. Eine Kohle hat je nach Größe eine Glühdauer von mindestens einer Stunde. Für ein Räucherritual im Wald, nimm immer eine Flasche Wasser zum Ablöschen der Kohle mit. Und einen Behälter (z. B. eine verschließbare Blechdose oder ein kleines Schraubglas) zum Mitnehmen der abgelöschten Kohle.

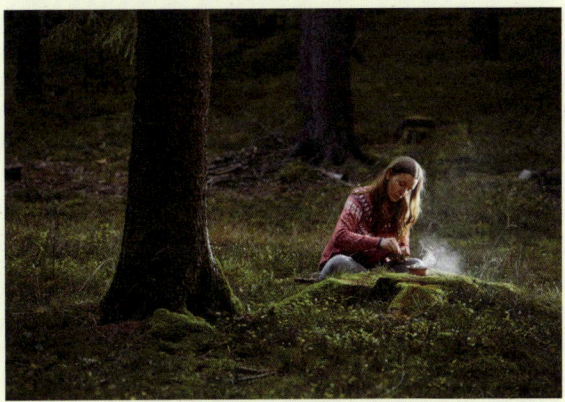

Sei beim Umgang mit Glut immer achtsam. Ich räuchere im Wald nur im Spätherbst oder Winter, wenn die Vegetation im Allgemeinen etwas feuchter ist.

WOOD FOR TWO:
WALDBADEN ZU ZWEIT

Oft habe ich das Bedürfnis, alleine in den Wald zu gehen. Dabei kann ich meine Aufmerksamkeit auf mich selbst und meine Wahrnehmungen richten. Ich bin aber auch gerne mit meinem Mann im Wald unterwegs. Er beobachtet am liebsten, welche „Baumkinder" am Waldboden aufkeimen oder wie Bäume auf ihre Umwelt mit Änderungen im Wachstum reagieren. Sich gemeinsam in der Waldatmosphäre fallen zu lassen, ist ein besonderes Erlebnis, das verbindet. Ich glaube, dass wir dadurch wieder mehr zusammenwachsen, wenn uns der Alltagsstress etwas voneinander entfernt hat. Die Aktivitäten des vorhergehenden Abschnitts *(ab Seite 70)* können nach Lust und Laune auch miteinander gemacht werden. Tut, wonach euch ist, was euch beiden Spaß macht, und hört auf euer Bauchgefühl. Und akzeptiert auch, wenn einmal nicht alles im völligen Gleichklang ist. Alles, was ist, darf sein.

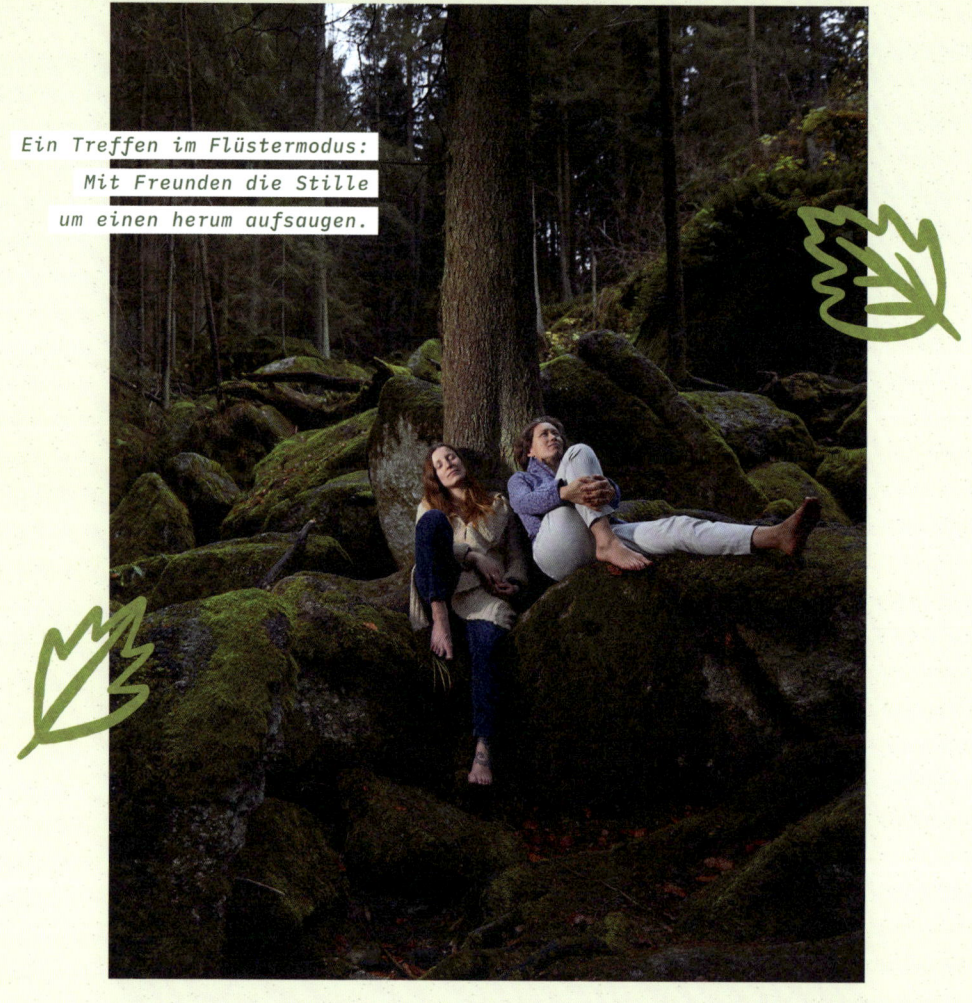

Ein Treffen im Flüstermodus: Mit Freunden die Stille um einen herum aufsaugen.

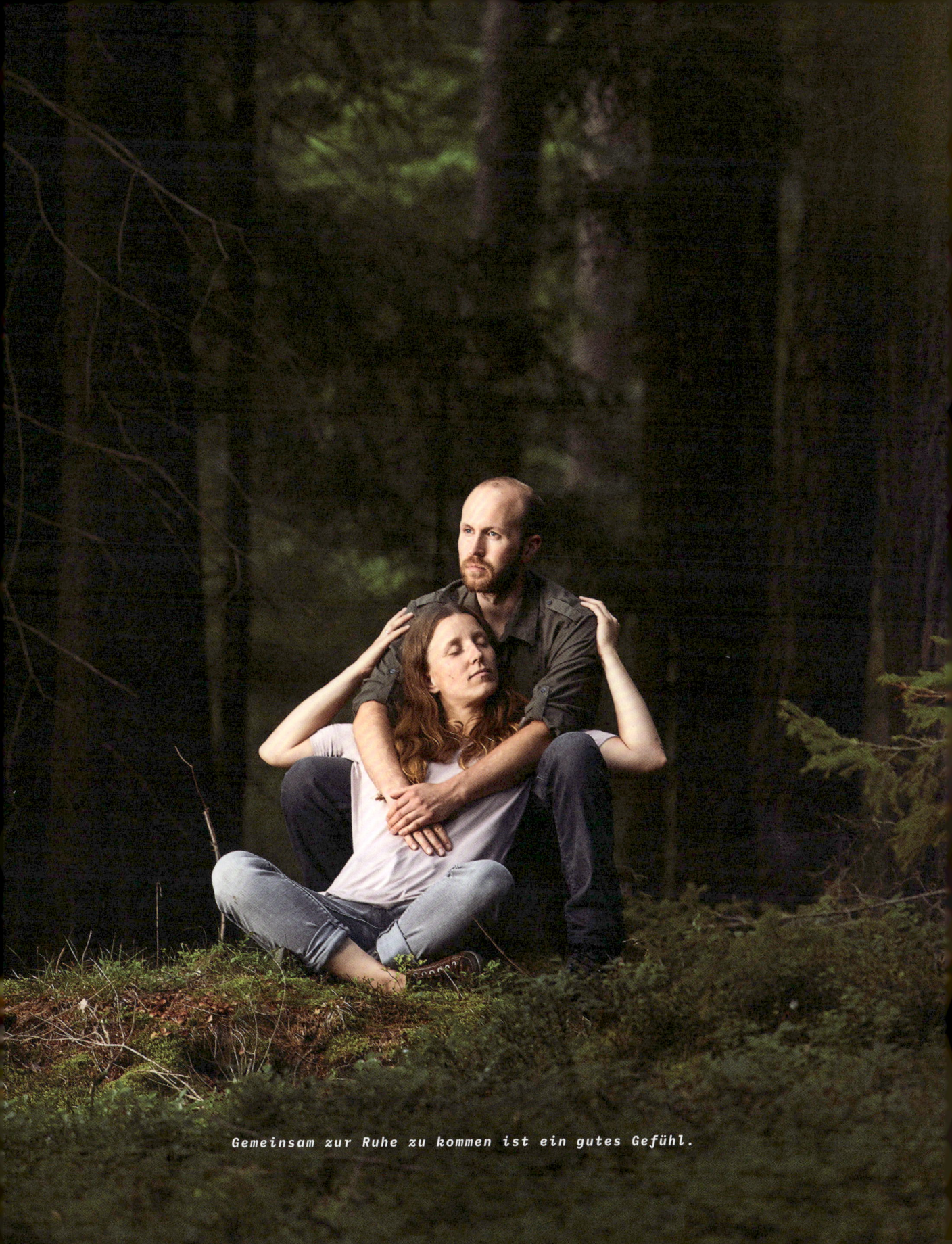

Gemeinsam zur Ruhe zu kommen ist ein gutes Gefühl.

HOL DIR DEN WALD IN DEIN WOHNZIMMER

Du sehnst dich oft nach Entspannung in der Natur, schaffst es aber leider nicht immer raus? Dann bring die Natur zu dir nach Hause. Zugegeben, an die einzigartige, entspannende Waldatmosphäre wirst du in deinen eigenen vier Wänden nicht ganz rankommen. Aber du kannst dir eine kleine, wunderbare grüne Oase erschaffen, in die du dich jederzeit zurückziehen kannst, wenn du das Bedürfnis danach verspürst. Das kann sowohl zur Entspannung sein als auch zum kreativen, konzentrierten Arbeiten. Auch kurze Auszeiten tagsüber haben einen positiven Effekt auf dein Wohlbefinden. Am besten du schaltest dabei dein Handy aus oder in den Flugmodus.

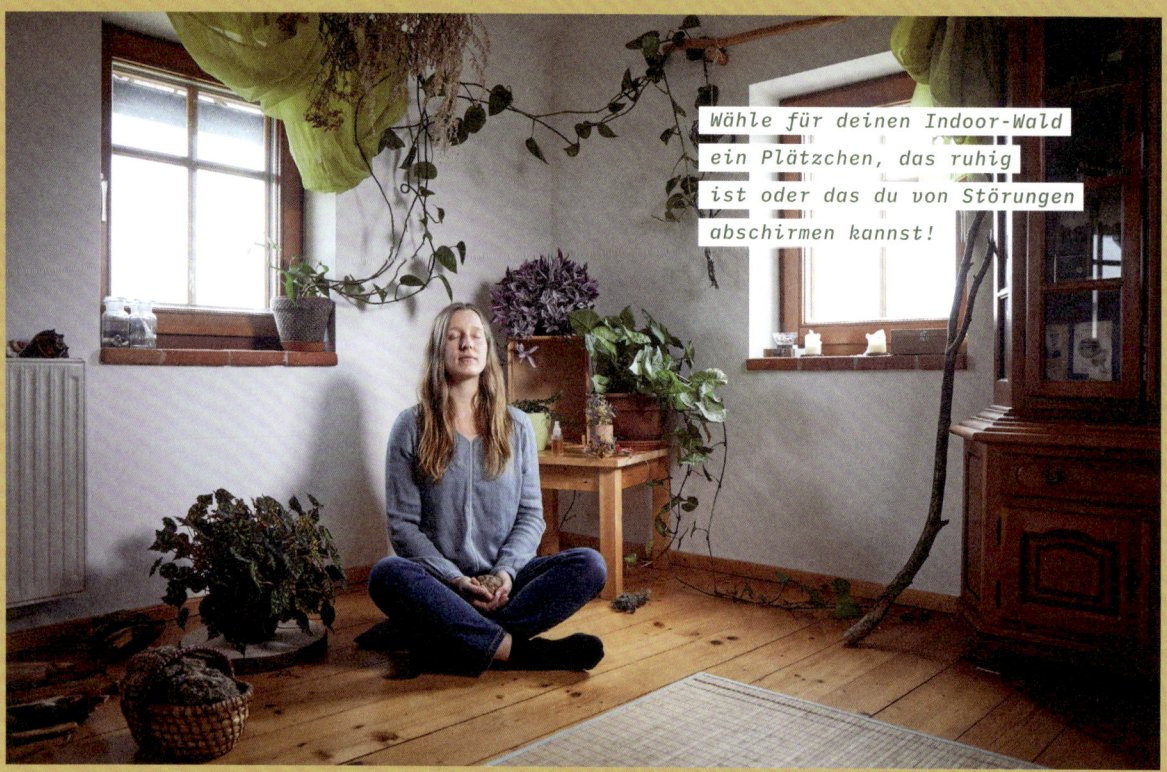

Wähle für deinen Indoor-Wald ein Plätzchen, das ruhig ist oder das du von Störungen abschirmen kannst!

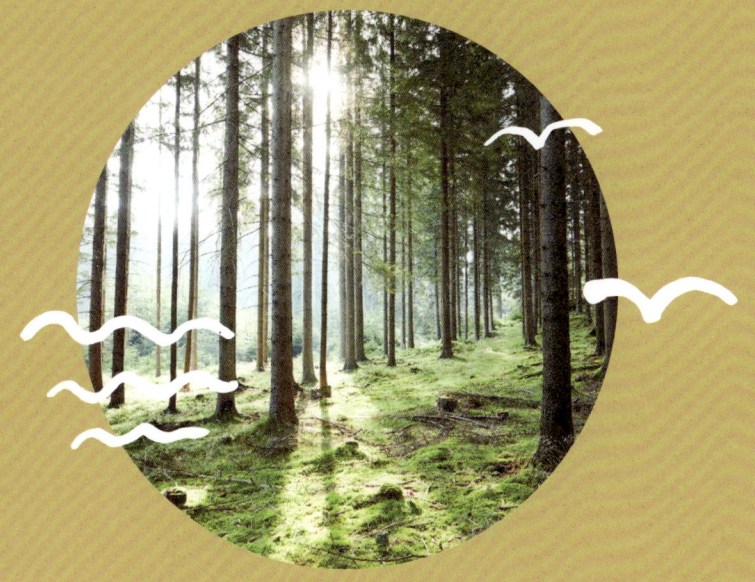

Lass Pflanzenmitbewohner einziehen

Platziere in deiner Wald-Ecke unterschiedlich große Zimmerpflanzen auf unterschiedlichen Ebenen. Vielleicht kannst du auch deine Pflanzen so stellen, dass sie dich von allen Seiten umgeben, z. B. mit rankenden Zimmerpflanzen, mit denen du ein Blätterdach über deinem Sitzplatz formen kannst. Das Grün der Pflanzen tut den Augen gut, beruhigt und trägt zu angenehmer Luft bei. Such dir aus dem großen Sortiment aus, was dir gefällt, und lass dich von deinem Gärtner beraten, welche Pflanze für deinen Ort geeignet ist.

Wie wär's mit Waldrauschen, Vogelgezwitscher, Bachgeplätscher?

Hol dir Naturgeräusche per Lautsprecher nach Hause. Wenn du Kopfhörer benutzt, schirmst du dich mehr ab. Das kann hilfreich sein, um Umgebungsgeräusche draußen zu lassen, beim Entspannen können die Hörer im oder am Ohr aber auch manchmal etwas störend wirken. Mit Lautsprechern bist du körperlich freier. Die Klangqualität ist entscheidend dafür, inwieweit du das Gehörte genießen kannst.

Mit einem Zimmerbrunnen kannst du dir die entspannende Wirkung bewegten Wassers nach Hause holen, er erhöht zusätzlich die Luftfeuchtigkeit im Raum. Damit sich keine Bakterien und Algen bilden, muss das Wasser darin regelmäßig ausgetauscht werden. Auch eine regelmäßige Reinigung ist wichtig. Sonst gelangen Keime über den Wasserdampf in die Luft und in deine Atemwege.

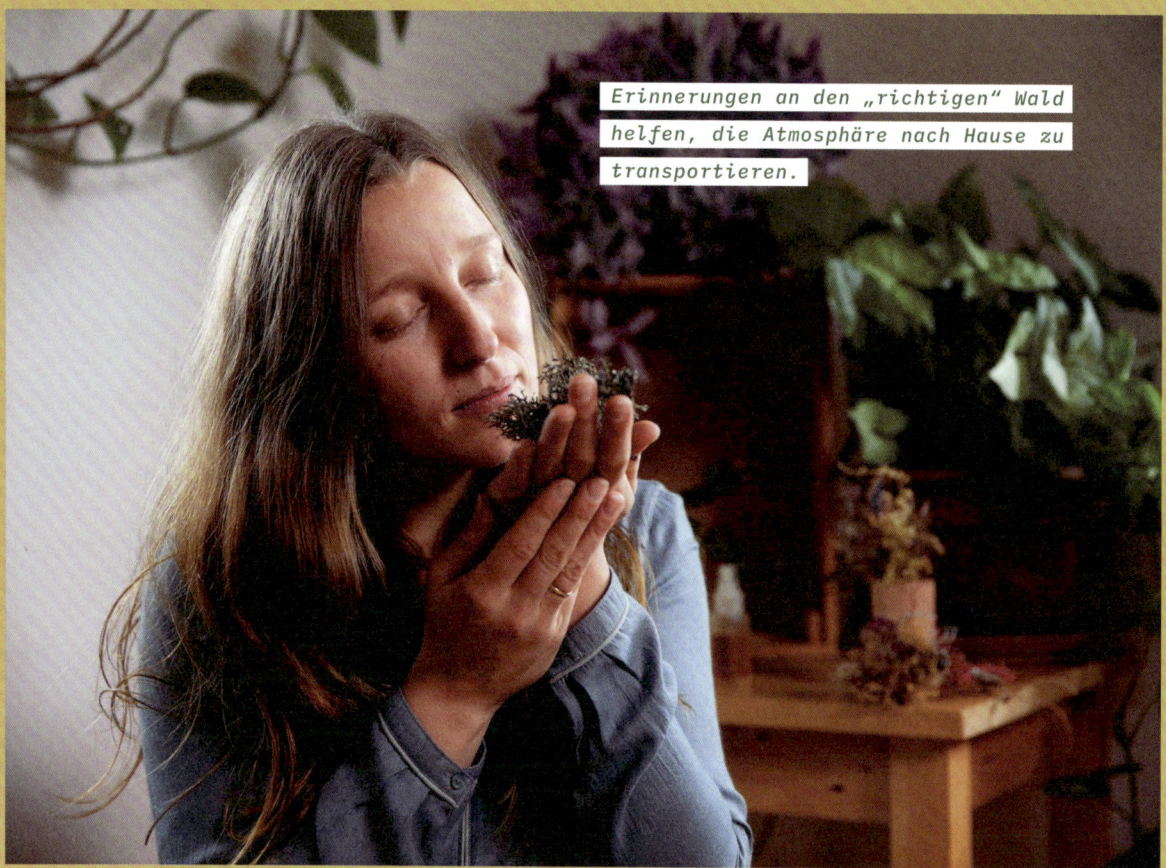

Erinnerungen an den „richtigen" Wald helfen, die Atmosphäre nach Hause zu transportieren.

Mach dir deinen eigenen Waldduft

Wenn du bei deinem letzten Waldspaziergang ein Stück Rinde, ein Stöckchen oder Harz mitgenommen hast, kannst du während deiner Entspannungszeit in deiner Oase bewusst daran riechen. Bestimmte ätherische Öle können dir ebenfalls helfen, Waldfeeling in deiner grünen Oase zu verströmen. Harzig-frische Noten bekommst du vom ätherischen Öl der Kiefer, Tanne, Wacholderbeere, der Douglasie und der Zirbe. Die Duftessenzen kannst du in einen Aromadiffuser geben, oder du gibst 100 ml Alkohol (80 Vol.-%) in ein Sprühfläschchen und tropfst 5–10 Tropfen ätherisches Öl dazu. Kräftig schütteln, und schon ist der Spray anwendbar.

Der Wald zum Greifen nah

Hast du bei deinem letzten Waldspaziergang „Souvenirs" eingepackt? Einen Zapfen, ein Stück Rinde, Holz oder Harz? Halte diese in der Hand, betrachte sie, rieche daran. Das haptische Erlebnis kann dir dabei helfen, dich gefühlsmäßig in den Wald zu versetzen.

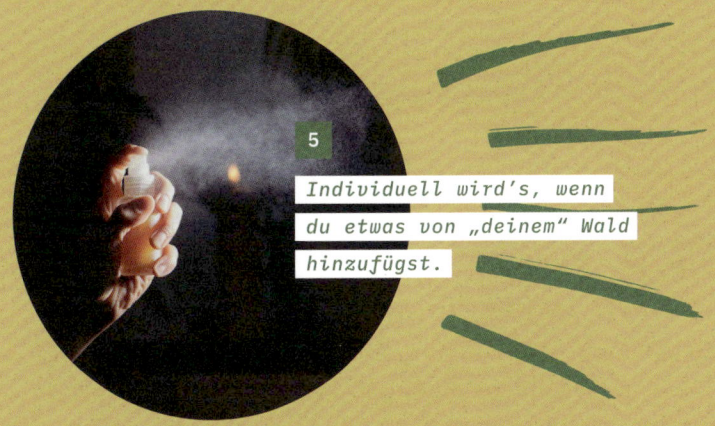

5 *Individuell wird's, wenn du etwas von „deinem" Wald hinzufügst.*

SELBSTGEMACHTER WALD-SPRAY

Du brauchst:

1 Ansatzglas, 1 l Fassungsvermögen
1 Lagerflasche, 1 l Fassungsvermögen
1 l Alkohol (80 Vol.-%)
1 Sprühfläschchen für 100 ml
Ätherisches Kiefern-Öl
(alternativ auch Tanne, Zirbe, Zypresse oder Zeder)
1 Handvoll Mitbringsel aus dem Wald
(z.B. Zapfen, Zweige, Nadeln, Rinde, etwas Erde)

SO GEHT'S:

1. Sammle die Naturschätze im Wald: Zapfen, Zweige, Rinde …
2. Fülle die Mitbringsel in ein Ansatzglas, gieße das Glas randvoll mit Alkohol auf und verschließe es. Lasse es zwei Wochen lang am Fensterbrett stehen.
3. Seihe den Ansatz durch ein Sieb in das Fläschchen ab.
4. Fülle den Ansatz in die Sprühflasche und gib 10 Tropfen ätherisches Öl hinzu. Du kannst nur eine Sorte nehmen oder nach Belieben mischen.
5. Zuschrauben, schütteln, verwenden!

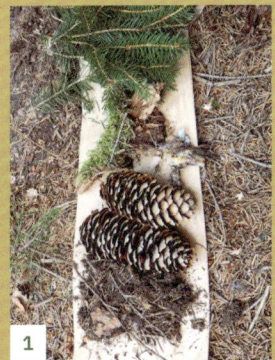
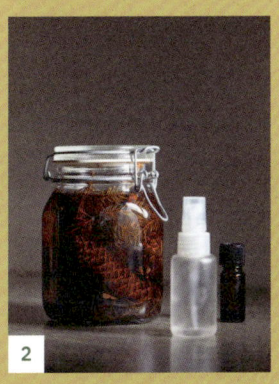
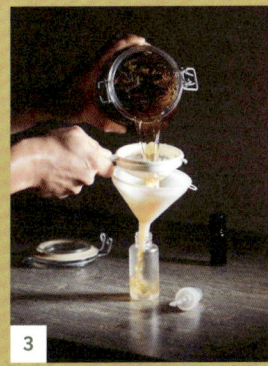
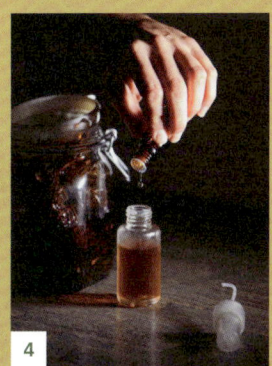

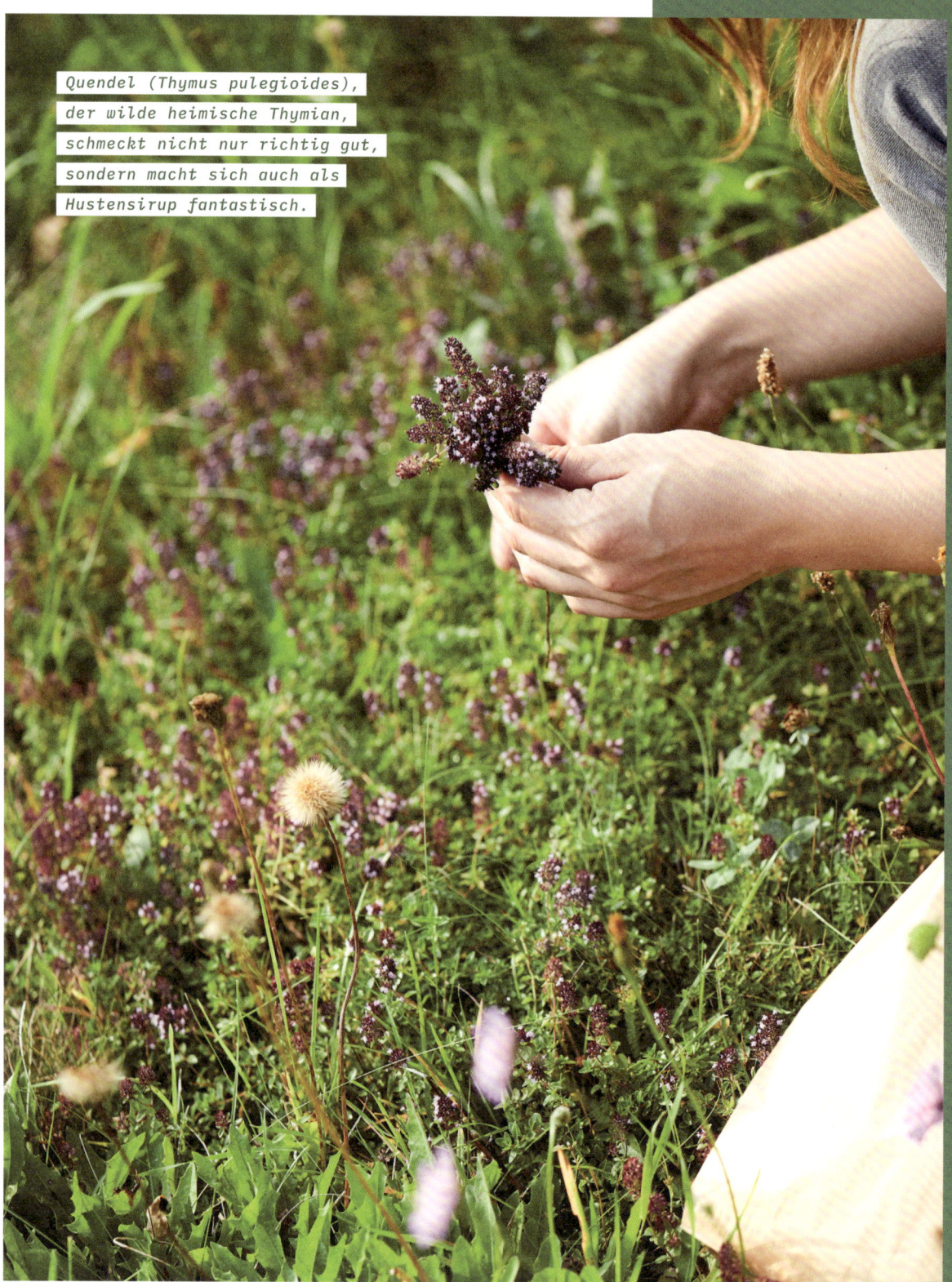

Quendel (Thymus pulegioides), der wilde heimische Thymian, schmeckt nicht nur richtig gut, sondern macht sich auch als Hustensirup fantastisch.

HEILKRAFT TO GO: GESUNDE MITBRINGSEL AUS DEM WALD

Ich liebe es, mir meine eigenen Heilkräuter in der Natur zu sammeln. Auch wenn ich oft wenig Zeit dafür habe, beim Pflücken werde ich ruhig. Und wenn nicht, schafft es die Pflanzenwelt mit einem kleinen Klaps meist, meine volle Aufmerksamkeit auf sich zu ziehen. Mal schnalzt mir die Birke ihre biegsamen Äste ins Gesicht oder ich stolpere über eine Wurzel im Wald. Manchmal gehe ich mit dem Ziel, bestimmte Kräuter zu sammeln, hinaus. Ein andermal finde ich Pflanzen „zufällig" bei meinen Streifzügen durch die Natur.

So oder so: Nichts tut so gut wie etwas Selbstgemachtes, wenn man es braucht. Deshalb lernst du in diesem Kapitel ein paar wirklich großartige Pflanzen kennen, in denen richtig viel Gutes steckt. Und außerdem zeige ich dir meine liebsten Rezepte: Tinkturen, Sauerhonig oder Salben – auf geht's!

Auf zu den natürlichen Superheldinnen: So sammelst du Wildpflanzen

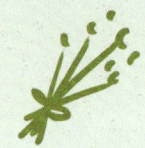

Im Wald und auf der Wiese wächst und wuchert eine große Vielfalt an Wildkräutern, Bäumen und Sträuchern mit Pflanzenteilen, die entweder dein nächstes Essen aufpeppen, die Teetasse füllen oder das Apothekerschränkchen vervollständigen. In unserer weitestgehend kultivierten Landschaft, ist es aber keine Selbstverständlichkeit, dass du Pflanzen in ausreichender Menge findest. Denn nur wenn der Bestand groß genug ist, kann man einen Teil davon nehmen. Es ist also echtes Glück, einen reichen Pflanzenbestand an wilden Heilpflanzen in der Natur zu entdecken. Ein paar wenige Regeln gibt es aber, die man der Natur und der eigenen Sicherheit zuliebe einhalten sollte:

× *Wild, aber sicher: Sammle nur essbare Pflanzen, die du zu 100 % bestimmen kannst.* Es gibt viele ungenießbare und auch giftige Pflanzen in der Natur. Beim Bestimmen helfen dir Bestimmungsbücher. Mittlerweile gibt es außerdem Apps, die nützlich sind. Bei Zweifeln und/oder hochgiftigen Pflanzen würde ich aber bei der Nutzung solcher Dienste besondere Vorsicht walten lassen und verschiedene Quellen vergleichen.

× *Den imaginären Putzteufel immer dabei: Sammle an sauberen Orten.* Z. B. nicht entlang von Wildwechseln oder in der Nähe von Kothäufchen. Kot oder Speichel von Wildtieren können Parasiteneier enthalten, die auch noch im Waldboden überleben können. Achte deshalb beim Kräutersammeln auch auf saubere Hände, solltest du beispielsweise vorher den Waldboden berührt haben. Beim Kochen sterben die Parasiteneier aber ab.

× *Das grüne Gold: Sammle nur bei reichem Pflanzenbestand.* Berücksichtige das insbesondere, wenn du die Blüten, die Wurzeln oder die ganze Pflanze sammelst. Lass immer ausreichend Pflanzen stehen, nach der Faustregel: „Ein Drittel für den Weiterbestand der Pflanzen, ein Drittel für die Tiere und ein Drittel für dich."

× *Schleppen untersagt: Sammle mit leichtem Gepäck.* Am besten nimmst du so wenig wie möglich mit, die drei folgenden Dinge sind aber durchaus nützlich und nehmen nicht viel Platz ein: Ich pflücke vieles einfach mit der Hand, bei größeren Stängeln bin ich aber dankbar, ein **Messer** eingepackt zu haben. Um nicht aus Versehen die Pflanze mitsamt der Wurzel auszureißen, ist ein Messer ebenfalls nützlich. **Säckchen aus Stoff oder Papier:** gib die gesammelten Pflanzenteile in das Säckchen, so sind sie geschützt und deine Tasche bleibt sauber. Pflanzen ab 20–30 cm Länge binde ich gerne mit einer **Schnur** zu einem Büschel zusammen und hänge es mir an den Rucksack oder einfach über die Schulter.

Rechtliche Regelungen: Was darf ich pflücken?

Das Sammeln von Wildpflanzen ist auch rechtlich geregelt. Für Wildpflanzen, Wildfrüchte und Pilze gilt kein allgemeines Sammelrecht. Auf fremdem Grund oder im Wald ist das Sammeln nur mit Zustimmung des Grundeigentümers erlaubt. Wobei diese Zustimmung sowohl ausdrücklich erfolgen kann oder durch „Stillschweigen", also Akzeptanz oder kein ausdrückliches Verbot, gegeben sein kann. Das ist beim Sammeln für den persönlichen Bedarf im Ausmaß von einem „Handstrauß" (Strauß, dessen Stängel von Daumen und Zeigefinger umfasst werden können) meist der Fall. **Ausgenommen davon sind natürlich geschützte Pflanzen!**

Detaillierte Informationen dazu liefert die Artenschutzverordnung des jeweiligen Bundeslandes. Diese ist auf diversen Internetplattformen einzusehen. In Österreich findet man sie über das Rechtsinformationssystem (www.ris.bka.gv.at). In Deutschland gelangt man über die Homepage des Bundesministeriums für Umwelt, Naturschutz und nukleare Sicherheit (www.bmu.de) zur Bundesartenschutzverordnung (BArtSchV) oder über das Bundesamt für Justiz (www.gesetze-im-internet.de). Wildpflanzen genießen generell einen Grundschutz, was bedeutet, dass diese nicht mutwillig beschädigt oder vernichtet werden dürfen. Dazu gehört auch das unachtsame Niedertrampeln.

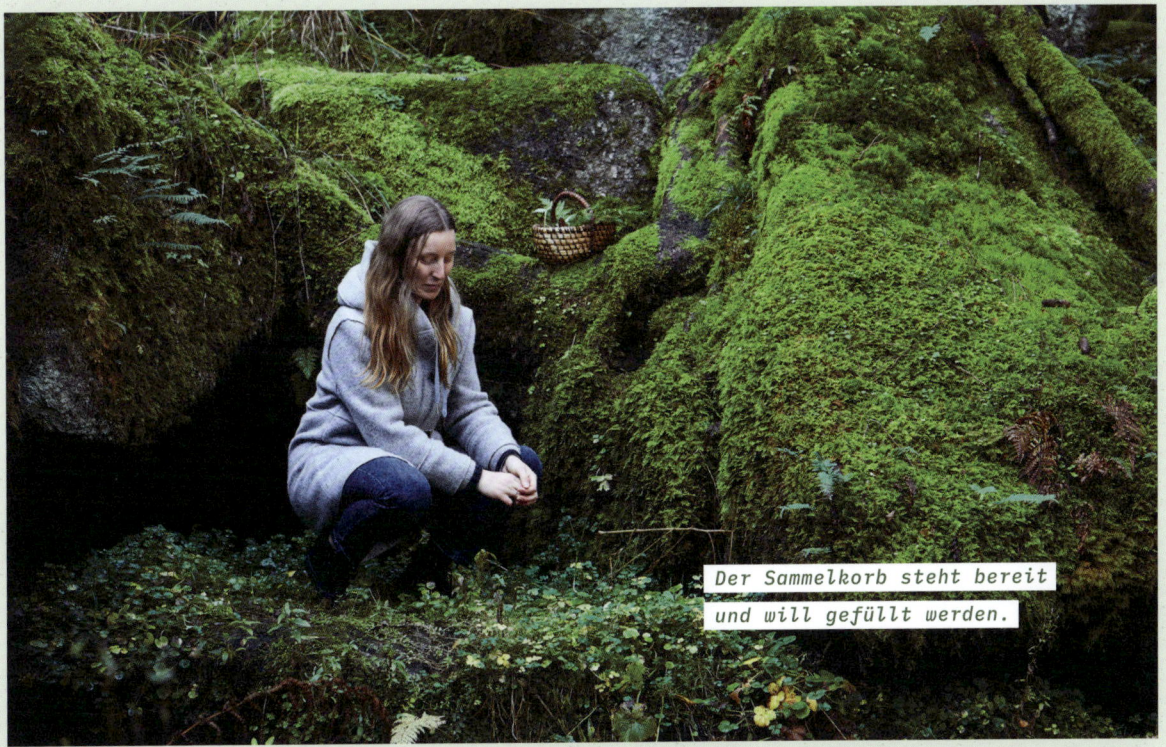

Der Sammelkorb steht bereit und will gefüllt werden.

LOS GEHT'S MIT DEM GROSSEN PFLÜCKEN: PFLANZENPORTRAITS

Wenn du in der Natur und im Wald unterwegs bist, wirst du vielen Pflanzen begegnen, in denen richtig gute Inhaltsstoffe stecken. Durch das Sammeln und Verzehren von wilden Kräutern und Pflanzen, tankst du Grünkraft. Manche grünen Helferlein kannst du gleich draußen verwenden oder du nimmst deine gesammelten Pflanzenschätze mit nach Hause, um sie dort weiterzuverarbeiten. Hol dir die Kraft der Natur mit den 10 folgenden Pflanzen!

Kochen/Würzen/
Lagerfeuerküche

Tee

Saft/Sirup/Honig

Räuchern

Feuermachen

Erste Hilfe

Pflege

Flüssigkeitsquelle

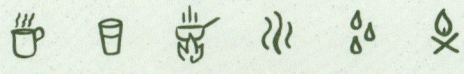

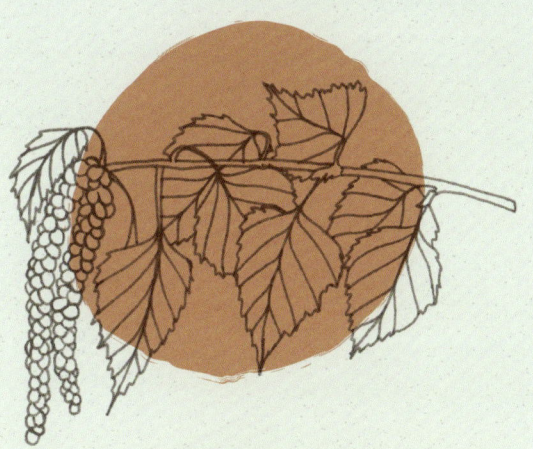

DIE BIRKE – PURE KRAFTBOMBE

Lat.: Betula
Engl.: Birch

SAMMELN

Saft: Februar–März, bevor die Blätter austreiben
Knospen: März–April
Blätter: Mai–Juli
Rinde: das ganze Jahr über

Die Birke gilt als Pionierbaum. Sie gehört zu einer der ersten Gattungen, die Mitteleuropa nach der Eiszeit vor ca. 10.000 Jahren besiedelten. Sie mag es hell, ist aber sonst bescheiden, was ihren Standort betrifft. Sie fühlt sich auch auf kargem Boden wohl, auf dem nur noch wenige andere Pflanzen wachsen mögen. Ihr schwarz-weiß gemusterter Stamm ist ihr Markenzeichen. Dies sieht nicht nur schön aus, sondern schützt den Stamm vor zu starker Sonneneinstrahlung. Vor allem im Winter ist diese Eigenschaft von Vorteil! Die weiße Borke erhält sie durch die Einlagerung von Betulin. Auf die Heilkraft der Birke verlassen sich die Menschen seit der Steinzeit.

So erkennst du die Birke

Die Birke gehört zur Familie der Birkengewächse *(Betulaceae)*. Durch ihre Liebe zum Licht, steht die Birke oft exponiert, aber sie weiß sich mit ihrer Rindenfarbe und ihren biegsamen Zweigen gegen Wind und Wetter zu helfen. Bei uns ist sie eher in Hainen, Böschungen, an Waldrändern oder auf Lichtungen anzutreffen. Die Birke ist einhäusig, d. h. auf einem Baum kannst du weibliche und männliche Kätzchen finden. Die männlichen Kätzchen können bis zu 10 cm lang werden. Sie hängen bereits im Winter an den Zweigenden, da sie schon in der vorangegangenen Vegetationsperiode gebildet werden. Die weiblichen Blüten wachsen aufrecht aus den Knospen, sobald die Blätter austreiben. In der Blütezeit von Ende März bis Anfang Mai werden die weiblichen Blüten durch Windbestäubung befruchtet.

Wuchs: schlanker Wuchs, lockere Krone mit feinen Ästen und biegsamen Zweigen
Rinde: schwarz-weiß gemusterte Borke
Blätter: rautenförmig, am Rand gesägt und glatt
Früchte: geflügelte Nussfrüchte; werden vom Wind verbreitet, sobald sie reif sind

Kau den ältesten Kaugummi der Welt

Bereits in der Jungsteinzeit nutzten die Menschen die Birke. Belegt ist das durch den Fund eines rund 5.000 Jahre alten Birkenharz-Stückes mit Zahnabdrücken darin. Dabei handelt es sich vermutlich um den ältesten Kaugummi der Welt. Da das Birkenharz Karbolsäure enthält, könnten es die Menschen damals zur antiseptischen Zahnpflege verwendet haben.

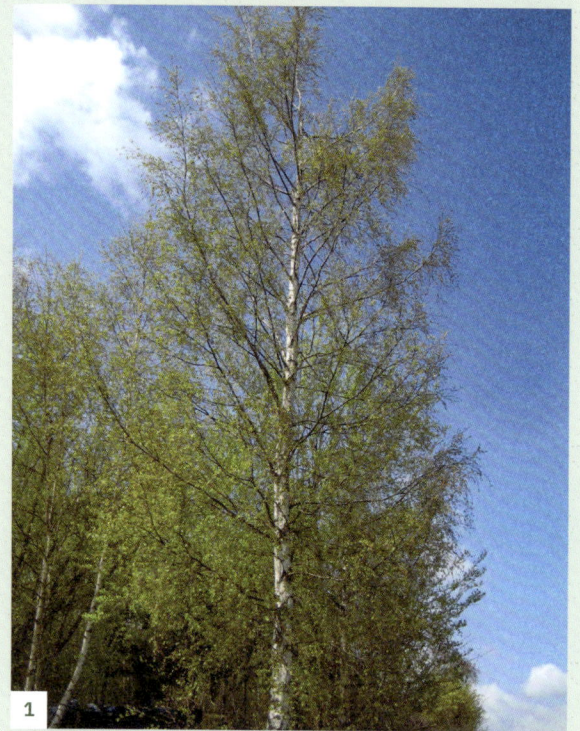
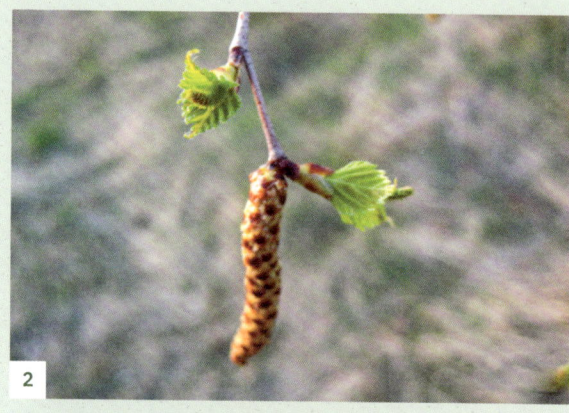
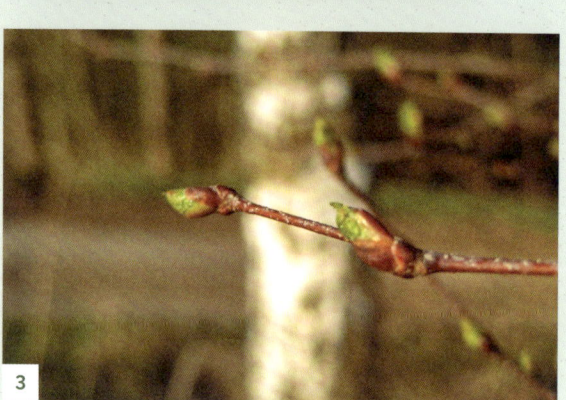
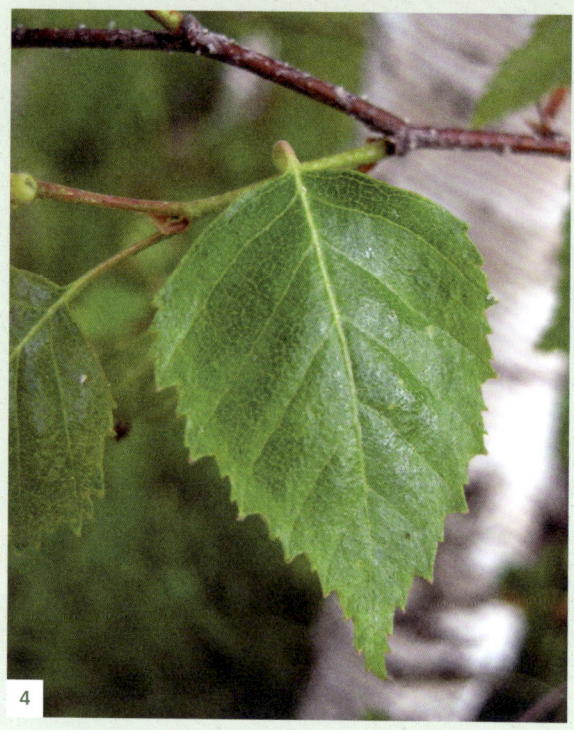
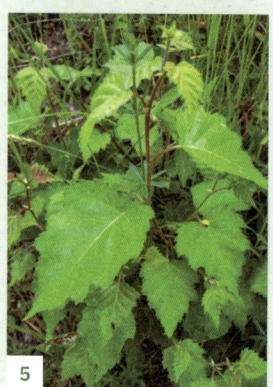
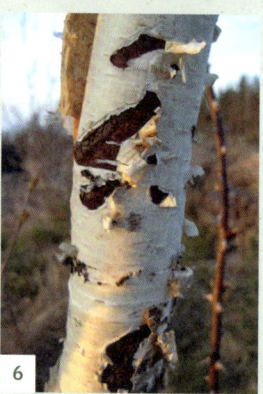

1 Eine „halbstarke" Birke im Mai
2 Männliches Kätzchen hängend am Zweigende, weibliches Kätzchen stehend aus der Blattknospe
3 Knospen mit frisch austreibenden Blättern
4 Birkenblätter sind rautenförmig und am Rand gesägt.
5 Junges Birkenbäumchen
6 Der schwarz-weiß gestreifte Stamm der Birke

So kannst du die Birke nutzen

Die Birke schenkt dir Gesundheit mit ihren Blättern, ihren Knospen und ihrer Rinde. **Birkensaft** kannst du zeitig im Frühjahr ernten. Auch der berühmte Birkenporling, ein Baumpilz, hat es in sich. Noch dazu ist die Birke für draußen unheimlich praktisch! Dünn abgeschabte Birkenrinde zählt durch ihre Teereinlagerungen zu einem der besten Zundermaterialien. Sammle die **Knospen** im zeitigen Frühjahr von März bis April, die jungen **Blätter** von Mai bis Juli. Birkenknospen enthalten ein wertvolles ätherisches Öl. Dieses wird für Birkenhaarwässer aus der Knospe destilliert. **Birkenrinde** kannst du das ganze Jahr über sammeln. Durch trockene Destillation der Rinde kann man Birkenteer gewinnen. Dazu werden Rindenstücke ohne Wasserzugabe in einem Gefäß erhitzt. Der Birkenteer ist ebenso dienlich wie die Abkochung der Rinde und soll eine noch kräftigere Wirkung als diese haben.

Alten Ballast loswerden und neu durchstarten!

Tee aus Birkenblättern und Birkenknospen ist harntreibend, was die Reinigung des gesamten Organismus unterstützt. Als Mittel zur Blutreinigung, bei Wasseransammlungen, Hautausschlägen, Rheuma und Gicht sind die Birkenblätter wohlbekannt. Tee aus Birkenknospen ist bei den Finnen als schweißtreibendes und hustenlinderndes Getränk durchaus beliebt. Die bereits aufgesprungenen Knospen kannst du Teemischungen für Fastenkuren im Frühjahr zugeben.

<u>Achtung:</u> Obwohl Birkenblätter als sanftes Durchspülungsmittel gelten, ist bei Herz- oder Nierenschwäche Vorsicht geboten. Auch in der Schwangerschaft sollten keine Kuren mit entwässernden Tees durchgeführt werden.

Dem Birkensaft werden enorm kräftigende Eigenschaften zugeschrieben. Birkensaft ist blutreinigend und wassertreibend, was sich positiv auf das Hautbild auswirkt. Er enthält außerdem wertvolle Mineralstoffe, Aminosäuren, Fruchtsäuren, Fruchtzucker und Vitamin C. Genau das, was unsere im Winter dezimierten Depots wieder auffüllen kann. Täglich mehrere Schnapsgläser getrunken, decken den Vitamin-C-Bedarf. Birkensaft schmeckt durch seine leicht süße Note richtig gut. Man fühlt sich Schluck für Schluck erfrischt!

Birkenblätter haben einen hohen Gerbstoffgehalt. Saponine, Bitterstoffe, Vitamin C, Mineralstoffe wie z. B. Kalium und Calcium sind ebenfalls enthalten. Junge Birkenblätter schmecken frisch säuerlich, leicht bitter und sind etwas adstringierend. Als wertvoller Nährstofflieferant passen sie gut in Salate oder Aufstriche. Auch die Knospen kannst du entweder frisch knabbern oder über deine Speisen streuen. Sie schmecken harzig, süßlich und im Abgang etwas herb.

Räucherungen mit Birkenrinde oder Birkenknospen können dich in Phasen des Neubeginns unterstützen, in denen Flexibilität gefragt ist.

Feuer und Wasser, alles aus einer Hand

Der Birkensaft ist eine Flüssigkeitsquelle im Frühjahr. Dazu brichst du entweder Zweige ab, oder bohrst ein Loch in den Stamm. Wie das geht kannst du *ab Seite 94* nachlesen.

Die Birke macht dir Feuer unterm Hintern: Die dünne weiße Borke gilt als hervorragendes Zundermaterial!

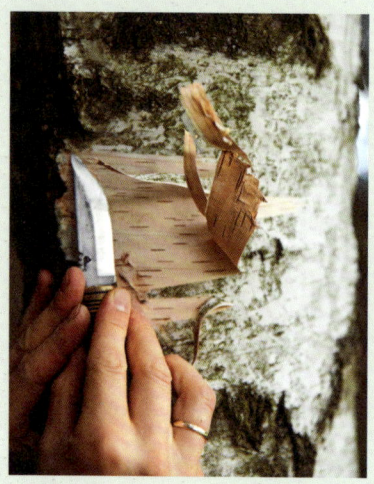

Die äußere Schicht der Birkenrinde kannst du leicht ablösen.

Mach was draus: Birken-Rezepte

Birkensaft ernten

Für die Gewinnung des Birkensafts, der in der Bastschicht der Rinde fließt, musst du den Stamm anbohren, noch bevor die Blätter austreiben. Idealerweise wählst du dafür eine Birke, die du dein stolzes Eigen nennen darfst. Steht keine Birke auf dem eigenen Grund zur Verfügung, spricht nichts dagegen Nachbarn oder Bekannte zu fragen, ob man von einer ihrer Birken Saft ernten darf. Ist die Erlaubnis eingeholt, kann es losgehen!

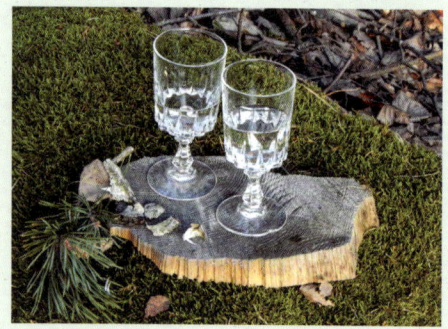

Birkensaft ist ein richtiges Frühlingselixier!

Es gibt viele Wege, Birkensaft zu zapfen. Ich beschreibe hier mein Erfolgsrezept.

Birkensaftgewinnung

Du brauchst:
1 Bohrer
1 Röhrchen oder einen Schlauch mit demselben Durchmesser wie der Bohrer
1 Auffanggefäß (am besten aus Glas)

SO GEHT'S:
Wähle eine Birke mit einem Stammdurchmesser von mindestens 20 cm. Dann bohrst du in ca. 20–30 cm Stammhöhe ein etwa 2–3 cm tiefes Loch in den Stamm. Wenn der Baum gerade einen starken Saftstrom hat, tropft der Birkensaft ziemlich schnell aus dem Stamm. Deshalb sollten das Gefäß und das Röhrchen oder der Schlauch bereits einsatzbereit sein, wenn du bohrst, wir wollen doch nichts von dem guten Saft verschwenden. Stecke das Röhrchen in das frisch gebohrte Loch und achte darauf, dass es gut feststeckt und dass dein Gefäß einen guten Stand hat. Du kannst es mit Ästen sichern oder am Stamm festbinden. Wenn du genug Saft geerntet hast, entfernst du das Röhrchen. Ob du das Loch mit einem Stück Holz oder Harz wieder verschließen solltest oder nicht, wird kontrovers diskutiert. Der Vorteil des Verschließens: Es tropft weniger Saft aus dem Baum. Der Nachteil: Es könnten sich Pilze auf dem Wundverschlussmittel ansiedeln und den Baum befallen. Der Saftstrom hört von alleine auf, sobald die ersten Blätter zu sprießen beginnen. Die Haltbarkeit von Birkensaft ist begrenzt. Er sollte unbedingt im Kühlschrank gelagert und innerhalb von wenigen Tagen aufgebraucht werden. Ernte dem Baum zuliebe nur jedes zweite Jahr von derselben Birke. Nach einem trockenen Winter kann der Saftstrom gemindert sein, Saft zu zapfen könnte den Baum schwächen. Verzichte in diesem Fall auf den Birkensaft.

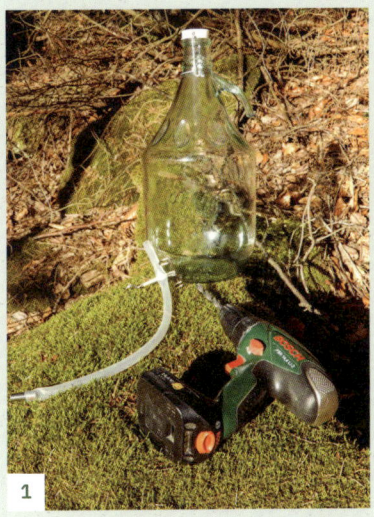
1 Das ist deine Ausrüstung für die Safternte.

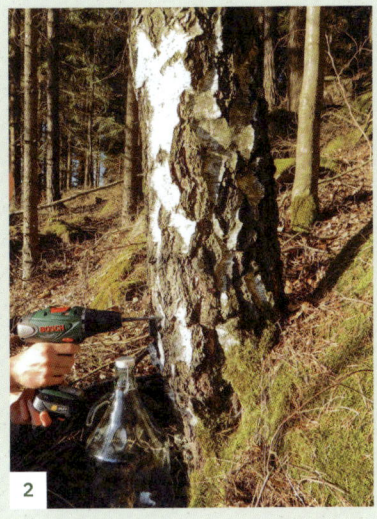
2 Das Loch muss nicht tiefer als 2 cm sein.

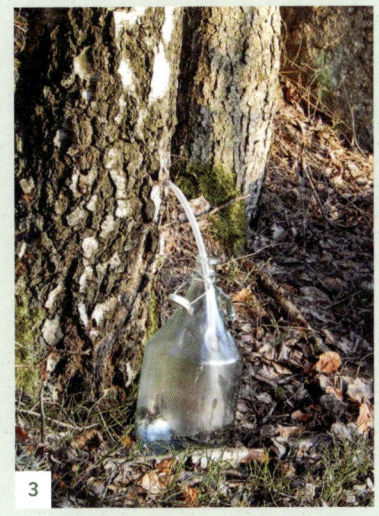
3 Birkensaft tropft ins Glasgefäß.

Birkenblättertee

Du brauchst:
2 EL frische Birkenblätter
(alternativ 1 EL getrocknete)
1 l kaltes Wasser

SO GEHT'S:
Die Birkenblätter in einen Topf geben und mit dem Wasser übergießen. Langsam erwärmen, ohne den Tee zum Kochen zu bringen. Anschließend 10–15 Minuten ziehen lassen. Danach abseihen und über den Tag verteilt trinken.

Birkenblätterbad

Du brauchst:
3 Handvoll frische Birkenblätter
(alternativ 2 Handvoll getrocknete)
2–3 l heißes Wasser

SO GEHT'S:
Stelle aus den Blättern und dem heißen Wasser einen starken Tee her. Lass den Tee zugedeckt ca. 15–30 Minuten ziehen. Seihe den Sud durch ein Sieb ins Badewasser ab. Genieße dein Kräuterbad nicht länger als 15 Minuten.

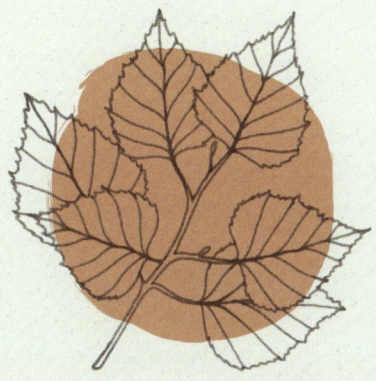

Wie dich die gute alte Birke überrascht

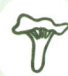

Ötzis Antibiotikum?

An Birkenstämmen wächst ab und zu der Birkenporling, ein parasitärer Pilz. Er kann bis zu 30 cm breit werden und 5–20 cm aus dem Stamm herausragen. Seine Kappe wächst zuerst knollenförmig aus dem Stamm und bildet dann einen nierenförmigen Körper. Der junge Fruchtköper ist weiß, später wird er an der Oberseite ockerbraun, an der Unterseite gräulich weiß. Der Hutrand ist nach unten gebogen. Jung ist er zwar essbar, schmeckt aber bitter. Getrockneter Birkenporling wurde früher als entzündungshemmendes Heilmittel bei Wunden und Magen-Darm-Leiden eingesetzt. In neuerer Zeit konnte eine antioxidative und antivirale Wirkung festgestellt werden. Bei der Dosierung solltest du jedoch vorsichtig sein. Ein halber Teelöffel pro Tasse Wasser ist genug. Für die Teeherstellung wird der getrocknete Pilz 10–20 Minuten in Wasser gekocht. Ötzi trug Birkenporling zum Zeitpunkt seines Todes mit sich.

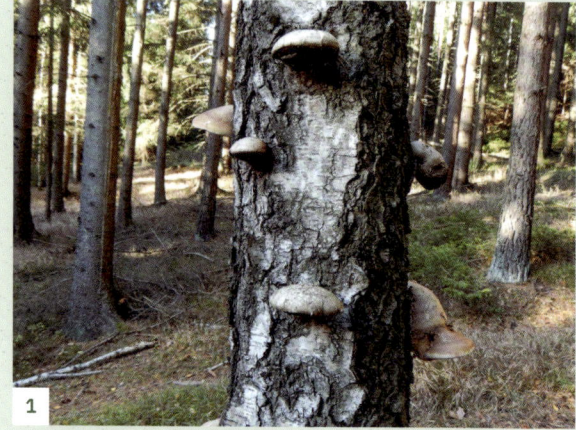
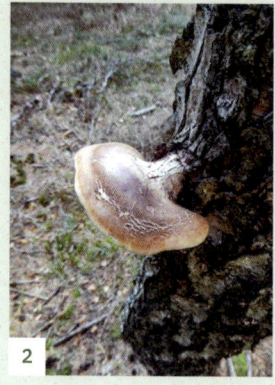
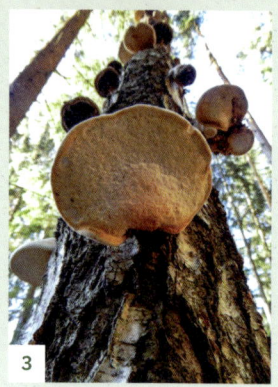

1 Birkenporling am Stamm
2 Oberseite älterer Pilze ockerbraun
3 Unterseite weißlich

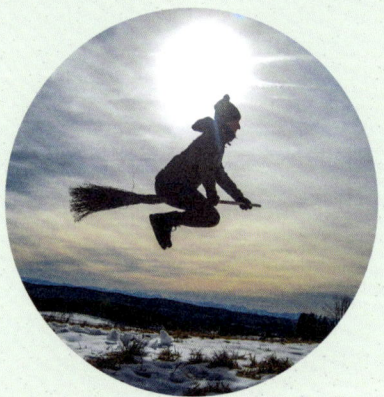

Birkenbesen sind auch als „Hexenbesen" bekannt.

Kehrtwende?
Binde dir deinen eigenen Besen

Besen aus Birkenreisig herzustellen, gehört zur bäuerlichen Tradition in Mitteleuropa. Das Besenbinden war früher eine Tätigkeit für den Winter. Je nach Region kann die Gestalt und Herstellungsweise etwas variieren. Es hat auch jede Familie ihre eigene Technik entwickelt, die von Generation zu Generation verfeinert wurde. Und auch heute noch lassen sich grobe Böden, wie Pflaster oder Ähnliches, perfekt mit einem Birkenbesen reinigen. Probier's aus!

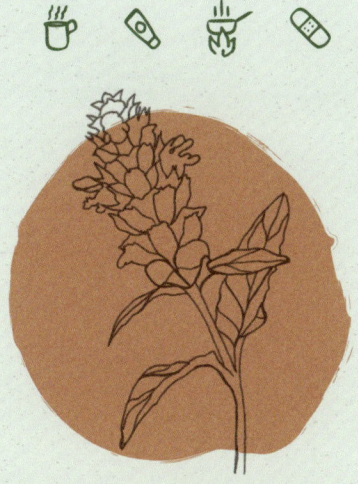

Die gewöhnliche Braunelle – schmeichelt deinem Hälschen

Lat.: *Prunella vulgaris L.*
Engl.: *Selfheal*

SAMMELN
Blühendes Kraut: Juni–August

Lass dich von der bescheidenen Erscheinung nicht täuschen. Die Braunelle ist ein unterbewerteter Wildkräuterschatz in unserem Garten. Sie wird im Volksmund auch „Halskraut" genannt.

So erkennst du die Gewöhnliche Braunelle

Die Gewöhnliche Braunelle ist eine ausdauernde Pflanze aus der Familie der Lippenblütler *(Lamiaceae)*. Die Pflanze zeigt Nährstoffreichtum an, sie wächst in Wiesen (am liebsten in Gärten), an Wegrändern und in Waldlichtungen. Sie mag sonnige bis halbschattige Standorte, die gut mit Feuchtigkeit versorgt sind. Die Braunelle vermehrt sich über Samen und Wurzelausläufer.

Wuchs: wird je nach Standort 5–30 cm hoch; An manchen Standorten stehen nur vereinzelte Pflanzen, an anderen breitet sich die Braunelle flächendeckend aus.
Blätter: spitz zulaufend, leicht gesägt oder auch ganzrandig, sitzen mit kurzen Stielen an einem vierkantigen Stängel.
Blüten: blauviolett und in Quirlen aus 4–6 Blüten um den Stängel angeordnet, ährenförmig, schließen nach oben gerade ab.

Zum Verwechseln ähnlich!

Am Häufigsten wird die Braunelle mit dem Kriechenden Günsel *(Ajuga reptans L., siehe Seite 114)* verwechselt. Im Gegensatz zur Braunelle sitzen beim Günsel die Blätter ungestielt am Stängel und die rispenartige Blüte läuft nach oben hin spitz zu. Der Günsel schmeckt im Vergleich zur Braunelle sehr bitter. Die Großblütige Braunelle *(Prunella grandifolia L.)* hat größere Blüten. Diese Pflanzen sind ebenfalls genießbar, darin besteht also keine Gefahr.

So kannst du die Braunelle nutzen

Sammle das **blühende Kraut** von Juni bis August. Der Geruch der Braunelle ist eher neutral. Ihr Geschmack ist dezent aromatisch und herb.

Von Hals bis Bauch gesund!

Braunellentee wirkt bei Entzündungen im Hals- und Rachenraum, bei Mandel- und Zahnfleischentzündungen. Husten und Lungenkrankheiten gehören genauso zu ihrem Einsatzgebiet wie Magen-Darm-Erkrankungen, geschwollene Lymphknoten, Kopfschmerzen und Seitenstechen. Wegen ihrer Bitterstoffe hat die Braunelle eine positive Wirkung auf die Leber. Sind deine Füße an einem heißen Sommertag geschwollen? Probiere Braunellentee!

🏷️ Ausgekühlter Tee und frische Blätter dienen bei Wunden und zur Pflege von Hautunreinheiten.

🌿 Rein damit: Junge Blätter oder blühendes Kraut machen deine Salate und Suppen hübscher.

🩹 Frische zerquetschte Blätter kannst du bei kleinen Wunden verwenden.

Reisefieber? Dann pack Braunelle ein!

Wenn ich auf Reisen erhöhter Ansteckungsgefahr ausgesetzt bin, nehme ich gerne eine Tinktur aus Braunelle mit.

Mach was draus: Braunelle-Rezept

Braunelle-Tinktur

<u>Du brauchst:</u>
400 ml Alkohol 40 Vol.-%
1–2 Handvoll frische Gewöhnliche Braunelle

SO GEHT'S:
Das frisch gepflückte Kraut etwas zerkleinern, locker in ein 500-ml-Glas füllen und vollständig mit Alkohol bedecken. Das Glas gut verschließen und an die Fensterbank stellen. Den Ansatz 2 Wochen stehen lassen und täglich 2 x gut schütteln. Danach abseihen und in dunkle Flaschen füllen. 3 x täglich 1 Esslöffel einnehmen.

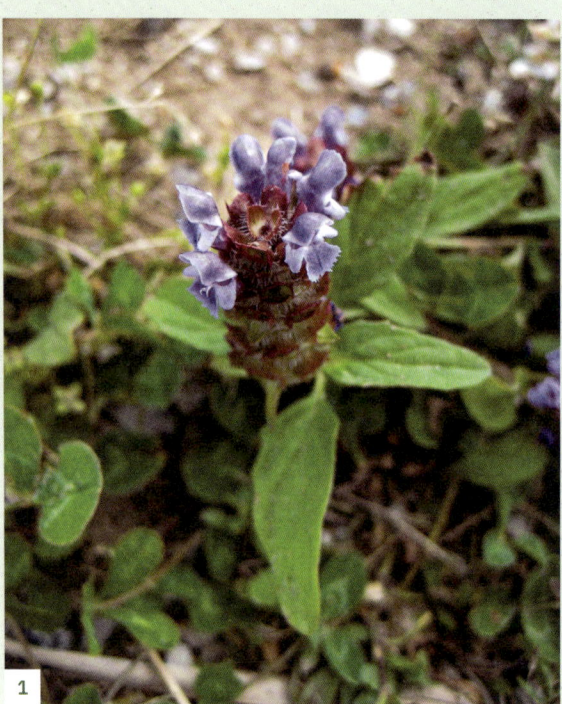

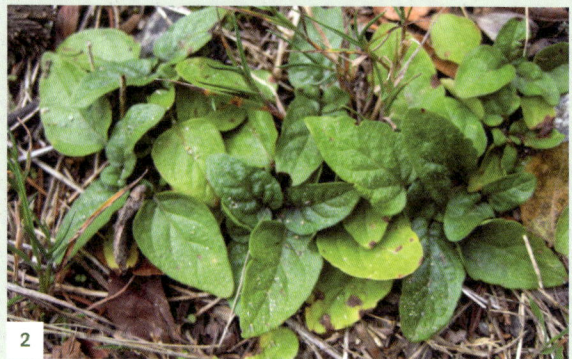

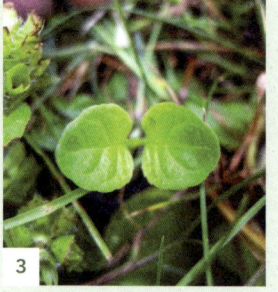

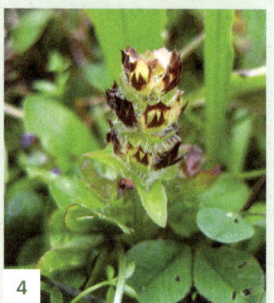

1 Die ährenförmige Blüte der Braunelle schließt nach oben gerade ab.
2 Die Blätter sind länglich, spitz zulaufend.
3 Junge Blätter sind herzförmig.
4 Leere Blütenähren; zur Samenausbreitung nutzt die Braunelle den Regen: Fallen Regentropfen auf den reifen Fruchtstand, werden die Samen herauskatapultiert.

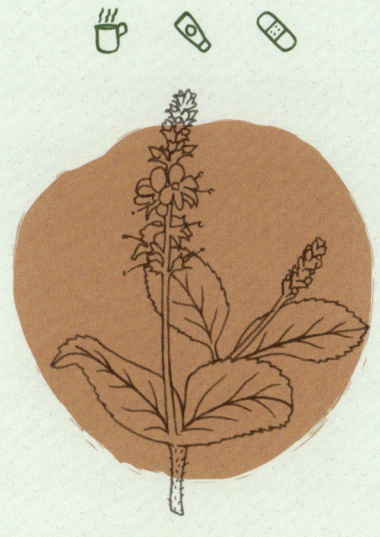

Der Echte Ehrenpreis – hält dich im Gleichgewicht

Lat.: Veronica officinalis L.
Engl.: Common speedwell

SAMMELN
Blühendes Kraut: Juni–August

Man soll ihn „ehren und preisen". Die Pflanzen sind von bescheidenem Wuchs, doch ihre Blüten strahlen und ziehen ganz sicher deinen Blick auf sich. „Vera unica medicina" (einzig wahre Medizin) wird der Echte Ehrenpreis, oder auch Wald-Ehrenpreis, genannt. Einige Ehrenpreis-Arten wachsen auch auf Feldern oder in deinem Garten, sie sind ebenso nützlich.

So erkennst du den Echten Ehrenpreis

Die Ehrenpreis-Arten gehören zur Familie der Wegerichgewächse *(Plantaginaceae)*. Man findet den Echten Ehrenpreis auf Magerrasen, an Waldrändern, auf Waldwegen, auf eher trockenen und nährstoffarmen Böden. Im Gegensatz zu manchen seiner Verwandten blüht der Echte Ehrenpreis erst im Sommer von Juni bis August. Es gibt an die 450 Ehrenpreis-Arten, allein in Mitteleuropa sind es 30.

<u>Wuchs:</u> ca. 5–15 cm hoch, Stängel behaart, am Boden kriechender Teil mit Blättern besetzt; Nur der blütenbesetzte Teil reckt sich aufrecht dem Licht entgegen.
<u>Blätter:</u> kurzer Stiel, länglich-stumpf und am Rand gesägt
<u>Blüten:</u> zartviolett, weiß gestreift und traubenartig angeordnet

Früher blühende und ebenfalls verwendbare Arten sind der Persische Ehrenpreis *(Veronica persica L.)* und der Gamander-Ehrenpreis *(Veronica chamaedrys L.)*. Diese Arten sind eher in Gärten und auf nährstoffreichen Wiesen zu finden.

Zum Verwechseln ähnlich!

Verwechslungsmöglichkeiten gibt es durch den großen Artenreichtum viele. Jede einzelne Art hat aber ihre charakteristischen Erkennungsmerkmale. Zu nennen wären hier der Feld-Ehrenpreis *(Veronica arvensis L.)*, der Efeublättrige Ehrenpreis *(Veronica hederifolia L.)*, der Thymianblättrige Ehrenpreis *(Veronica serpyllifolia L.)*, der Große Ehrenpreis *(Veronica teucrium L.)* und der Faden-Ehrenpreis *(Veronica filiformis L.)*. Sie werden nicht in der Volksheilkunde verwendet.

So kannst du den Ehrenpreis nutzen

Der Echte Ehrenpreis ist relativ selten und du solltest ihn ausschließlich an Standorten mit reichem Vorkommen pflücken. Der Gamander- und der Persische Ehrenpreis sind häufiger zu finden, und deshalb ist die Ernte weniger problematisch.

So erkennst du den Echten Ehrenpreis

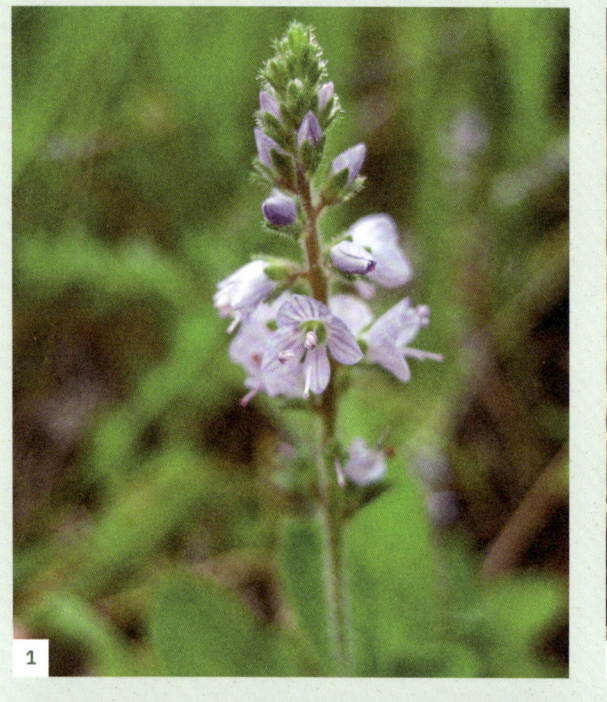
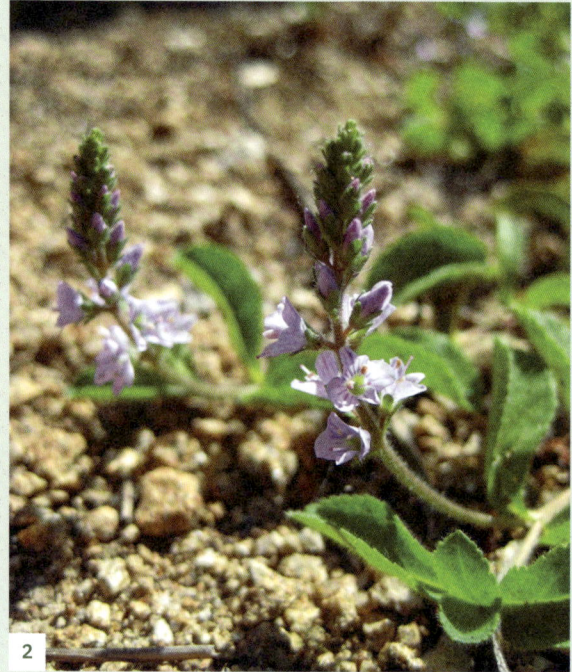
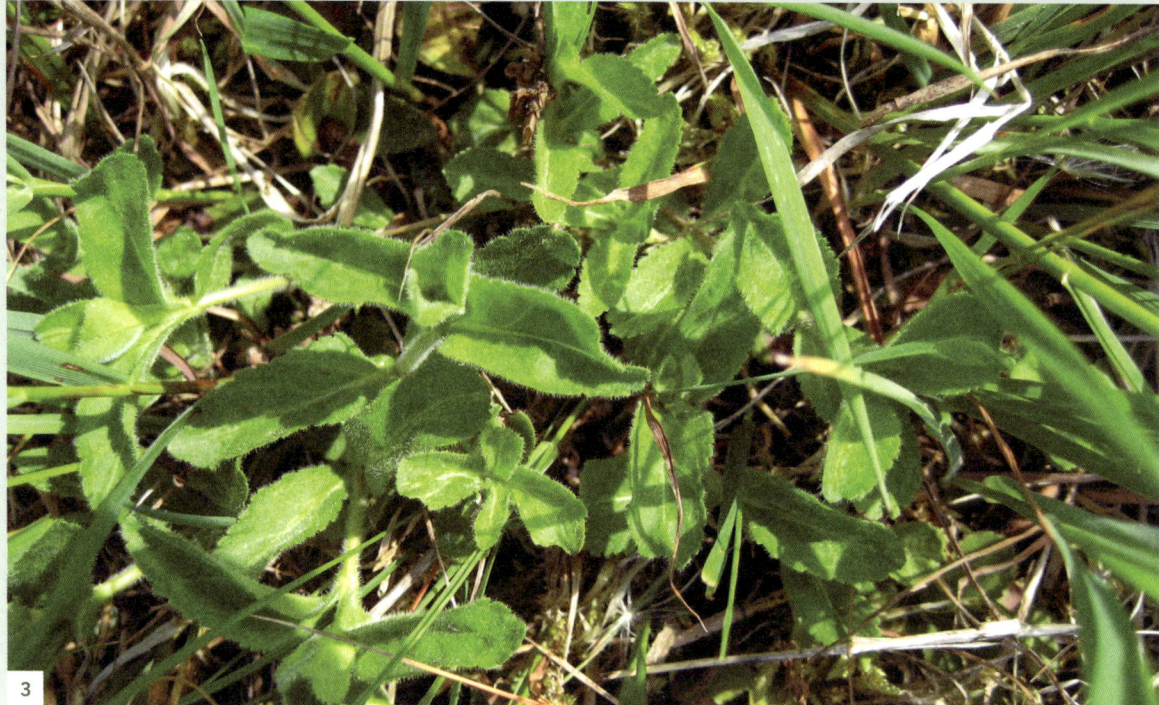

1 Die Blüten des Echten Ehrenpreises
2 Im Gegensatz zu den kriechenden Stängeln recken sich die Blüten in Richtung Sonne.
3 Blätter des Echten Ehrenpreises

Zum Verwechseln ähnlich!

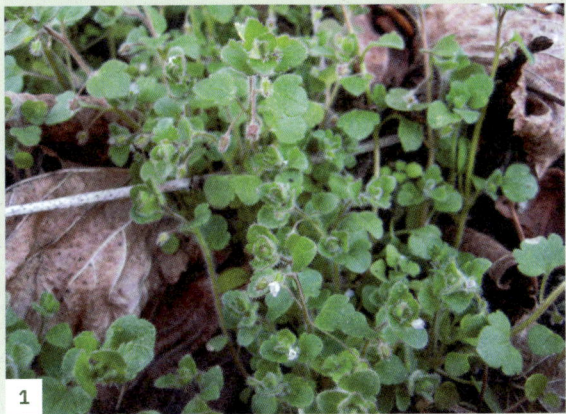

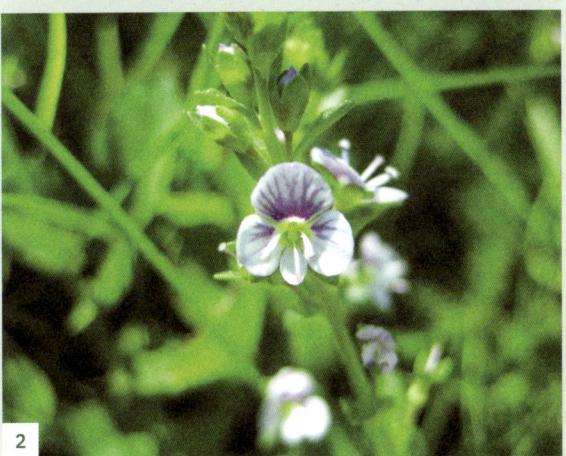

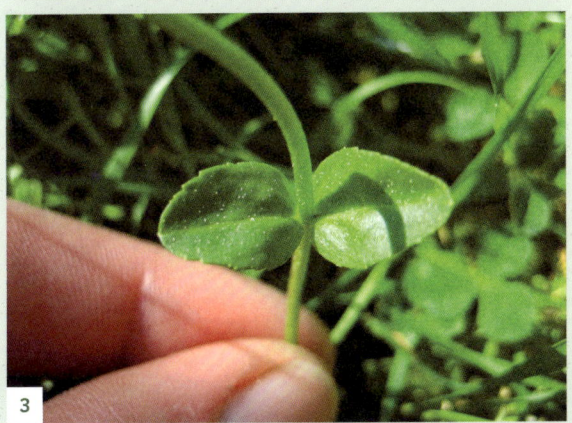

1 Efeublättriger Ehrenpreis
2 Blüte des Thymianblättrigen Ehrenpreises
3 Blätter des Thymianblättrigen Ehrenpreises

Man sammelt das ganze **blühende Kraut** (ohne Wurzeln) zur jeweiligen Blütezeit. Der Geruch ist leicht würzig, der Geschmack würzig-herb. Der Ehrenpreis hat die Bezeichnung „Universalheilkraut" verdient. Er kräftigt den gesamten Organismus.

*Gönn dir Ehrenpreis:
drinnen, draußen, überall!*

Als Tee kannst du den Ehrenpreis innerlich oder äußerlich anwenden. Wegen des hohen Gehalts an Bitterstoffen wird aber nur eine geringe Dosierung von einem halben Teelöffel getrocknetem Kraut pro Tasse empfohlen. Er stärkt die Verdauung und lindert Magenschmerzen und -krämpfe. Seine blutreinigende, harn- und schweißtreibende, also auch „giftaustreibende" Wirkung nützt auch bei Hautunreinheiten, Ekzemen, Flechten und eitrigen Geschwüren. Rheuma und Gicht, Nierensteine und Harngrieß gehören ebenfalls zum Einsatzgebiet des Ehrenpreises.

Leidest du unter anhaltender Mehrfachbelastung oder Überlastung, die an Gleichgewicht von Körper und Geist zerrt? Dann probiere Ehrenpreis. Er gilt in der Volksheilkunde als nervenberuhigend und -stärkend und als wirksam gegen Migräne. Auch lästiges Hautjucken, mit oder ohne sichtbaren Grund, kann mit Ehrenpreis behandelt werden.

Ein Teeaufguss ist ein altes Mittel für Auflagen bei frischen und älteren Wunden. Der Ehrenpreis wirkt zusammenziehend. Du kannst eine Tinktur zubereiten und dich damit einreiben *(Rezept siehe Seite 98 Braunelle-Tinktur)*.

Ist dir draußen ein Missgeschick passiert? Frische zerquetschte Blätter lindern deine Wunden!

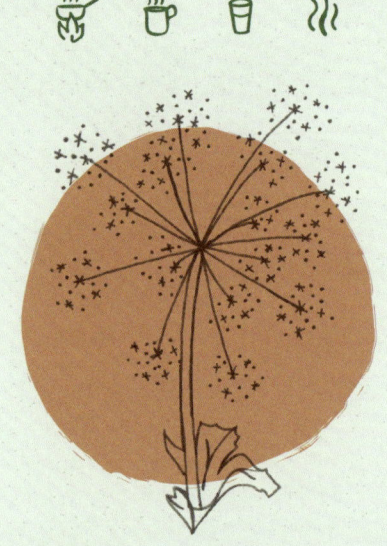

Die Wald-Engelwurz – nasch dich durch jedes Teil

Lat.: *Angelica sylvestris*
Engl.: Angelica

SAMMELN
Blätter: April–Juli
Blüten: Juli–August
Samen: August–November
Wurzeln: Oktober–November des ersten Jahres, Februar–März des zweiten Jahres

Eine blühende Engelwurz beim Waldspaziergang anzutreffen, zaubert mir immer ein Lächeln ins Gesicht. Ihre feinen weißen Blüten duften himmlisch und sind immer von einem Schwarm Insekten besucht. Durch ihre oft stattliche Größe ist mir, als würde ein Pflanzenengel vor mir stehen. Die Engelwurz gilt als Schutzpflanze.

So erkennst du die Wald-Engelwurz

Die Wald-Engelwurz ist eine Vertreterin der Familie der Doldenblütler (*Apiaceae*). Sie ist eine zwei- bis mehrjährige Pflanze und wächst an Wegrändern, in feuchten Wäldern, Auwäldern und auf nassen Wiesen. Die Wurzel der Engelwurz riecht angenehm würzig. Der Duft der Blüten und zerriebenen Blätter ist süßlich und balsamisch.

Wuchs: manchmal nur kniehoch, kann aber bis mannshoch werden
Stängel: glatt, rund, aufrecht, gefurcht und innen hohl
Blätter: langstieliger Blattstängel mit tiefer Rinne, bauchig aufgetriebene Blattscheiden; die Blätter sind zwei- bis dreifach gefiedert und bis zu 60 cm lang, die einzelnen Fiederblättchen eiförmig bis oval, am Rand gezähnt und bis zu 10 cm groß.
Blüten: Doldenblüte mit 20–40 kugeligen Döldchen aus zahlreichen, kleinen weißen bis rosafarbenen Blüten
Wurzel: weiß, eher flach und reich verästelt

Zum Verwechseln ähnlich!

Ein weiterer Vertreter der Gattung Engelwurz ist die Echte Engelwurz (*Angelica archangelica*) oder Arznei-Engelwurz. Sie kann bis zu 3 m hoch werden. Ihre Pflanzenteile gleichen denen der Wald-Engelwurz und sind insgesamt etwas größer ausgebildet. Der Wiesen-Bärenklau (*Heracleum sphondylium* L.) sieht der Wald-Engelwurz erstaunlich ähnlich. Er hat behaarte fiederspaltige Blätter. Die jungen, zartgrünen Blätter sind essbar, im Laufe des Jahres reichern sich jedoch reizende Stoffe (Furanocumarine) in der Pflanze an. Empfindliche Menschen können bei Hautkontakt in Verbindung mit UV-Strahlung mit Hautrötungen

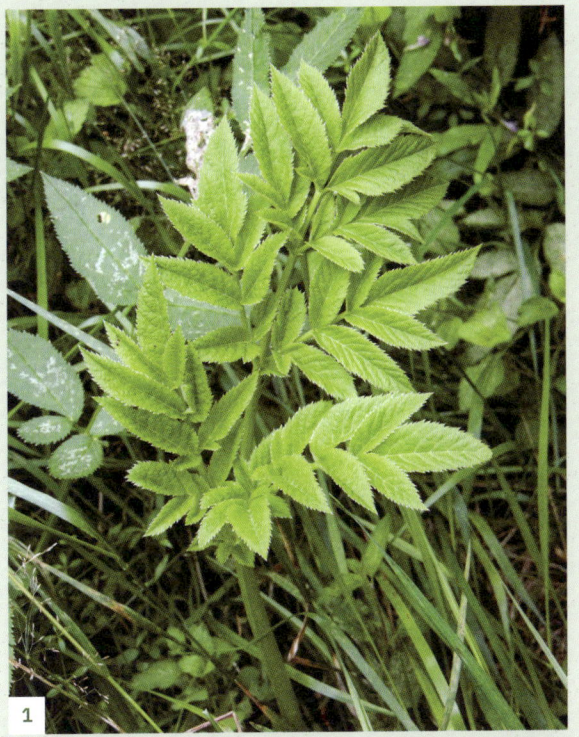
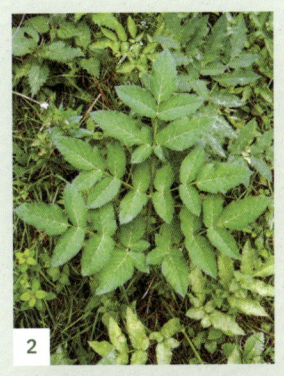
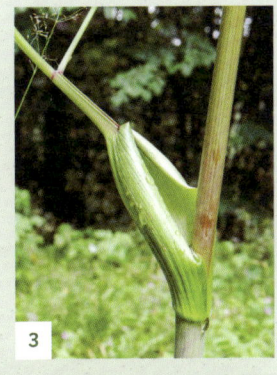
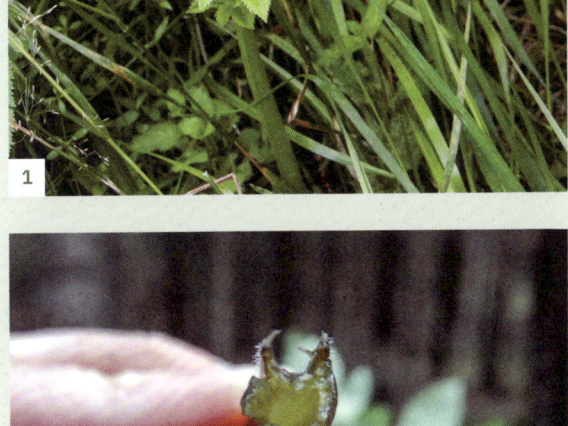
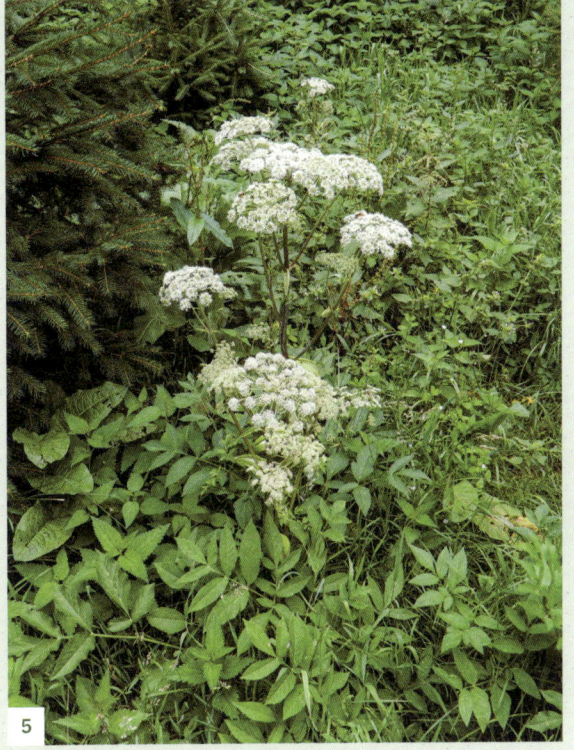
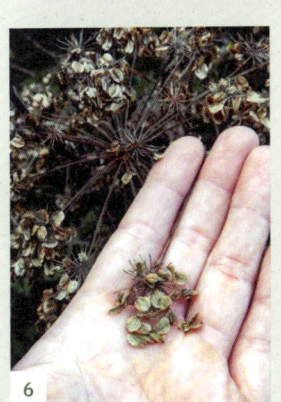
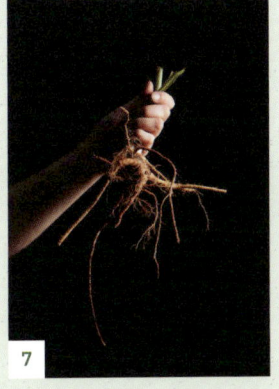

HEILKRAFT TO GO: GESUNDE MITBRINGSEL AUS DEM WALD

1 *Junges Blatt der Engelwurz*
2 *Ausgewachsenes Blatt*
3 *Bauchige Blattscheide am Stängel*
4 *Blattstängel mit tiefer Rinne*
5 *Blühende Engelwurz*
6 *Reife Samen der Engelwurz*
7 *Die Wurzel der Engelwurz*

Zum Verwechseln ähnlich!

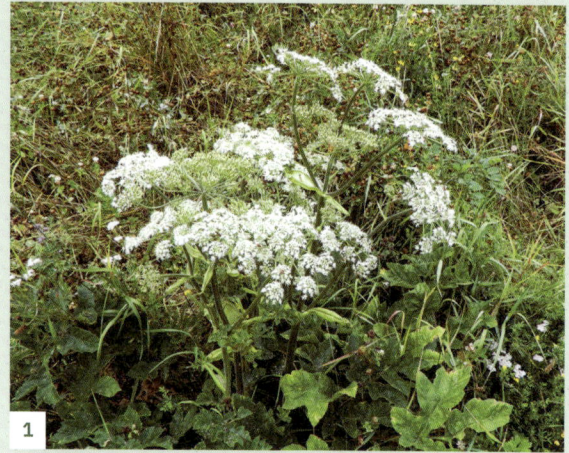

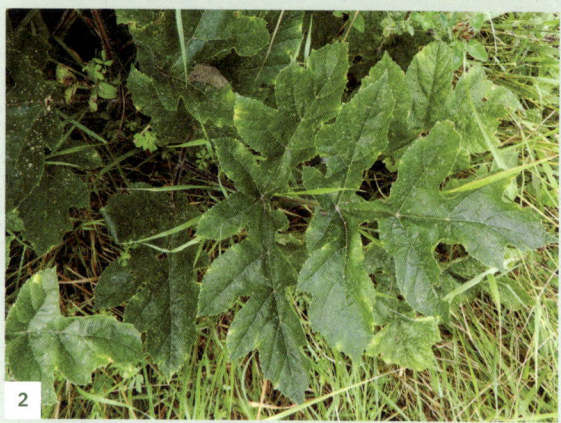

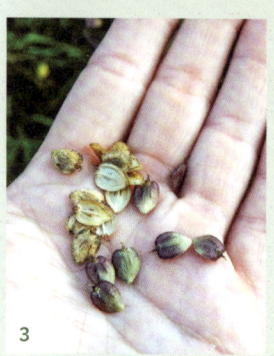
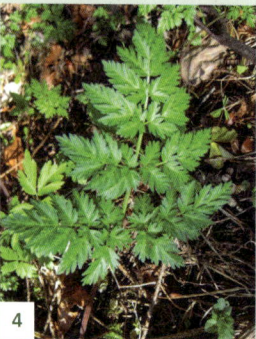

1 Ausgewachsener Wiesen-Bärenklau in der Blütezeit
2 Blatt einer ausgewachsenen Pflanze
3 Reife Samen des Wiesen-Bärenklaus
4 Junges petersilienartiges Blatt, Verwechslung möglich!

reagieren. Wie die Engelwurz ist auch der Wiesen-Bärenklau eine wertvolle Insektenpflanze. Die Samen des Wiesen-Bärenklaus sind genießbar und können von August bis Oktober gesammelt werden.

In der Familie der Doldenblütler gibt es einige außerordentlich giftige Vertreter. Gefährliche Verwechslungsmöglichkeiten sind der Gefleckte Schierling *(Conium maculatum L.)*, der Wasserschierling *(Cicuta virosa L.)*, die Hundspetersilie *(Aethusa cynapium L.)* und der Hecken- oder Taumel-Kälberkropf *(Chaerophyllum temulum L.)*. Die Blätter der angeführten Arten ähneln im Aufbau Petersilienblättern. Sie sind im jungen Stadium ohne spezielle Kenntnis über Doldenblütler nicht voneinander zu unterscheiden.

So kannst du die Engelwurz nutzen

Alle Teile der Engelwurz sind genießbar! In der Heilkunde finden hauptsächlich die **Wurzel**, manchmal auch die **Samen** Verwendung. Die Engelwurz ist zwei- bis mehrjährig. Geerntet wird die Wurzel, wenn nur die Blattrosette und noch kein Blütenstängel ausgebildet ist. Das ist von Oktober bis November des ersten Jahres oder von Februar bis März des zweiten Jahres der Fall. Die jungen grünen **Blätter** und **Stängel** sammelst du vor der Blütezeit von April bis Juli. Die duftenden **Blüten** kannst du von Juli bis August pflücken, doch nimm pro Pflanze immer nur ein paar Blütendöldchen. Die jungen Stängel und Blätter sowie die Blüten und Samen sind eher von kulinarischem Wert. Die Samenreife vollzieht sich in der Zeit von August bis November. Lass von den Samen immer etwas für Wildtiere und für die Fortpflanzung dieser wundervollen Pflanze übrig! Sammle die Wurzeln der Engelwurz nur an Orten, wo sie üppig wächst und mehrere Pflanzen anzutreffen sind! Mit der Entnahme der Wurzeln greifst du in den Fortbestand ein.

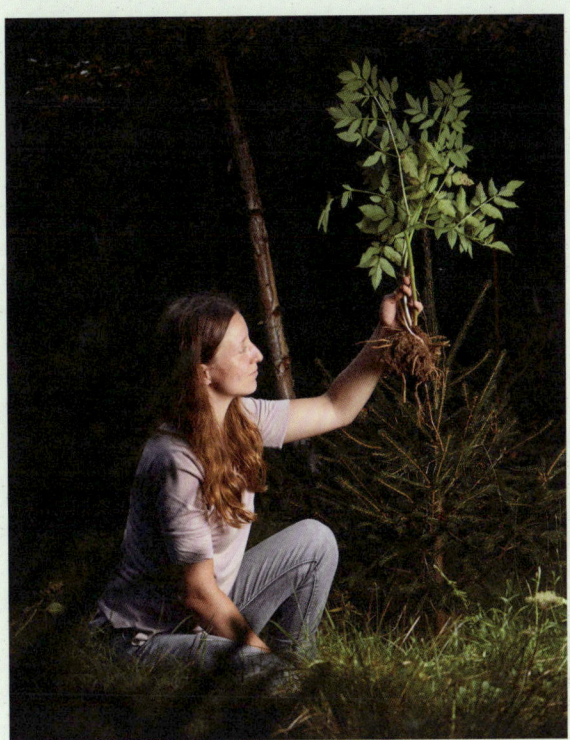

Die weißlich-gelbe Wurzel der Wald-Engelwurz hat einen würzig-aromatischen Duft.

Gaumenfreuden für den Wald-Gourmet

Blätter, Blüten, Stängel und Samen riechen und schmecken würzig-aromatisch. Sie eignen sich hervorragend zum Würzen von Saucen, Fisch und Fleisch. Oder einfach als Zugabe zu Gemüse und Salaten. Geschälte Stängel kannst du wie Rhabarber dünsten oder mit Käse überbacken. Beliebt sind in der Wildkräuterküche auch kandierte Engelwurz-Stängel. Das gemahlene Pulver der Wurzel wird als Gewürz verwendet. Frisch geschnittene Engelwurz kannst du auch in den Wasserkrug geben, um das Wasser zu aromatisieren.

Gewinne neuen Lebensmut

Ein Tee aus der getrockneten Wurzel oder die gemahlene Wurzel sind ein allgemeines Stärkungsmittel. Primär wirksam ist die Engelwurz im Verdauungstrakt, wo sie die Organe stärkt und bei vielerlei Magen-Darm-Beschwerden Anwendung findet. Sie regt den Stoffwechsel und die Nierentätigkeit an und unterstützt so die körpereigenen Reinigungsprozesse. Bei diversen Atemwegserkrankungen wirkt sie schleimlösend. Die Engelwurz ist krampflösend. Bei Nervosität und Erschöpfung tankst du mit einem Engelwurzbad neue Energie *(Zubereitung siehe Birkenblätterbad Seite 95)*. Aus den Samen kannst du einen schweiß- und harntreibenden Tee herstellen. Diese übergießt man nur mit heißem Wasser und lässt sie 5–10 Minuten ziehen.

Blätter, Blüten und Wurzel eignen sich für einen kräftigenden Sauerhonig *(das Rezept findest du auf Seite 107)*.

Beim Verräuchern reinigt die Wurzel intensiv von dunklen Energien, ob frisch oder alt. Diese Kraft wird gern in alten Gebäuden oder in neuen Wohnungen genutzt. Empfehlenswert ist hierbei eine Mischung mit Fichtenharz. Die Engelwurz zaubert einen energetischen Schutzmantel und schenkt neuen Mut und Kraft. Der Geruch ist intensiv. Blüten und Samen haben eine feinere Wirkung.

Mach was draus: Engelwurz-Rezept

Engelwurz-Tee

Du brauchst:
1 EL getrocknete Engelwurz-Wurzel
200 ml kaltes Wasser

SO GEHT'S:
Gib die Wurzel in einen Topf, übergieße sie mit dem Wasser und lass sie ca. 30 Minuten stehen. Danach kochst du das Wasser kurz auf und seihst den fertigen Tee anschließend ab.

SAUERHONIG, MEIN EIN UND ALLES!

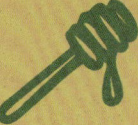

Sauerhonig, auch Oxymel genannt, ist eine Mischung aus Apfelessig und Honig, in die zusätzlich Kräuter oder Gewürze eingelegt werden. Dieses Getränk hat seine Wurzeln im antiken Griechenland, wo es als Stärkungstrunk bekannt war. Sauerhonig ist eines meiner liebsten Erzeugnisse aus Wildkräutern, ich nehme ihn fast täglich zu mir. Sauerhonig ist einfach herzustellen und schmeckt Erwachsenen genauso wie Kindern.

Er vereint alle gesundheitlichen Vorteile des Apfelessigs und des Honigs in sich. Er reinigt Magen und Darm, ist ein isotonisches Erfrischungsgetränk und kräftigt durch seinen Zuckergehalt. Ich verwende den Sauerhonig statt Sirup, er tut mir gut und schmeckt auch meinen Gästen.

Als Kur eingenommen eignet er sich bei Magen- Darm-Beschwerden und zur Unterstützung der Abwehrkräfte in der Erkältungszeit. Im Sommer wirkt er durch den Apfelessig kühlend und kräftigt den Kreislauf. Außerdem ist er eine alkoholfreie Alternative zum Verdauungsschnaps. Du kannst ihn pur einnehmen oder mit Wasser verdünnen. Pur nimmst du dreimal einen Esslöffel täglich, zum Verdünnen gibst du auf diese Menge 125 ml Wasser. Sauerhonig ergibt nach der Zugabe von Salz und Öl ein herrliches Salatdressing.

Bee-tastic!

Als Hobbyimkerin liebe ich dieses Rezept geradezu! Nach der Honigernte bleibt am Entdeckelungswachs noch viel Honig kleben. Das Wachs lege ich einfach in Essig ein, rühre um und lasse es ein paar Tage stehen. Den Essig, in dem nun der Honig gelöst ist, gieße ich durch ein Tuch ab und filtere damit das Wachs heraus. Anschließend kommt der Essig in sein neues Zuhause: Flaschen. Wenn ich Wildkräuter in Sauerhonig ansetzen will, habe ich somit schon eine Fertigmischung, die ich nur noch darüber gießen muss.

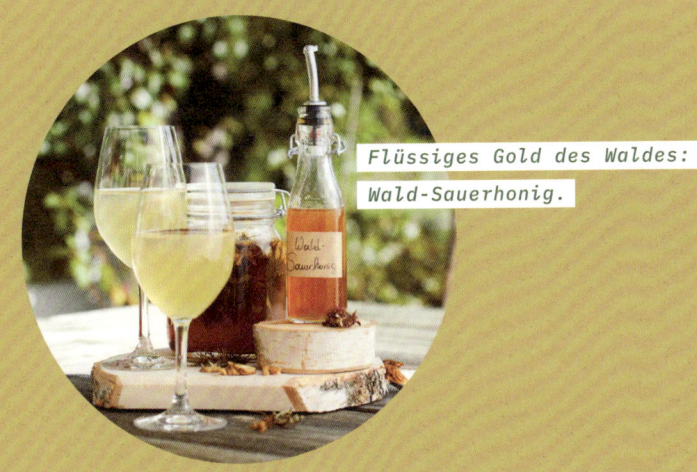

Flüssiges Gold des Waldes: Wald-Sauerhonig.

WALD-SAUERHONIG

Du brauchst:
1 Handvoll Wildkräuter oder Wildfrüchte (z. B. Fichtennadeln, Engelwurz-Wurzel, Wacholderbeeren)
1 kg Honig
500 ml Apfelessig, naturtrüb

SO GEHT'S:
Blätter oder Blüten grob hacken, Wurzeln vorher waschen, trocken tupfen und anschließend zerkleinern. Den Honig mit dem Essig verrühren, bis sich der Honig gut aufgelöst hat. Die Mischung dann in ein großes Glas oder einen Topf füllen und die Wildkräuter hinzufügen. Verschließen und ca. 3–4 Wochen lang stehen lassen. Danach abseihen und (ohne Erhitzen) in dunkle Flaschen abfüllen. Vor Licht und Wärme geschützt lagern. Der Sauerhonig ist genauso lange haltbar wie Apfelessig oder Honig, also mehrere Jahre, vorausgesetzt bei der Herstellung wird nicht zu viel Feuchtigkeit hinzugefügt (z. B. gewaschene und nicht trocken getupfte Pflanzenteile). Brauche den Sauerhonig den Wirkstoffen zuliebe innerhalb eines Jahres auf.

HEILKRAFT TO GO: GESUNDE MITBRINGSEL AUS DEM WALD

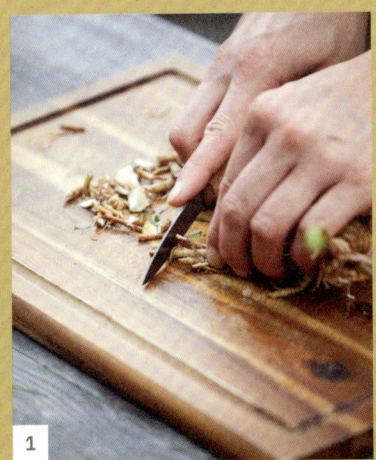

1

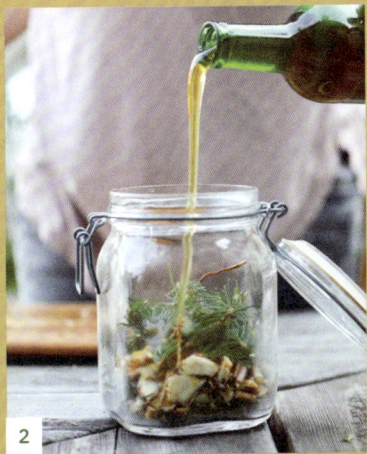

2

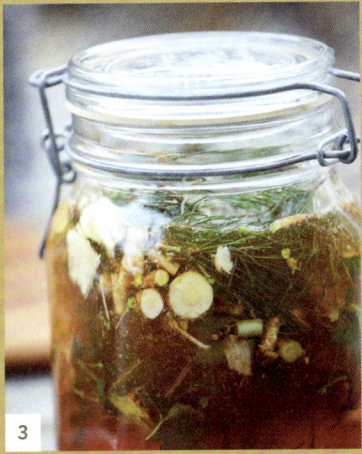

3

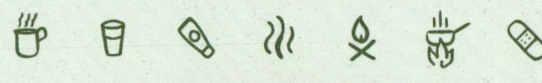

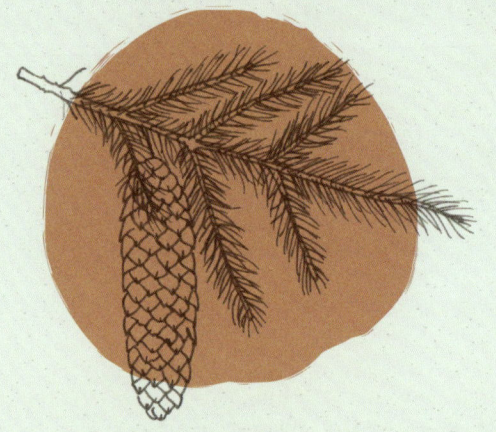

DIE FICHTE – LÄSST DICH AUFATMEN

Lat.: Picea
Engl.: Spruce

SAMMELN
<u>Nadeln:</u> Juni–März
<u>Frische Triebe (Wipferl):</u> April–Mai
<u>Harz:</u> über das gesamte Jahr

Wegen ihres schnellen und geraden Wuchses und ihrer Festigkeit wurde die Fichte lange Zeit als häufigster Forstbaum kultiviert. Die Fichte prägt deshalb häufig die Waldlandschaften in Mitteleuropa. Natürliche Fichtenwälder sind eher im Alpen- und Mittelgebirge anzutreffen. Die zunehmenden Trockenphasen machen der Fichte zu schaffen, da sie ein Flachwurzler ist. Seit den letzten Jahren ist sie auch einem stark ansteigenden Schädlingsdruck ausgesetzt.

So erkennst du die Fichte

Die Fichte ist ein Nadelbaum und gehört zur Familie der Kieferngewächse *(Pinaceae)*.

<u>Wuchs:</u> gerader Stamm mit seitlich abstehenden Ästen. Die Krone ist kegelförmig und nach oben hin zugespitzt. Die Fichte erreicht eine Höhe bis zu 40 m.
<u>Rinde:</u> schuppige Borke, rötlich bis graubraun gefärbt
<u>Nadeln:</u> stechend spitz, im Querschnitt vierkantig, 1–2 cm lang, 1 mm breit, verteilen sich (bis auf einen schmalen Grat an der Zweigunterseite) rund um den Zweig. Sie sind mit einem kleinen verholzten Stiel am Zweig angewachsen.
<u>Zapfen:</u> länglich und spitz zulaufend, ca. 5–15 cm lang. Hängen senkrecht von den Zweigen herab, fallen im Ganzen vom Baum und sind massenweise am Waldboden von Fichtenwäldern zu finden.

Zum Verwechseln ähnlich!

Bei genauem Hinsehen kann man die Tanne *(Abies)* leicht von der Fichte unterscheiden. Die Tanne hat stumpfe Nadeln, welche in zwei gegenständigen Reihen auf den Zweigen sitzen. Tannenzapfen wirst du am Waldboden nicht finden. Sie stehen nach oben ab und lassen ihre Schuppen einzeln fallen. Das Gerippe des Zapfens bleibt stehen *(Bilder der Tanne siehe Seite 37)*. Eine giftige Pflanze, die du mit der Fichte verwechseln könntest, ist die Eibe *(Taxus baccata, siehe Seite 127)*.

So kannst du die Fichte nutzen

Du kannst die Nadeln, frische Triebe und das Harz des Baumes verwenden. Ein Tee aus Fichtennadeln hilft bei Husten und Erkältung. Die jungen Triebe ergeben einen vortrefflichen Hustensirup. Aus Fichtenharz kannst du eine Pechsalbe herstellen. Und nichts duftet beim Räuchern besser als selbst gesammelter Waldweihrauch.

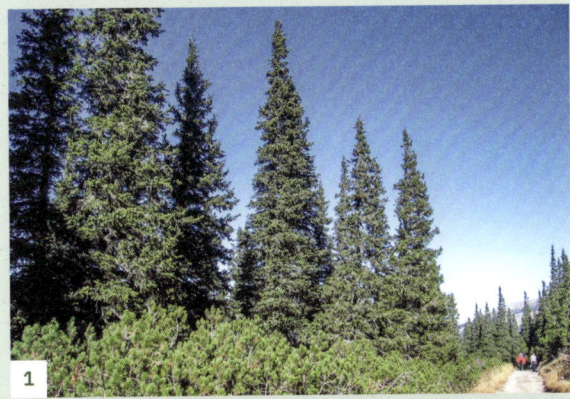
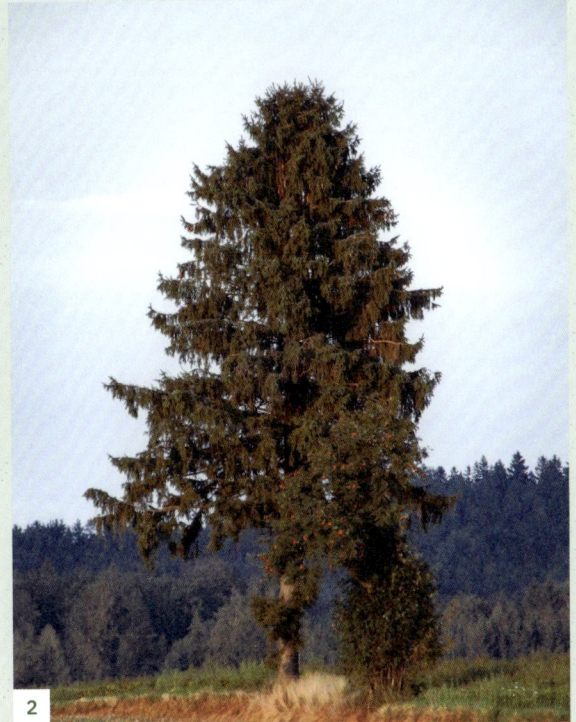
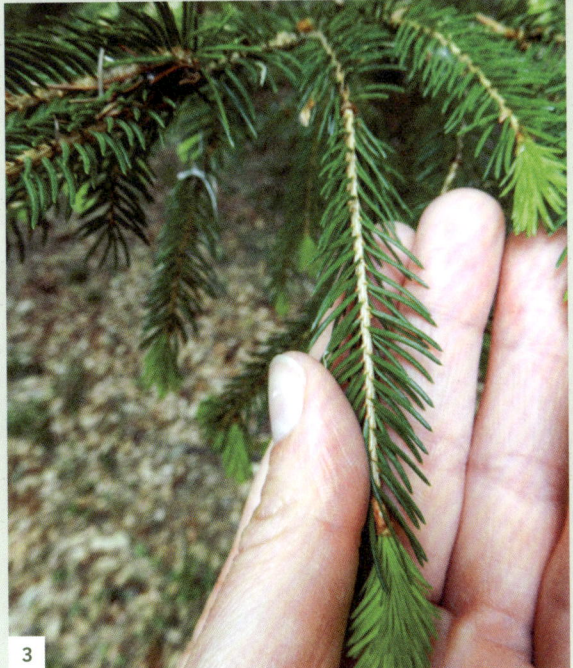
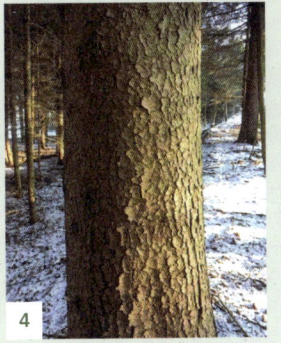
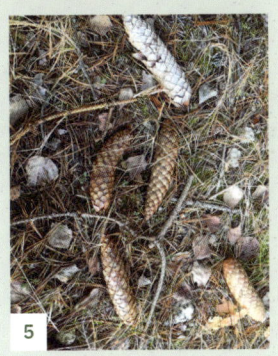

1 Fichte im Gebirge
2 Freistehende Fichte mit kegelförmiger Krone
3 Die Nadeln sind spitz, ein schmaler Grat an der Unterseite der Zweige ist von Nadeln unbesetzt.
4 Die Rinde ist feinschuppig und rötlich bis graubraun gefärbt.
5 Fichtenzapfen am Waldboden

Ausgewachsene **Fichtennadeln** kannst du von Juni bis März des nächsten Jahres sammeln. Dazu pflückst du am besten kurze Zweige, die du entweder trocknen oder gleich frisch verwenden kannst. Von April bis Mai können die **jungen Triebe**, die „Wipferl", gesammelt werden. Sie sind noch geschmacksintensiver als die Nadeln. Der Geruch von Fichtennadeln ist harzig, der Geschmack harzig, leicht säuerlich und herb. Sammle nur wenige frische Triebe pro Ast, sonst könnte die Fichte in ihrem Wachstum behindert werden. An jungen Bäumen solltest du gar nicht ernten.

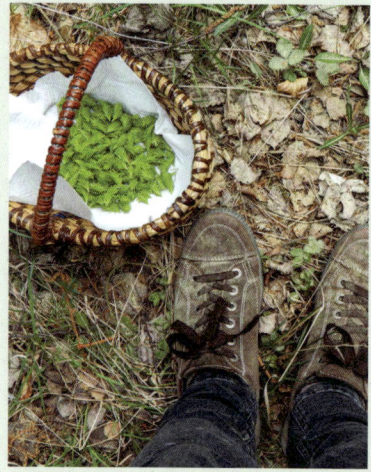
Ein Korb voll frischer Triebe

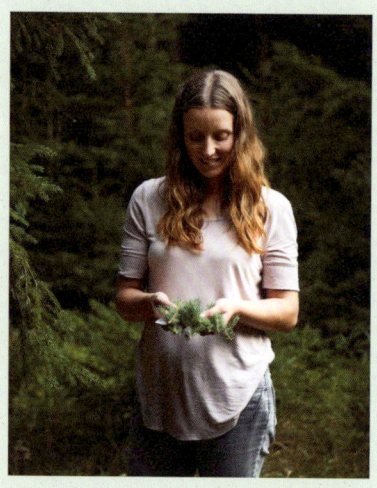
Fichtenzweige ernten

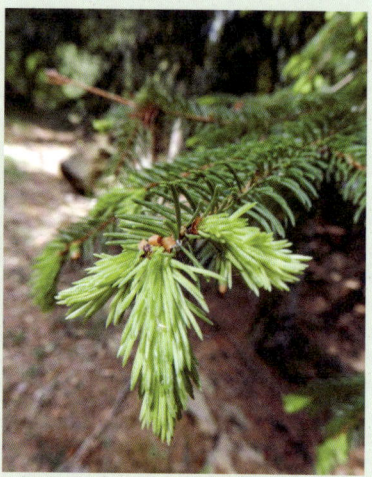
Fichtenwipferl im Mai

Beschränke dich beim Sammeln auf ausgewachsene Fichten, die über 3 m hoch sind.
Fichtenharz kannst du das ganze Jahr über sammeln. Harz tritt an Bäumen an Stellen aus, an denen diese verletzt wurden. Aus frischen Baumwunden fließt flüssiges, klebriges Harz den Stamm oder an Ästen entlang Richtung Boden. Kleinste Rinnsale von frischem Harz kann man meist schon aus der Ferne erkennen. Für die Salbenherstellung soll das Harz noch zähflüssig sein. Wenn du das Harz verräuchern möchtest, sollte es steinhart sein. Oft ist altes Harz mit einer grauen Schicht überzogen *(eine Anleitung zum Harzsammeln siehe Seite 111)*.

Einmal tief durchatmen, bitte!

☕ Tee aus Nadeln und Wipferln ist harnfördernd und unterstützt dadurch körpereigene Reinigungsprozesse. In der Volksmedizin weiß man die Fichte gemeinhin in der Erkältungs- und Grippezeit zu schätzen. Fichtennadeln sind reich an ätherischen Ölen und Vitamin C. Ein Tee aus den frischen Zweigen ist ein altbewährtes Mittel bei Husten und Erkältung. Gegen Frühjahrsmüdigkeit hilft das Vitamin C der Fichtenwipferl, das sich bei der Lagerung aber rasch verabschiedet. Deshalb sollten die Wipferl immer frisch verwendet werden.

🍯 Fichtenwipferl-Honig oder Sauerhonig bei Erkältung! Der Honig *(Rezept siehe Seite 112)* ist ein traditionelles Heilmittel bei Husten und Erkältung. Dafür werden die frischen Wipferl in Zucker eingelegt. Ich bevorzuge Honig statt Zucker. Außerdem bieten sich Fichtenwipferl für einen Sauerhonig-Ansatz für die kalte Jahreszeit an *(siehe Wald-Sauerhonig Seite 107)*.

🏷 Bei schmerzenden Muskeln und Gelenken hilft ein Fichtennadelbad *(siehe Birkenblätterbad auf Seite 95)*. Außerdem beruhigt ein solches Bad den Geist und gibt neue Energie nach Überanstrengung. Eine Salbe aus Fichtenharz ist ein altes Mittel zur Pflege von Wunden. In der Volksheilkunde wird die Harzsalbe *(Rezept siehe Seite 113)* auch bei Gelenkschmerzen empfohlen.

♨ Für Räucherungen verwendest du das Harz oder die Nadeln. Räucherungen mit Fichtenharz wirken reinigend, wärmend und heben die Stimmung. Sie klären den Geist und bringen Freude ins Herz.

Waldweihrauch

Als „Waldweihrauch" werden die getrockneten Harze heimischer Nadelbäume wie Fichte, Kiefer, Tanne, Lärche oder Douglasie bezeichnet. Deinen eigenen Jahresbedarf von circa 1–2 Handvoll Harz kannst du dir anlegen, indem du beim Spazierengehen einfach die Augen offenhältst. Wenn du Harze zum Räuchern sammelst, sollten diese auch richtig „reif" sein. Das bedeutet, dass das Harz schon eine gewisse Härte haben muss. Richtig reifes Harz ist hart, außen gräulich und innen weißlich bis rosa. Es klebt nicht mehr so stark und lässt sich mit einem Messer leicht vom Baum brechen. Das ist der Fall, wenn es etwa drei Jahre alt ist. Ist das Harz noch zäh- oder dünnflüssig, riecht es beim Verräuchern unangenehm. Zum Sammeln von Harz verwende ich ein altes, stumpfes Messer. Damit stemme ich, parallel zum Stamm, die Harz-Wulst vom Baum, wenn ich sie nicht mit meinen Fingern abbrechen kann. Beim Harzsammeln nicht in die Wunde „hineingraben"!

Sollten manche Stücke noch nicht vollständig trocken sein, können diese zerhackt auf einem Blatt Papier zum Trocknen aufgelegt werden. Vor dem Verräuchern zerkleinerst du das Harz mit einem Mörser oder einer Reibe. Ein paar kleine Körner reichen aus, um den warmen Duft des Waldes aus der Räucherschale zu zaubern.

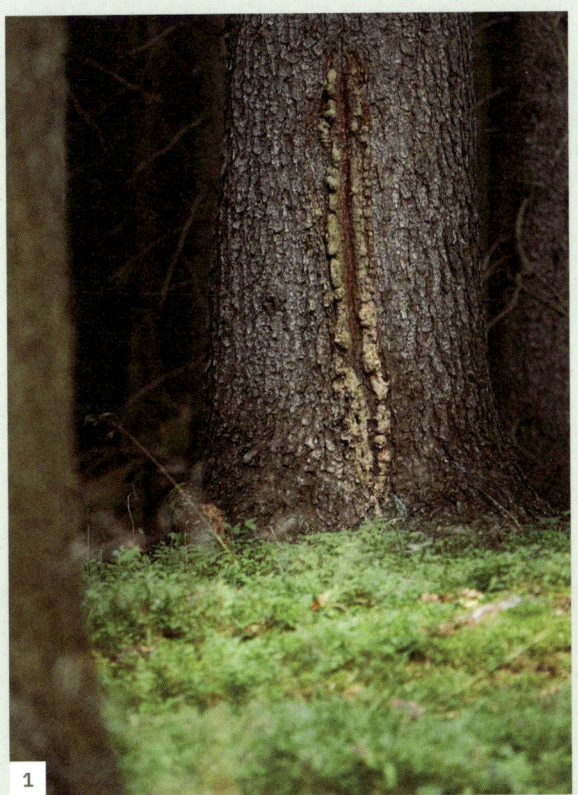

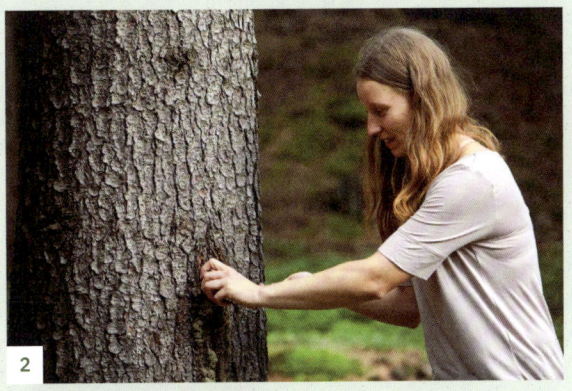

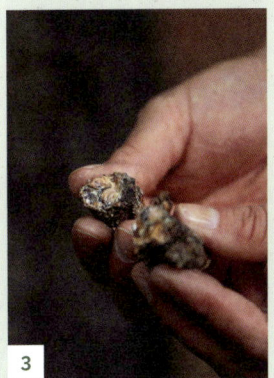

1 Eine mit Harz verschlossene Wunde ist oft von Weitem sichtbar.
2 Das Harz kannst du mit den Fingern abbrechen oder vorsichtig mit dem Messer abstemmen.
3 Reifes Harz ist auch innen hart.

Trockene Fichtenzweige sind ein Highlight für dein Lagerfeuer!

🔥 Abgestorbene Fichtenzweige sind ein gutes Material zum Anfeuern.

🍵 Aus den Fichtennadeln oder den Wipferln zauberst du dir am Lagerfeuer einen hervorragenden Tee. Ich liebe es, beim Streifzug durch den Wald ein paar Fichtennadeln zu naschen. So schmeckt der Wald!

🩹 Kleine Wunden und eingezogene Späne kannst du outdoor mit Fichtenharz versorgen. Dazu knetest du zähes Harz mit den Fingern weich und legst es auf die Wunde.

Mach was draus: Fichten-Rezepte

Fichtenwipferl-Tee

Du brauchst:
1–2 TL gehackte Fichtennadeln/-wipferl
250 ml kochendes Wasser

SO GEHT'S:
Übergieße die gehackten Fichtennadeln oder Fichtenwipferl mit dem kochenden Wasser und lass den Aufguss 10–15 Minuten zugedeckt ziehen.

Fast-Wood-Snack:

Ich esse zwei oder drei Fichtenwipferl gerne direkt nach dem Pflücken. Ich mag ihren vielseitigen, säuerlichen, harzigen und herben Geschmack. Ich habe die Erfahrung gemacht, dass das Kauen von frischen Fichtenwipferln auch meine Wetterfühligkeit, die mich im Frühjahr oft erwischt, mildert.

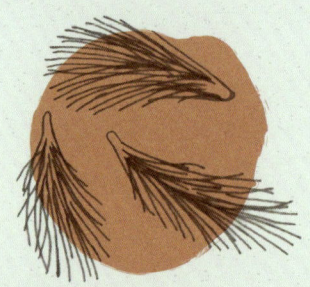

Fichtenwipferl-Honig

Im Mai bringt die Fichte geschmeidige, hellgrüne, junge Triebe hervor. Die „Maiwipferl", wie sie auch genannt werden, können zu einem alten Hausmittel bei Husten und gleichzeitig einem köstlichen Brotaufstrich weiterverarbeitet werden – dem Fichtenwipferl-Honig. Für ihn brauchst du nur zwei Zutaten und zwei Wochen Geduld.

Du brauchst:
2 Handvoll frisch gesammelte Fichtenwipferl
1 kg Honig
1 großes Glas mit weitem Hals

SO GEHT'S:
Gib die Wipferl etwa zwei Finger breit in das Glas und übergieße sie mit dem Honig, sodass alle Wipferl bedeckt sind. Lege eine neue Schicht Wipferl darauf und bedecke wieder alles mit Honig. Schichtweise das Glas weiter befüllen und anschließend mit einem Tuch abdecken, sodass der Honig atmen kann. Das Glas zwei Wochen bei Zimmertemperatur aufstellen, aber nicht direkt in die Sonne. Sollten sich festere und flüssigere Schichten absetzen, gelegentlich mit einem sauberen Löffel umrühren. Nach zwei Wochen kann der Honig löffelweise eingenommen werden. Die Wipferl können entweder abgeseiht oder im Honig belassen werden. Man kann sie auch mitessen oder zusammen mit dem Honig auf ein Butterbrot geben. Lagere den Fichtenwipferl-Honig bei Zimmertemperatur und vor Licht geschützt.

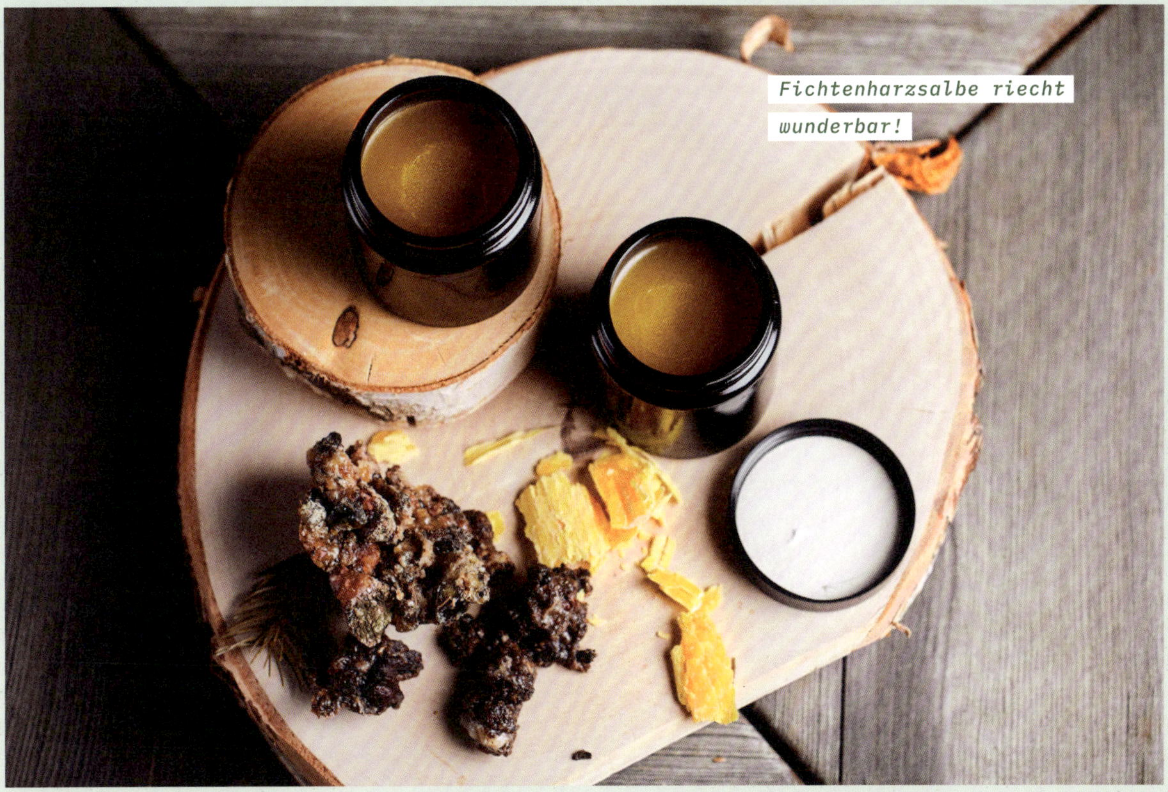

Fichtenharzsalbe riecht wunderbar!

Duftende Harzsalbe bei Wunden

Du brauchst:
100 ml Öl
20 g Fichtenharz
15 g Bienenwachs

SO GEHT'S:
Das Öl und das Fichtenharz in ein hitzebeständiges Glas geben und im Wasserbad erwärmen, bis das Harz im Öl zu schmelzen beginnt. Die Mischung so lange rühren, bis sich das Harz vollständig aufgelöst hat. Das Öl durch ein Sieb in ein zweites hitzebeständiges Glas abseihen, um etwaige Rindenreste und unlösliche Schwebstoffe herauszufiltern. Dann das Bienenwachs hinzufügen. Das Öl so lange im Wasserbad rühren, bis sich das Wachs vollständig aufgelöst hat. Die flüssige Salbe in Salbentiegel abfüllen.

Eiskalte Behandlung:

Kleben nach der Salbenherstellung am Geschirr hartnäckige Harzreste, friere dieses in der Tiefkühltruhe ein paar Stunden ein. Das Harz wird dadurch spröder und lässt sich anschließend leichter abschaben.

HEILKRAFT TO GO: GESUNDE MITBRINGSEL AUS DEM WALD

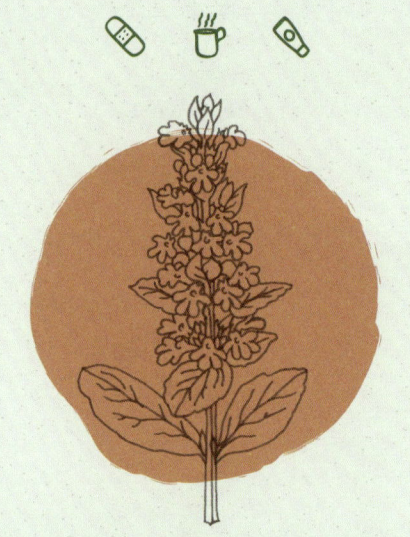

DER KRIECHENDE GÜNSEL – ERSTE HILFE BEI KLEINEN WUNDEN

Lat.: Ajuga reptans L.
Engl.: Bungle

SAMMELN
Blühendes Kraut: April–Juli

Was ist das? Eine Versammlung kleiner Wichtelmännchen? Es scheint fast so, wenn im Frühjahr die blitzblauen Blüten des Kriechenden Günsels grüppchenweise auftreten. Die Aufmerksamkeit von Hummeln und Bienen zieht er gekonnt auf sich.

So erkennst du den Kriechenden Günsel

Der Kriechende Günsel ist eine ausdauernde Pflanze aus der Familie der Lippenblütler (Lamiaceae). Der Kriechende Günsel wächst in Wiesen und auf Rasenflächen, bevorzugt auf frischen Böden; manchmal ist er auch an lichten, nährstoffreichen Waldstandorten anzutreffen.

Wuchs: Im Frühling bildet sich eine Blattrosette aus verkehrt eiförmigen, dunkelgrünen, manchmal rötlich gefärbten Blättern. Blätter und Stängel sind zerstreut behaart. Oberirdisch wird der Kriechende Günsel ca. 10–30 cm hoch und bildet Ausläufer.
Stängel: vierkantig
Blätter: ganzrandig oder undeutlich gesägt, kreuzgegenständig angeordnet. Die oberen Blätter sind manchmal rotviolett.
Blüten: Aus den Blattachseln sprießen von April bis Juni quirlartig angeordnete blaue Lippenblüten. Die Oberlippe ist nur reduziert ausgebildet, die dreilappige Unterlippe hingegen deutlich.

Zum Verwechseln ähnlich!

Weitere ähnliche Arten sind der Genfer Günsel (Ajuga genevensis L.), welcher keine Ausläufer bildet und der Pyramiden-Günsel (Ajuga pyramidalis L.), welcher eher auf Böden auf Silikat-Gestein wächst und in Gebirgsregionen anzutreffen ist. Dessen Blätter sind etwa doppelt so lang wie die Blüten. Oft wird der Günsel mit der Braunelle (siehe Seite 97) verwechselt, was aber keine Gefahr darstellt, denn auch die Braunelle ist ein wertvolles Heilkraut.

So kannst du den Kriechenden Günsel nutzen

Pflücke das **blühende Kraut** des Kriechenden Günsels von April bis Juli. Sein Geruch ist herbwürzig, der Geschmack stark herb. Ein altes Sprichwort lautet: „Wer Günsel und Sanikel hat, trotzt dem Wundarzt mit einem Blatt." Der richtige Sammelzeitpunkt verleiht dem Günsel noch einmal zusätzliche Kraft. Man sagt, wenn der Günsel bei Neumond vor Sonnenaufgang gepflückt wird, entfaltet er seine volle Wirkung.

Zu stürmisch über Steine gehüpft?

🩹 Der Günsel ist ein altes Wundkraut, wozu sich frische zerstoßene Blätter, pulverisiertes Kraut oder Umschläge eignen. Er ist zusammenziehend und unterstützt den Wundverschluss und die Heilung.

☕ Tee aus Günsel ist ideal zum Gurgeln bei Entzündungen und Geschwüren im Mund- und Rachenraum.

🩹 Wenn du zu Hautunreinheiten neigst, kannst du den Günsel als Gesichtswaschung mit ausgekühltem Tee versuchen.

Mach was draus: Günsel-Rezept

Haltbare Günsel-Gurgellösung

Du brauchst:
300 ml Wasser
1 Handvoll frisch gepflückter Günsel
200 ml Alkohol Vol.-%

SO GEHT'S:
Bring das Wasser in einem Topf zum Kochen. Hacke den Günsel grob, gib das geschnittene Kraut in den Topf. Zieh den Topf vom Herd und lass den Tee 15 Minuten zugedeckt ziehen. Seihe den Tee in eine 500-ml-Glasflasche ab. Lass ihn etwas auskühlen und füge dann den Alkohol zu. Schüttle die Lösung einmal durch und verschließe die Flasche. Ready to use! Lichtgeschützt und bei Zimmertemperatur gelagert ist die Lösung gut 3 Monate haltbar.

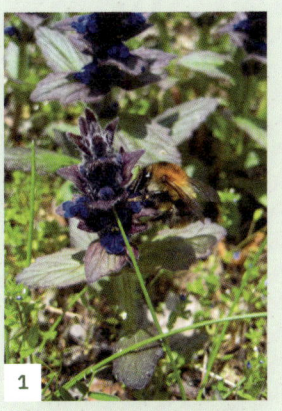
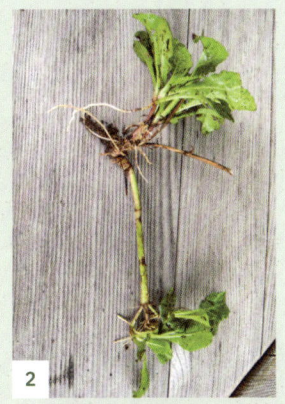
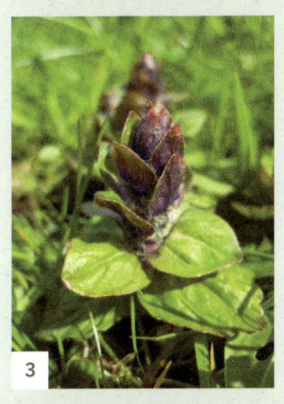
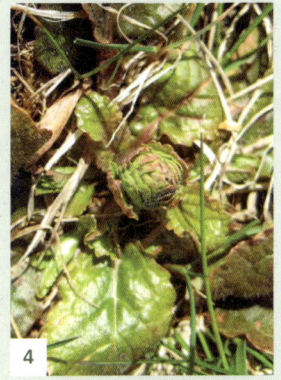
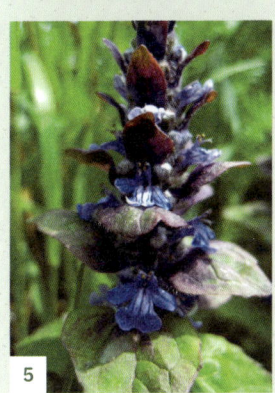
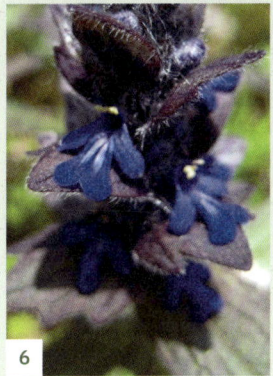

1 Hummeln fliegen auf den Günsel.
2 Oberirdische Ausläufer des Kriechenden Günsels
3 Der Kriechende Günsel vor der Blüte
4 Blattrosette im April
5 Die oberen Blätter sind rotviolett gefärbt
6 Dreilappige Unterlippe

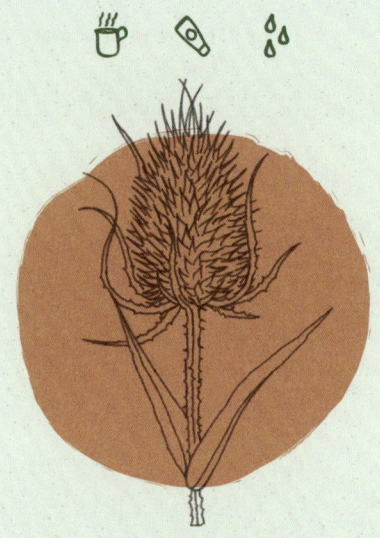

DIE WILDE KARDE – STILLT DEINEN DURST

Lat.: *Dipsacus fullonum* L.
Syn. *Dipsacus sylvestris* L.
Engl.: Common Teasel, Wild Teasel

SAMMELN

<u>Wurzel</u>: gesammelt während des Blattrosettenstadiums:
<u>im ersten Jahr</u>: September–Oktober
<u>im zweiten Jahr</u>: Februar–März

Anmutig präsentiert sich die Wilde Karde jedes zweite Jahr im Hochsommer. Ihre lila Blüten werden von zahlreichen Insekten, wie Hummeln und Schmetterlingen besucht. In ihren Blattachseln sammelt sich reichlich Regenwasser, das den Durst von Vögeln, Insekten und früher auch Wanderern löscht. Der Gattungsname „Dipsacus" leitet sich von der griechischen Bezeichnung „dipsa" für Durst ab.

So erkennst du die Wilde Karde

Die Wilde Karde gehört zur Familie der Kardengewächse (*Dipsacaceae*). Die Pflanze stammt ursprünglich aus dem Mittelmeerraum. Man findet sie an Weg- und Straßenrändern, auf Brachflächen oder an Dämmen. Blüte auf Wanderschaft! In der Blütezeit von Juli bis August blüht zunächst ein Ring in der Mitte des Köpfchens, im Laufe der Blütezeit öffnen sich die Blüten von der Mitte nach außen. Optisch teilt sich dadurch der Blütenring, wobei ein Teil nach oben und einer nach unten wandert. Vorbeistreifende Tiere bleiben an ihren Stacheln hängen und beim Zurückschnellen der Triebe werden die Samen aus den Blütenständen herausgeschleudert. So breitet sich die Wilde Karde aus.

<u>Wuchs</u>: zweijährig; Im ersten Jahr bildet sich nur eine Rosette aus kurzstieligen Blättern, im zweiten Jahr wächst aus der Rosette ein mit reichlich Stacheln besetzter Stängel mit gegenständigen Blättern und bis zu 2 m Höhe. Der Stängel kann sich verzweigen.
<u>Blüten</u>: eiförmig bis zylindrisch geformtes Blütenköpfchen mit stacheligen, nach oben gebogenen Hüllblättern, sitzt endständig auf jedem Stängel, beherbergt zahlreiche, kleine, vierzipfelige, lila Blüten, die Ringe um das Blütenköpfchen bilden.
<u>Wurzeln</u>: gelbliche Pfahlwurzel

Zum Verwechseln ähnlich!

Die Wilde Karde wird auch Wald-Karde genannt und unterscheidet sich von der Weber-Karde (*Dipsacus sativus* L.). Die stacheligen Hüllblätter an ihrem Blütenkopf sind nach unten gebogen. Ihre getrockneten Blütenköpfe wurden früher an Holzgriffen befestigt und zum Aufrauen von Stoffen verwendet. Die Weber-Karde wurde zu diesem Zweck kultiviert und ist selten wild anzutreffen. Die Schlitzblättrige Karde (*Dipsacus laciniatus* L.) ist ebenfalls eher selten. Die stacheligen Hüllblätter stehen gerade ab. Beide Arten blühen weiß.

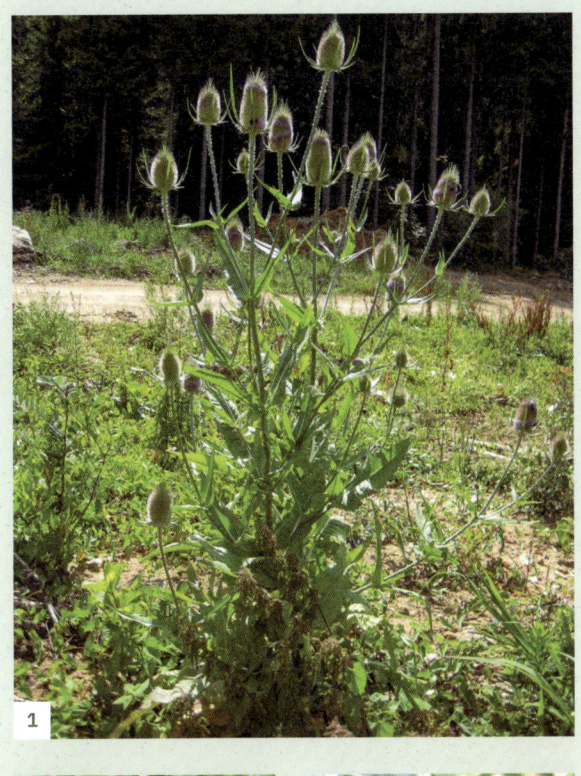
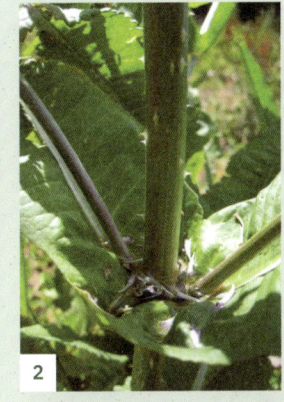
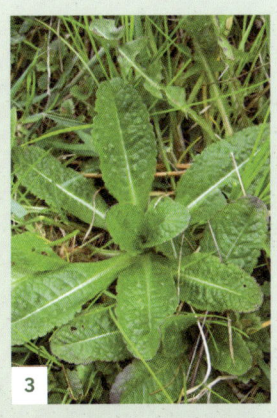
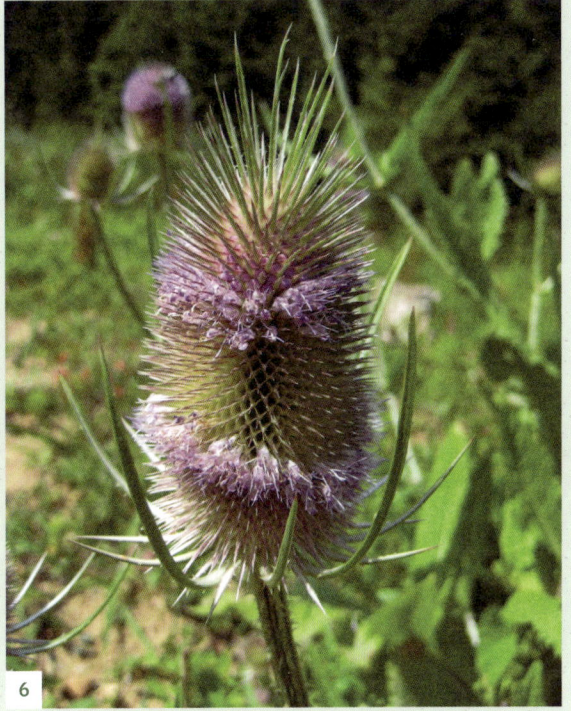
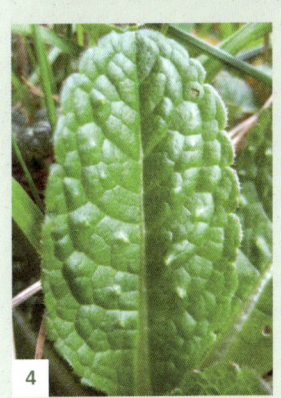
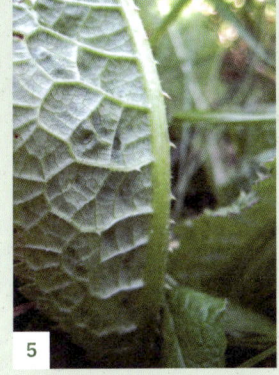
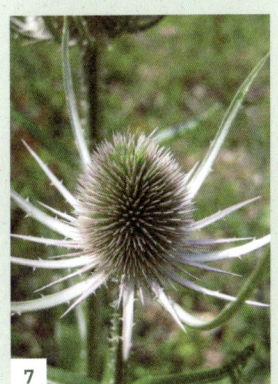
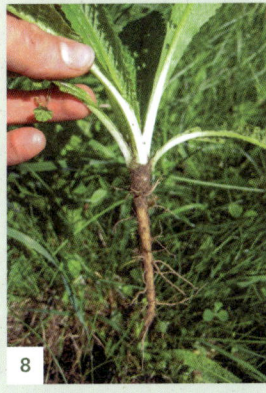

1 Ausgewachsene Karde zur Blütezeit
2 In den Blattachseln sammelt sich Regenwasser.
3 Blattrosette im April
4 Stachelige Auswüchse an der Blattoberseite
5 Der Hauptblattnerv ist an der Unterseite mit Stacheln besetzt.
6 Der Blütenring teilt sich und wandert von innen nach außen.
7 Blütenköpfchen vor der Blüte
8 Die Pfahlwurzel ist außen bräunlich, innen gelb.

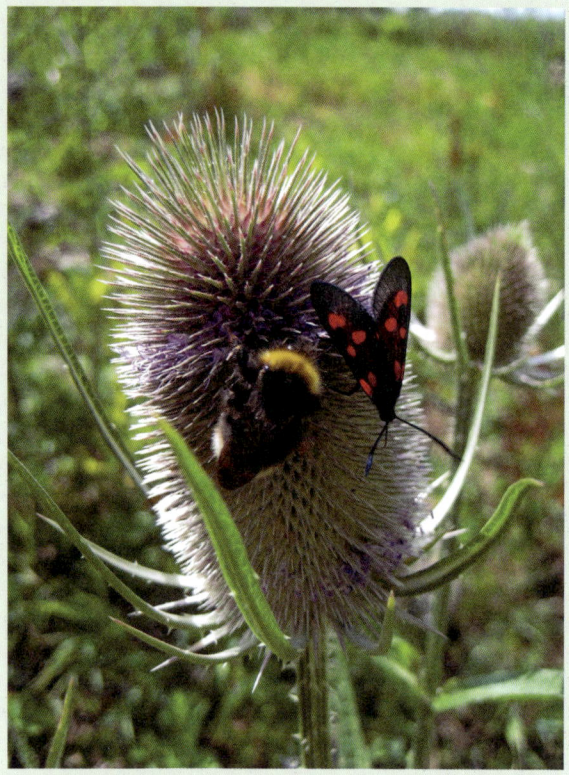

Die Wilde Karde ist ein Insektenmagnet!

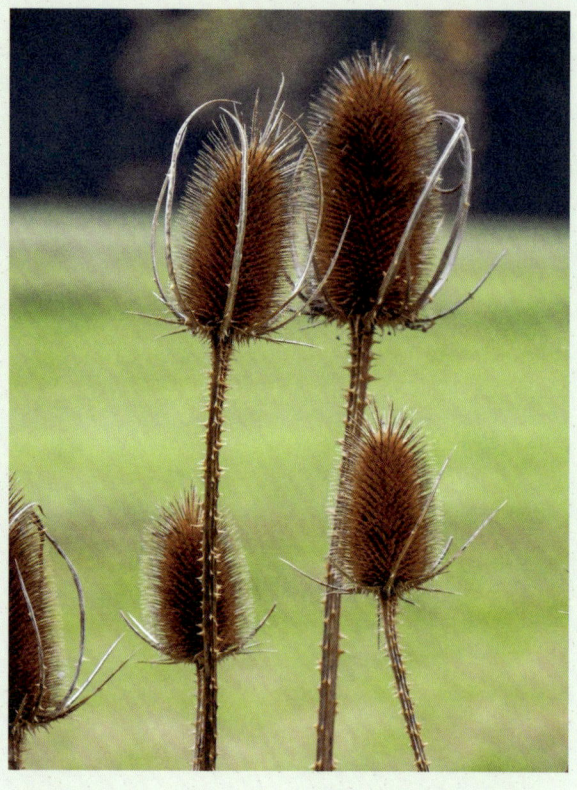

Abgestorbene Pflanzen bieten Insekten im Winter einen Unterschlupf.

So kannst du die Wilde Karde nutzen

Ernte die **Wurzeln**, bevor der Stängel ausgebildet ist und die Pflanze blüht. Die Kardenwurzel ist relativ geruchlos, im Geschmack anfangs leicht süßlich, dann sofort herb. Die Wurzeln werden entweder gewaschen, aufgeschnitten und getrocknet oder in Alkohol eingelegt *(siehe Braunelle-Tinktur Seite 98)*.

Heute werden Zubereitungen aus der Kardenwurzel auch immer wieder als Naturheilmittel bei Borreliose erwähnt. Von einer langjährigen Erfahrung kann man noch nicht berichten, bei Versuchen der Universität Leipzig konnte jedoch ein Effekt der Tinktur auf Borrelien in vitro nachgewiesen werden.

Unreinheiten goodbye!

Zubereitungen **aus** der Kardenwurzel sind leberanregend und blutreinigend. Sie unterstützen den Körper bei der Entgiftung. Dafür kannst du eine Abkochung in Wasser oder Wein oder eine Tinktur einnehmen.

Hautunreinheiten oder Hautausschläge kannst du mit einer Waschung aus Karden-Abkochung oder einer Salbe aus der Kardenwurzel pflegen. Die Kardenwurzel ist auch ein altes Mittel gegen Warzen.

Als Flüssigkeitsquelle; in den Blattachseln sammelt sich reichlich Regenwasser. Nur frisches Regenwasser ist bedenkenlos trinkbar.

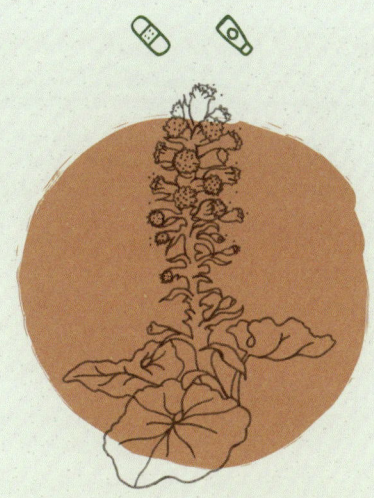

DIE GEWÖHNLICHE PESTWURZ – SETZ DIR DEN SONNENHUT AUF

Lat.: *Petasites hybridus*
Engl.: Common Butterbur

SAMMELN
Blätter: April–August.
Wurzeln: im März oder von September–Oktober

Der botanische Name „Petasites" leitet sich vom griechischen „pétasos" ab, was so viel wie „Regenhut" bedeutet. Die Pflanze fällt durch ihre riesigen Blätter auf, die oft große Flächen bedecken, und durch ihre rötlich gefärbten Blütenstände.

So erkennst du die Gewöhnliche Pestwurz

Wuchs: Die Gewöhnliche Pestwurz ist eine ausdauernde Pflanze. Sie kann 10–120 cm hoch werden.
Blätter: rundlich bis herzförmig, am Rand gezähnt. Ausgewachsene Blätter können bis zu 90 cm breit werden und halten somit den Rekord der größten Blätter unter den heimischen Wildpflanzen. Der Blattstiel ist innen hohl.
Blüte: Der Blütenstand erscheint bereits ab März, er ist von Beginn an rötlich gefärbt. Die traubig angeordneten Röhrenblüten haben einen rötlichen Kelch und weiße Kronblätter.
Wurzel: Der ausdauernde Wurzelstock der Gewöhnlichen Pestwurz ist gelblich und knotig verdickt.

Zum Verwechseln ähnlich!

Ähnliche Blätter hat der Huflattich (*Tussilago farfara*). Seine Blattzähne sind aber an der Spitze schwarz gefärbt und deutlich kleiner als voll entwickelte Blätter der Gewöhnlichen Pestwurz. Das Laub der Großen Klette (*Arctium lappa*) ist ebenfalls ähnlich, jedoch sind Ihre Blätter etwas länglicher. Auch der Rhabarber (*Rheum rhabarbarum*) ähnelt der Pestwurz, aber seine Blätter sind glatt und glänzend. Insgesamt gibt es ca. 15–18 Pestwurz-Arten. In Mitteleuropa sind die Alpen-Pestwurz (*Petasites paradoxus*), die Filzige Pestwurz (*Petasites spurius*) und die Weiße Pestwurz (*Petasites albus*) vertreten. Die Weiße Pestwurz hat kleinere Blätter, deren Stiel innen nicht hohl ist. Sie ist ebenfalls häufig im Wald anzutreffen, aber nur die Gewöhnliche Pestwurz wird als heilkräftig beschrieben.

So kannst du die Gewöhnliche Pestwurz nutzen

Pflück die Blätter und Wurzeln! Die Gewöhnliche Pestwurz findest du auf nassen Wiesen und Waldlichtungen, an Ufern von Flüssen und Bächen. Ihre **Blätter** kannst du in der Zeit von April bis August so gut wie jederzeit ernten. Die **Wurzel** wird entweder zeitig im Frühjahr (März) oder im Herbst von September bis Oktober gegraben.

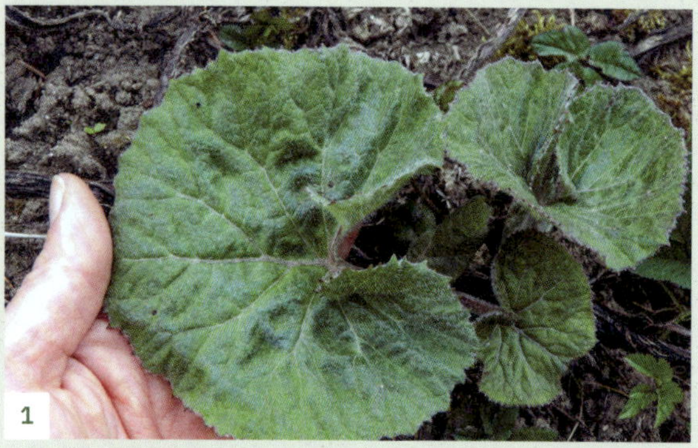

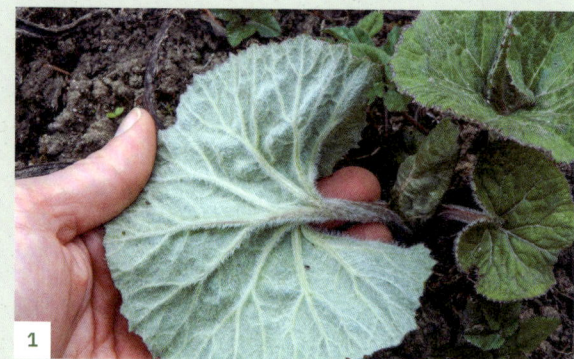

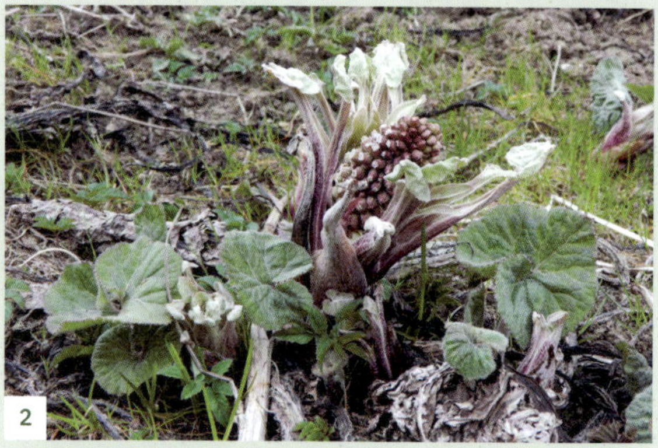

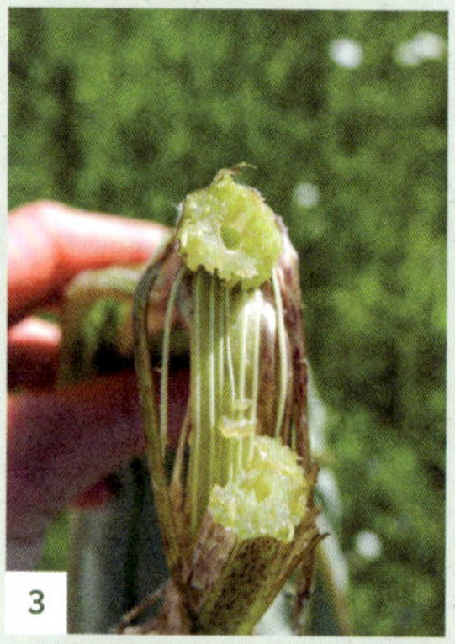

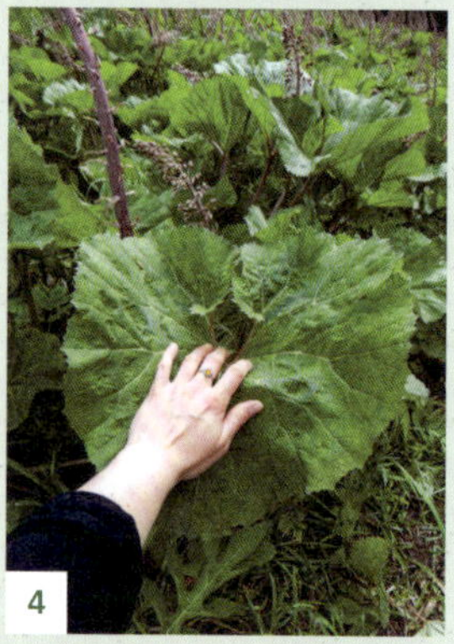

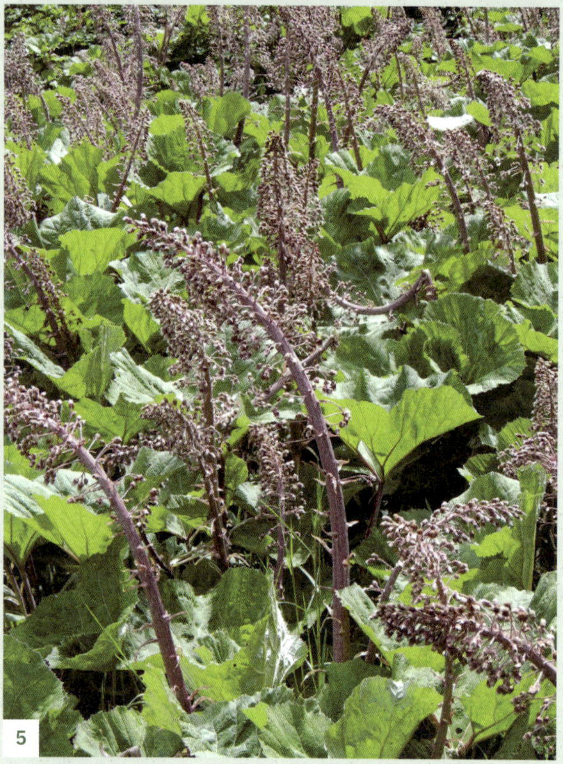

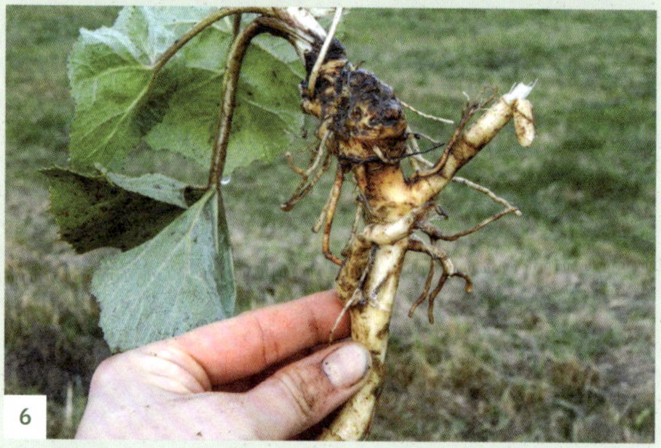

1 Junge Blätter haben eine sattgrüne Blattoberseite und eine behaarte Blattunterseite. Ältere Blätter haben diesen Flaum nicht mehr.
2 Junge Pflanze mit Blättern und Blütenstand im April
3 Der Blattstängel ist innen hohl.
4 Ausgewachsene Blätter im Mai
5 Roter Stängel mit traubig angeordneten weißen Blüten
6 Der gelbliche Wurzelstock

Zum Verwechseln ähnlich!

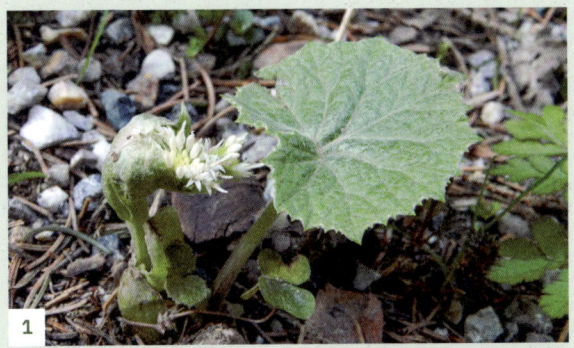

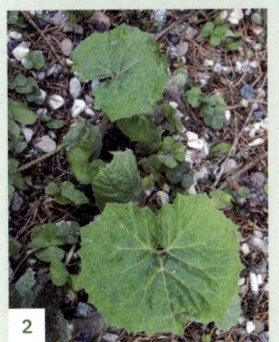

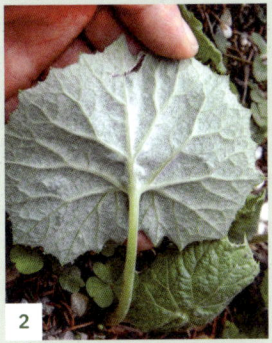

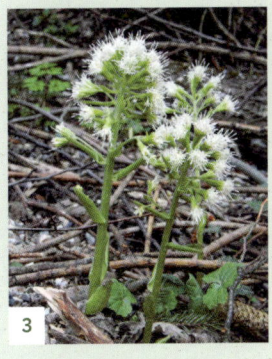

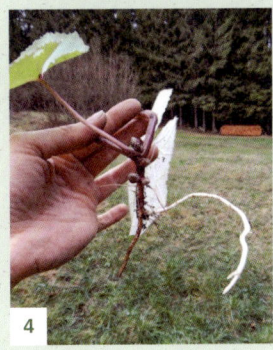

1 Junges Pflänzchen der Weißen Pestwurz
2 Blätter der Weißen Pestwurz sind an der Oberseite grün, an der Unterseite filzig behaart.
3 Weiße Pestwurz zur Blüte im April. Die gesamte Pflanze ist grünlich, ihre Blüten sind weiß und eher kugelig angeordnet. Sie blüht etwas früher als die Gewöhnliche Pestwurz.
4 Die Wurzel der Weißen Pestwurz ist im Gegensatz zur Gewöhnlichen Pestwurz fadenartig und dünn.

Frische, zerquetschte Blätter verschaffen dir Linderung bei Verstauchungen, Verrenkungen, Insektenstichen und Sonnenbrand. Die Pestwurz ist zudem schmerzstillend und krampflösend.

Mit einem öligen Auszug kannst du geschlossene Wunden pflegen, er wirkt durchblutungsfördernd. Pestwurz-Pulver ist auch ein altes Mittel bei eiternden Wunden und geschwollenen Drüsen.

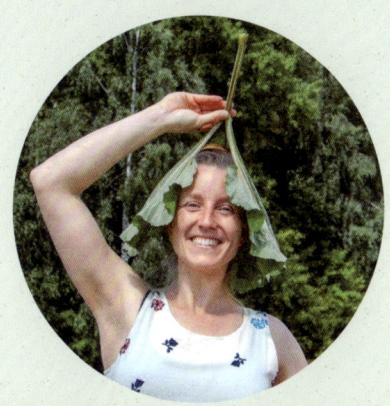

Natural born Sonnenhut!

Der absolute Outdoorhack:

In die großen Blätter können gesammelte Pflanzen oder frische, nicht getrocknete Lebensmittel eingewickelt werden. Als Hut aufgesetzt, bieten die Blätter dir Schutz vor Sonne und Regen. Junge Pestwurz-Blätter mit ihrer wolligen Blattunterseite sind ein verlockendes Outdoor-Klopapier. Wie Funde aus der Bronzezeit belegen, wussten auch unsere Vorfahren die Pestwurz so zu nutzen.

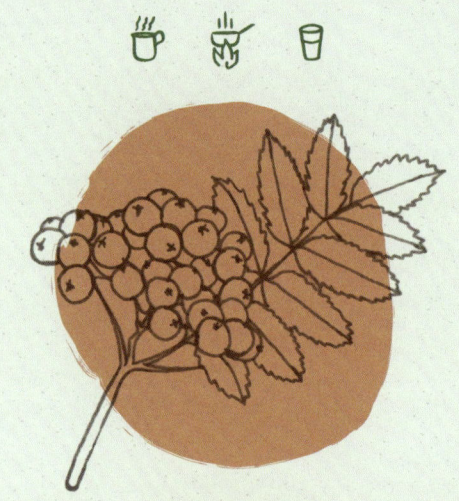

Die Vogelbeere – Feuer und Flamme für deine Abwehrkräfte

Lat.: *Sorbus aucuparia*
Engl.: Rowan

SAMMELN
<u>Blüten:</u> Mai–Juni
<u>Beeren:</u> September–Oktober

Die Vogelbeere oder Eberesche wird von alters her von der Menschheit genutzt, wegen des hohen Vitamin C-Gehaltes ihrer Beeren. Im Spätsommer wirst du wahrscheinlich wegen ihrer leuchtend roten Farbe auf die Vogelbeere aufmerksam. Und vor allem: Vögel lieben diese vitaminreichen Früchte.

So erkennst du die Vogelbeere

Die Vogelbeere ist ein anspruchsloser, oft mehrstämmiger kleiner Baum. Er zählt zu den Rosengewächsen *(Rosaceae)* und wächst an Waldrändern und Böschungen, oft auch auf steinigem Untergrund.

<u>Wuchs:</u> kleinerer, oft mehrstämmiger Baum, Höhe bis 15 m
<u>Rinde:</u> gräulich braune glatte Rinde mit kleinen Vertiefungen (Korkporen)
<u>Blätter:</u> Fiederblätter mit 9–19 Einzelblättern
<u>Blüten:</u> cremeweiße Blüten, erscheinen in Schirmrispen
<u>Früchte:</u> auffällig orangerote Beeren

Zum Verwechseln ähnlich!

Die Vogelbeere sieht jungen Eschen zum Verwechseln ähnlich, die beiden Bäume sind aber nicht verwandt. Eine Züchtung der Vogelbeere, die größere und weniger bittere Früchte hervorbringt, ist die Mährische Eberesche *(Sorbus aucuparia var. moravica)*. Die Gewöhnliche Mehlbeere *(Sorbus aria)* sieht der Vogelbeere zwar ähnlich, ist jedoch anhand der Blätter gut zu unterscheiden. Die Mehlbeere hat keine Fiederblätter. Zum Brotbacken wurden die gemahlen Früchte in Notzeiten früher auch dem Mehl beigemengt, eine breitere Verwendung ist nicht bekannt.

So kannst du die Vogelbeere nutzen

Hauptsächlich sind die **Früchte** interessant. Doch auch die **Blüten** wurden früher in der Volksheilkunde genutzt und in der Blütezeit von Mai bis Juni gepflückt. Wenn du die reifen Früchte von August bis Oktober pflücken willst, musst du schnell sein, denn Vögel lieben diese Früchte. Sie enthalten viel Vitamin C und Vitamin A und wirken adstringierend. Sie unterstützen das Immunsystem und stärken die Verdauung. Genau richtig für den Herbst. Wenn die Tage wieder kürzer und die Nächte frischer werden, bahnen sich die ersten Erkältungen an. Die Volksheilkunde verwendet die frischen Früchte oder gekochte Zubereitungen daraus. Genauso werden die Blüten frisch verarbeitet und nicht getrocknet.

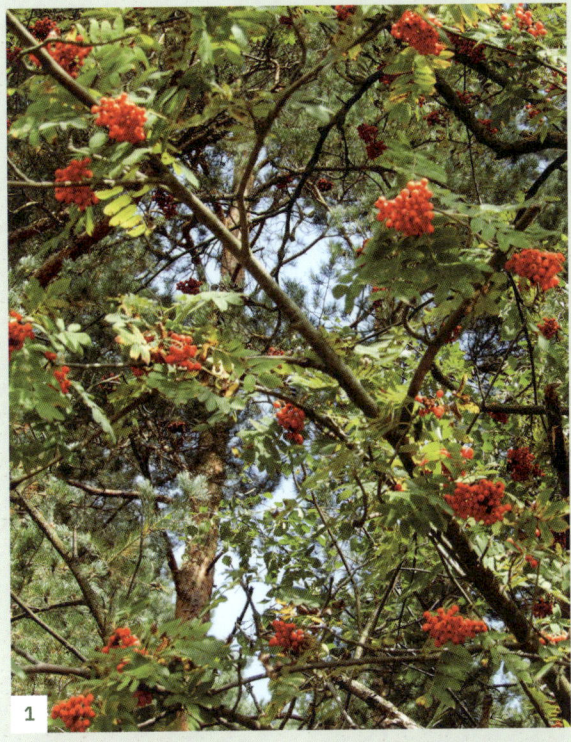
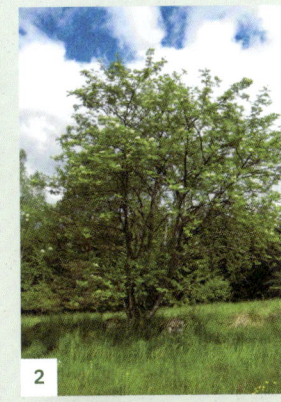
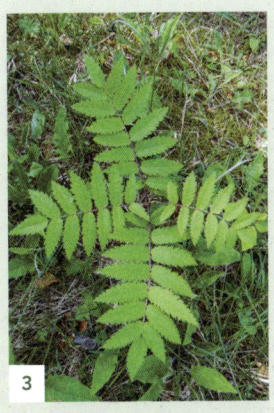
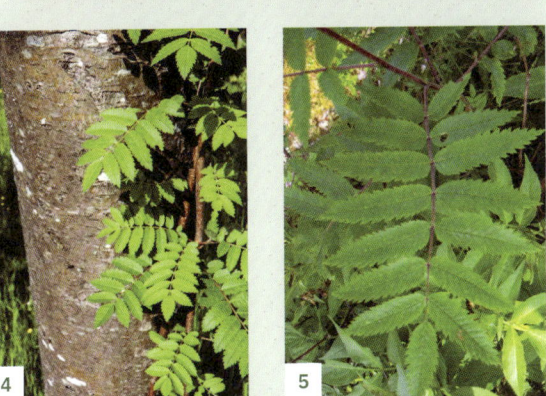
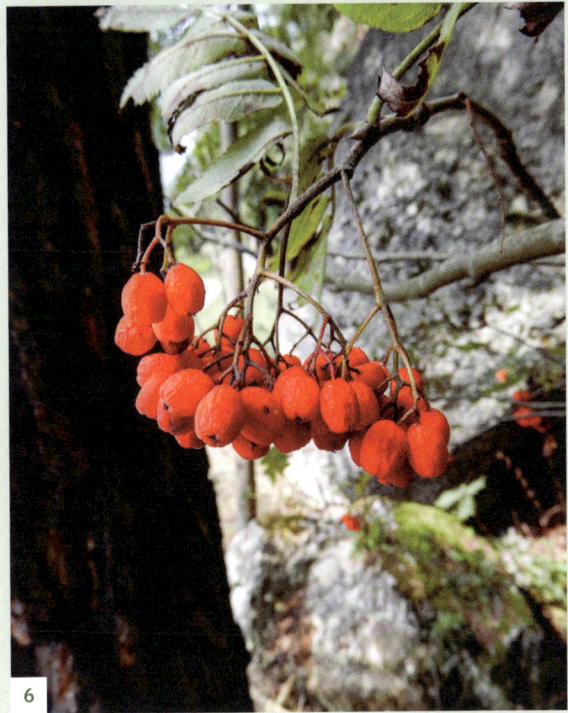
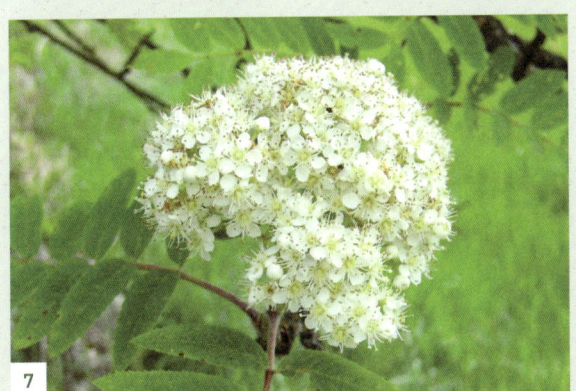

HEILKRAFT TO GO: GESUNDE MITBRINGSEL AUS DEM WALD

1 Die Vogelbeere besticht im Spätsommer mit ihren feuerroten Beeren.
2 Blühende Vogelbeere im Mai
3 Junges Pflänzchen der Vogelbeere
4 Gräulich-braune, glatte Borke
5 Fiederblätter mit vielen Einzelblättern
6 Orange- bis feuerrote Früchte
7 Cremeweiße schirmförmige Blüten

Wegen des hohen Gehalts an Parasorbinsäure, welche magenreizend wirkt, müssen die Beeren vor dem Verzehr mindesten 2–3 Minuten gekocht werden. Durch Hitze zerfällt dieser Stoff.

Abwehrstark und voller Antrieb!

Ein Tee aus den frischen Blüten oder Früchten ist ein Mittel gegen Husten, Magen- und Darmbeschwerden, Völlegefühl und Verstopfung.

Die Vogelbeeren kannst du zu Kompott, Mus oder Marmelade verarbeiten – auch am Lagerfeuer. Die Früchte schmecken stark bitter und fruchtig-säuerlich. Mit Äpfeln gemischt schmecken sie viel besser.

Ein Likör gefällig? Die Früchte können zu Schnaps und Likören verarbeitet werden. Ein Gläschen schmeckt besonders gut nach einem reichhaltigen Essen.

Mach was draus: Vogelbeeren-Rezepte

Vogelbeeren-Marmelade

Du brauchst:
500 g Vogelbeeren
100 ml Wasser
500 g Zucker

SO GEHT'S:
Beeren mit wenig Wasser kurz köcheln lassen, dann passieren. 500 g der passierten Masse abwiegen und mit dem Zucker aufkochen. Heiß in sterilisierte Gläser füllen. Wen die kleinen Kerne nicht stören, der kann die Beeren, anstatt sie zu passieren, mit einem Mixstab zerkleinern. Wem der Geschmack der reinen Vogelbeeren zu intensiv ist, kann die Vogelbeeren zur Hälfte durch geriebenen Apfel ersetzen. Diese Marmelade schmeckt wie Preiselbeeren gut zu herzhaften Speisen.

Vogelbeeren-Apfelmus

Vogelbeeren und Äpfel zu gleichen Teilen in einen Topf mit etwas Wasser geben und kurz köcheln lassen. Dann passieren oder pürieren und mit Zucker oder Honig süßen.

Vogelbeeren-Likör

Du brauchst:
300 g Vogelbeeren
100 g Zucker oder Honig
500 ml Hochprozentiger Trinkalkohol
(Korn oder Rum)
2 Zimtstangen
5 Gewürznelken

SO GEHT'S:
Ein 1-l-Glasgefäß zur Hälfte mit den Vogelbeeren befüllen. Mit Zucker oder Honig leicht zerstampfen und über Nacht stehen lassen. Am nächsten Tag mit dem Schnaps auffüllen, nach Belieben Zimtstangen und Gewürznelken hinzufügen, verschließen und ca. drei Monate am Fensterbrett stehen lassen. Während dieser Zeit regelmäßig schütteln. Danach in Flaschen abseihen und dunkel lagern.

Rascher Kick für zwischendurch:

Ich liebe es, im Herbst ein paar rohe Früchte der Vogelbeere zu naschen. Allerdings nicht mehr als 2–3 Beeren. Ich fühle mich dadurch schnell erfrischt und energiegeladen.

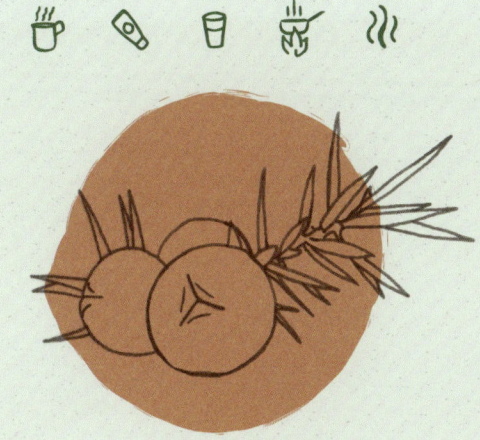

DER GEMEINE WACHOLDER – BEWAHRT DEINE LEBENSFRISCHE

Lat.: *Juniperus communis*
Engl.: Juniper

Der Gemeine Wacholder steht in Österreich, Deutschland und der Schweiz auf der Roten Liste gefährdeter Pflanzen, er kommt regional unterschiedlich häufig vor. Es dürfen aber Pflanzenteile gesammelt werden, wenn dem Baum dadurch kein Schaden entsteht, z. B. Beeren, Nadeln und sich abschälende Rinde.

SAMMELN

Nadeln: das ganze Jahr über
Beeren: ab Oktober
Rinde: das ganze Jahr über

„Vor dem Holunder sollst du den Hut ziehen und vor dem Wacholder niederknien." So lautet ein altes Sprichwort, das vielen älteren Menschen, die ich nach dem Wacholder befrage, wie aus der Pistole geschossen über die Lippen kommt. Warum bloß diese Ehrfurcht? Erst nachdem ich ihn selbst gefunden hatte, verstand ich es. Der Wacholder hat eine mächtige Ausstrahlung.

So erkennst du den Gemeinen Wacholder

Wacholder gehören zu den Zypressengewächsen (*Cupressaceae*) und somit zu den Nadelbäumen. Der Gemeine Wacholder bevorzugt trockene Standorte wie etwa Heiden oder das Unterholz lichter Wälder. Offene Brachflächen mag er am liebsten. Da es solche nur noch in geringer Zahl gibt, ist auch der Wacholder selten geworden. Er ist zweihäusig, das heißt, es gibt männliche und weibliche Pflanzen. Männliche Exemplare blühen gelblich, man kann sie in der Blütezeit im April erkennen. Weibliche Pflanzen haben sehr kleine grünliche Blüten. Aus ihnen entwickeln sich die Beeren, von denen man manche im Oktober pflücken kann. Eine Beere kann 2–3 Jahre bis zur Reife brauchen. Auf einem Wacholderbaum gibt es immer gleichzeitig reife und unreife Beeren. Botanisch korrekt handelt es sich bei den Beeren um Zapfen.

Wuchs: In der Wuchshöhe können Wacholder variieren. Es gibt Exemplare, die nur 0,5 m hoch werden, z. B. im schattigen Wald, andere erreichen über 10 m.
Rinde: graubraun bis dunkelbraun. Es lösen sich längliche Streifen davon ab.
Nadeln: spitz und stechend, an der Oberseite gräulich-grün bis blaugrau, an der Unterseite sattgrün. Es stehen immer drei Nadeln um den Zweig herum angeordnet zusammen.
Beeren: Reife Beeren sind dunkelviolett und ca. 5 mm im Durchmesser. Wenn man einen genauen Blick auf die Beeren wirft, kann man einen dreistrahligen geschlossenen Spalt am Beerenscheitel erkennen.

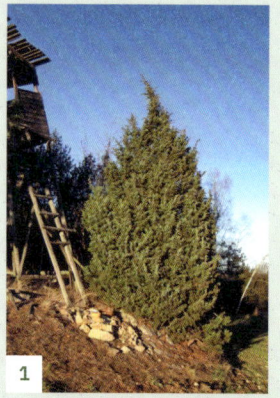
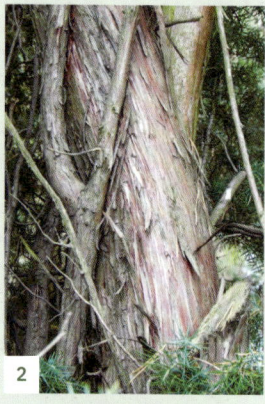
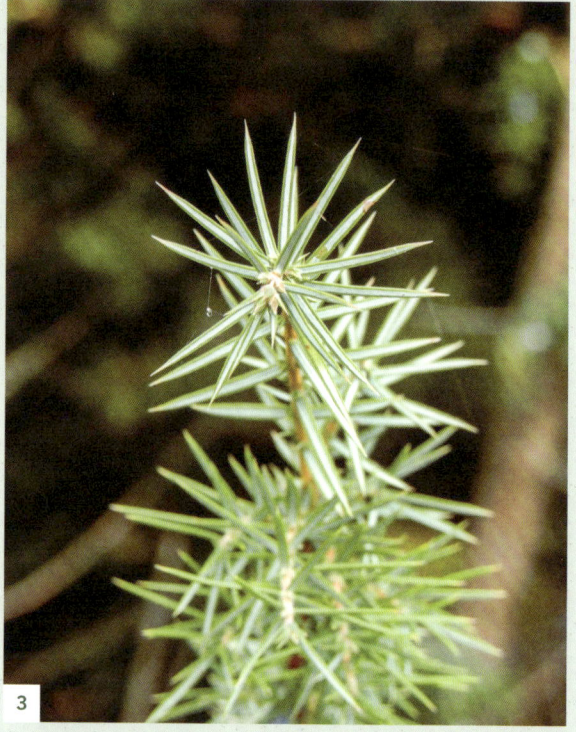
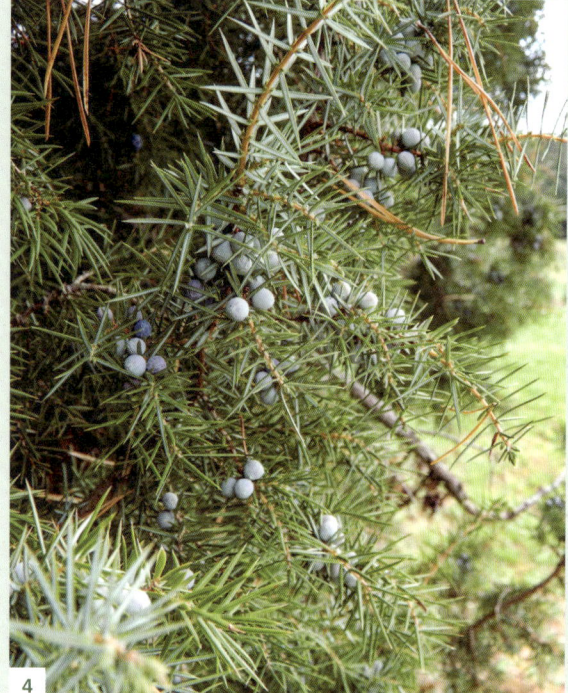
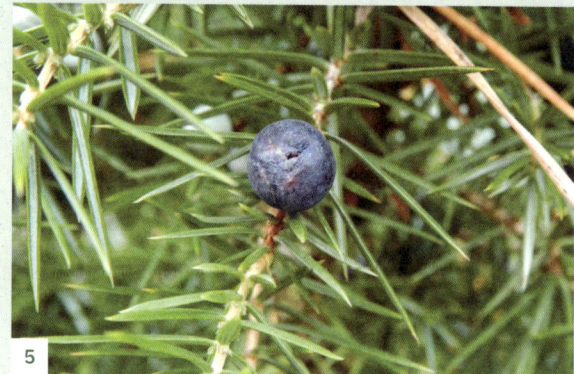
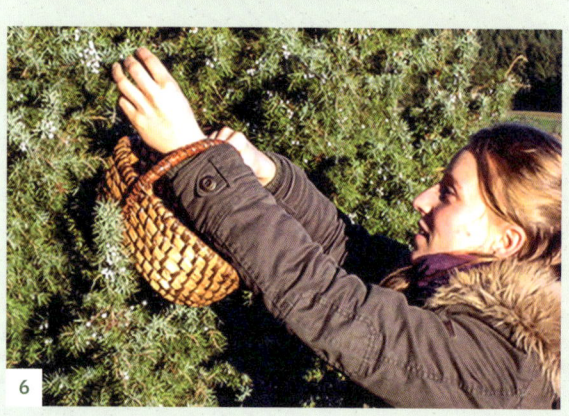

1 Eine außerordentliche Wildpflanze: der Gemeine Wacholder
2 Von der gräulich-braunen Rinde lösen sich längliche Streifen ab.
3 Die spitzen Nadeln stehen zu dritt um den Zweig. Die graue Farbe kommt von dem Wachsstreifen an der Oberseite der Nadeln.
4 Reife und unreife Beeren auf einem Wacholderzweig.
5 Die Beeren haben einen dreistrahligen Spalt.
6 Achtung beim Sammeln der Beeren! Die Wacholdernadeln sind sehr spitz.

Zum Verwechseln ähnlich!

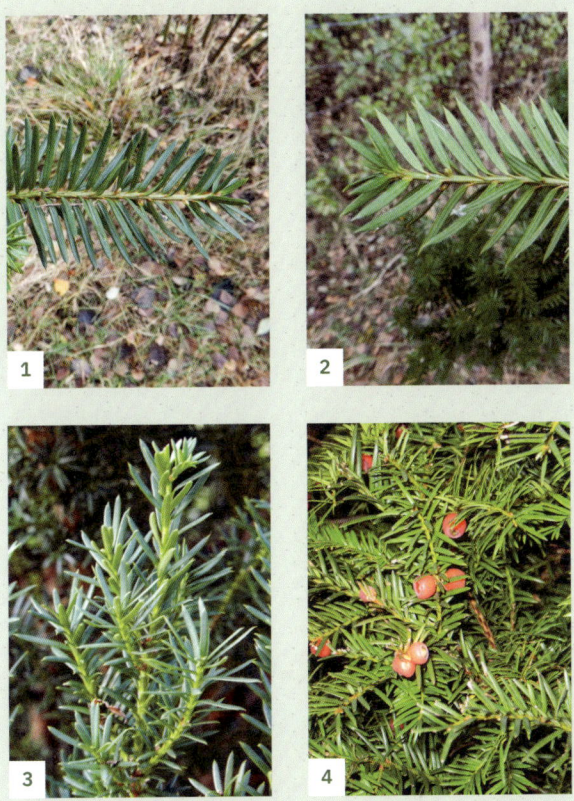

1 Gegenständig angeordnete Eibennadeln an den Seitenzweigen; dunkelgrüne Oberseite
2 Hellgrüne Unterseite
3 Spiralförmig angeordnete Nadeln an den Leittrieben der Eibe
4 Rote Eibenfrüchte

Zum Verwechseln ähnlich!

Tödlich kann eine Verwechslung mit der giftigen Eibe *(Taxus baccata)* sein. Sie kann dem Gemeinen Wacholder im Wuchs auffallend ähneln. Alle ihre Pflanzenteile, mit Ausnahme des roten Samenmantels, sind tödlich giftig. Da der Kern ebenfalls giftig ist, ist auch vom Verzehr der Früchte dringend abzuraten! Das markanteste Unterscheidungsmerkmal sind die roten Beeren, welche jedoch nur auf ausgewachsenen weiblichen Pflanzen zu finden sind. Der Stamm der Eibe ist rötlich braun, wie beim Wacholder lösen sich längliche Streifen von der Rinde ab. Die Farbe und Anordnung der Nadeln unterscheiden sich aber deutlich vom Wacholder. Die Nadeln der Eibe sind an der Oberseite dunkelgrün und glänzend, an der Unterseite hell- oder olivgrün. Sie sind weich, biegsam und spitz.

So kannst du den Gemeinen Wacholder nutzen

Wacholdernadeln können das gesamte Jahr über geerntet werden. Der Zeitraum von April bis Ende Juli ist laut Überlieferung für die Ernte am günstigsten. Die **Beeren** werden im Oktober reif. Entweder du pflückst Beere für Beere oder du breitest am Boden ein Tuch aus und schüttelst den Baum. Dabei fallen jedoch auch unreife Beeren ab, die aussortiert werden müssen. Nach der Ernte breitest du die Wacholderbeeren an einem schattigen und luftigen Ort aus und lässt sie langsam trocknen. Auf keinen Fall soll dabei künstliche Wärme zugeführt werden.

Wacholderbeeren haben einen aromatischen, balsamischen Duft und Geschmack. Sie enthalten Harze, Fette, Zucker, viele Bitterstoffe und ätherische Öle, deren Anteile je nach Standort variieren können. Frische und reife Beeren schmecken etwas süßlich. Qualitativ hochwertige Wacholderbeeren sind blauviolett, weich und haben eine vorwiegend glatte, glänzende Haut. Die Beeren kannst du entweder für Tee verwenden oder pur kauen (max. 5 Stück pro Tag). Wenn man die Beeren kurz vor der Verwendung quetscht, entfalten sie ihr Aroma am besten.

<u>Achtung:</u> Mit der Dosierung der Wacholderbeeren-Zubereitungen solltest du es nicht übertreiben. Eine lange Anwendung oder größere Mengen können die Nieren reizen. Bei Nierenleiden oder in der Schwangerschaft solltest du auf Kuren mit Wacholderbeeren verzichten!

Wacholderbeeren machen dich unschlagbar!

☕ Tee aus Wacholderbeeren unterstützt bei Husten und Erkältungen, Magen-Darm-Beschwerden und schützt vor Ansteckung. Also: Wacholderbeeren kauen bei Völlegefühl, Verstopfung und Blähungen. Sie reinigen Magen und Darm von unerwünschten Keimen und regen die Leber-, Nieren- und Blasentätigkeit an. Die Beeren sind entwässernd und stoffwechselanregend, das unterstützt körpereigene Reinigungsprozesse. Wacholderbeeren fördern die Ausscheidung von Harnsäure, daher werden sie bei Gelenksschmerzen und Krämpfen eingesetzt. Sie regen den Kreislauf und die Durchblutung der Unterleibsorgane an.

🏷 Zur Linderung von Hautunreinheiten und Ekzemen kannst du den Tee aus Wacholderbeeren trinken und äußerlich für Waschungen verwenden. Ein Vollbad oder Fußbad mit Wacholdernadeln regt den Kreislauf an *(siehe Birkenblätterbad, Seite 95)*.

🥛 Bei Husten und Erkältung leistet Wacholderbeerensirup gute Dienste. Wacholderbeeren werden auch vergoren und destilliert. Wacholderschnaps kennt man in Großbritannien unter dem Namen Gin, in Deutschland heißt er Genever oder Steinhäger.

Ein Aroma mit Zauberkraft

☕ Genieße deinen Lagerfeuertee aus den Beeren, der Rinde oder den Nadeln! Wacholderbeeren kannst du frisch oder auch in getrockneter Form, ganz oder gemahlen verwenden. Zur Konservierung von Lebensmitteln bediente man sich früher oft der Beeren und fügte sie dem Sauerkraut bei oder der Salzmischung, in die Fleisch zum Räuchern eingelegt wird.

Als der Wacholder noch häufiger vorkam, legte man auch sein Holz zum Räuchern von Fleisch und Würsten ins Feuer.

༄ Zum Räuchern kannst du die Beeren, die Nadeln oder die Rinde verwenden. Die Beeren sind am einfachsten erhältlich und haben einen süßlichen Duft. Eine Räucherung mit Wacholder hat eine reinigende, klärende und beruhigende Wirkung. Wacholderrauch erdet und öffnet das Tor zur Ahnenwelt. Er eignet sich für Meditationen in Phasen, in denen man nach Sicherheit und Führung sucht. Das ätherische Wacholder-Öl wirkt entkrampfend, es lindert Nervosität und Kopfschmerzen. Wenn ich verkühlt bin, trage ich gerne ein Fläschchen Wacholder-Öl bei mir und schnuppere regelmäßig daran.

Würziges Beerchen:

Als Kind habe ich es gar nicht gemocht, wenn irgendwelche Speisen mit Wacholderbeeren gewürzt waren. Heute finde ich, sie schmecken köstlich. Ich kaue sogar gelegentlich die ein oder andere Beere pur.

Mach was draus:
Wacholderbeeren-Rezepte

Wacholderbeeren-Tee

Du brauchst:
3 Wacholderbeeren
200 ml heißes Wasser

SO GEHT'S:
Für eine Tasse Tee übergießt du die Wacholderbeeren mit dem heißen Wasser und lässt ihn 5–10 Minuten ziehen.

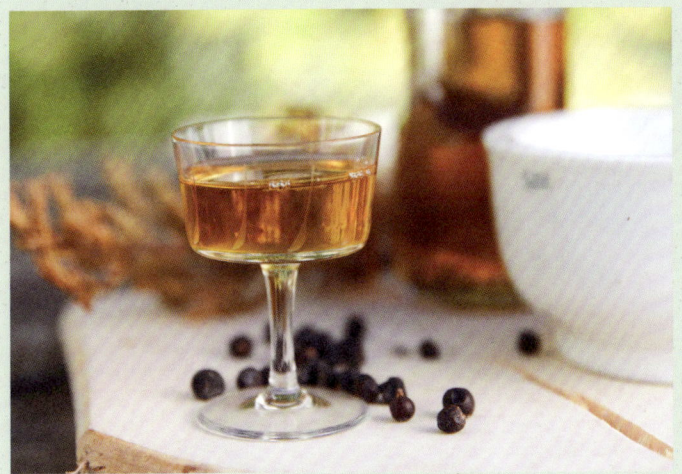

Der Sirup ist auch stoffwechselanregend, was eine rasche Genesung unterstützt. Nimm den Sirup esslöffelweise ein.

Wacholderbeeren-Sirup

Du brauchst:
1 l Wasser
100 g Wacholderbeeren
1 kg Zucker

SO GEHT'S:
Das Wasser in einem Topf zum Kochen bringen. Die Wacholderbeeren mit dem Mörser zerstoßen und in das kochende Wasser geben. Den Topf vom Herd nehmen und die Beeren über Nacht darin ziehen lassen. Den Auszug am nächsten Tag noch einmal aufkochen und ca. 10 Minuten köcheln lassen.

Auf Sommerfrische mit dem Wacholder:

Dieser Sirup ist nicht nur ein guter Hustensaft, sondern verdünnt mit Wasser auch ein fabelhaftes Erfrischungsgetränk im Sommer.

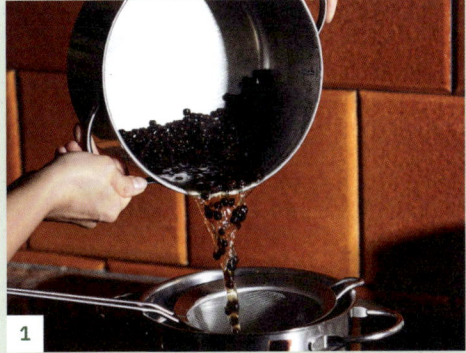

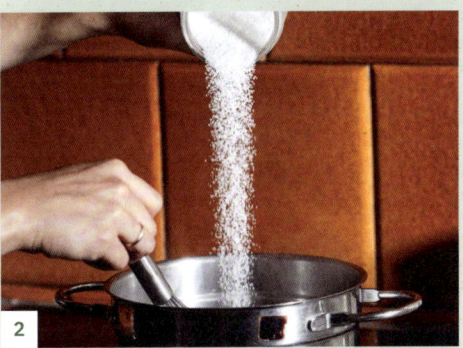

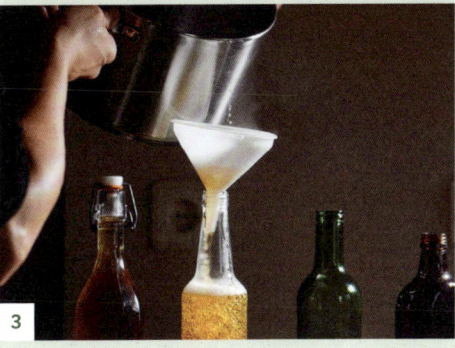

1. Den Sud in einen zweiten Topf durch ein Sieb abseihen.
2. Den Zucker hinzufügen und mit einem Schneebesen verrühren. Den Sirup 30–90 Minuten unter gelegentlichem Rühren einkochen lassen.
3. Den Sirup heiß in Flaschen abfüllen und sofort verschließen. Er ist stoffwechselanregend, was eine rasche Genesung unterstützt. Nimm den Sirup esslöffelweise ein.

RUHE PUR MIT DUFTENDEN PFLANZEN: WENN PROBLEME MIT DEM RAUCH VERSCHWINDEN ...

Das Räuchern vereint Entspannung, energetische Reinigung und ein uraltes Ritual in sich.

Beim Räuchern wird mit dem Aroma die „Pflanzenenergie", der „Pflanzengeist" freigesetzt. Jede Pflanze und jedes Räuchermaterial hat eine eigene Ausstrahlung und Eigenschaften, die durch das Verbrennen auf der glühenden Kohle ihre Wirkung entfalten. Das Aroma der Pflanze wirkt auf materieller und geistiger Ebene. Unser Geruchssinn ist eng mit unserem Gefühlszentrum im Gehirn, dem Limbischen System, verbunden. So können Düfte Gefühle hervorrufen, uns in andere Situationen zurückversetzen, unsere Konzentration schärfen und uns beim Entspannen helfen.

Gefühlsknödel ade

Manchmal fühle ich mich überrollt, von meinen eigenen Gefühlen oder von Erlebnissen. Dann verstehe ich teilweise nicht, wie sich bloß dieser undurchsichtige „Gefühlsknödel" in mir bilden konnte. Ich habe das Gefühl, dass nicht immer alles, was ich spüre, meine eigenen Empfindungen sind. Lange Zeit versuchte ich, mir dieses Phänomen analytisch zu erklären, doch richtig loslassen konnte ich damit nie. Wer hätte gedacht, dass es einfach nur Feuer und Pflanzenrauch von den unscheinbarsten Kräutern für mich braucht?

Räuchern zum Runterkommen

Räuchern ist für mich ein beruhigendes Ritual. Ich lege mir die Räucherschale, ein Stück Räucherkohle, einen Mörser, Räucherwerk und eine Räucherfeder zurecht – allein das bringt Entschleunigung. Ich entzünde die knisternde Räucherkohle, lege sie in die Räucherschale und warte, bis sie vollständig durchgeglüht ist. Ich nehme etwas Räucherwerk aus dem Behälter und stoße es mit dem Mörser an. Dann lege ich es auf die Kohle. Sofort steigt duftender Rauch auf. Ich werde immer ruhiger, ich sehe die tanzenden Wirbel im Rauch, meine Aufmerksamkeit liegt ganz bei der Räucherschale. Es scheint, als nehme der Rauch das nervige (und eigentlich oft lächerliche) Alltagsdrama ganz einfach mit. Ohne dass ich viel dazu beitragen muss, außer loszulassen.

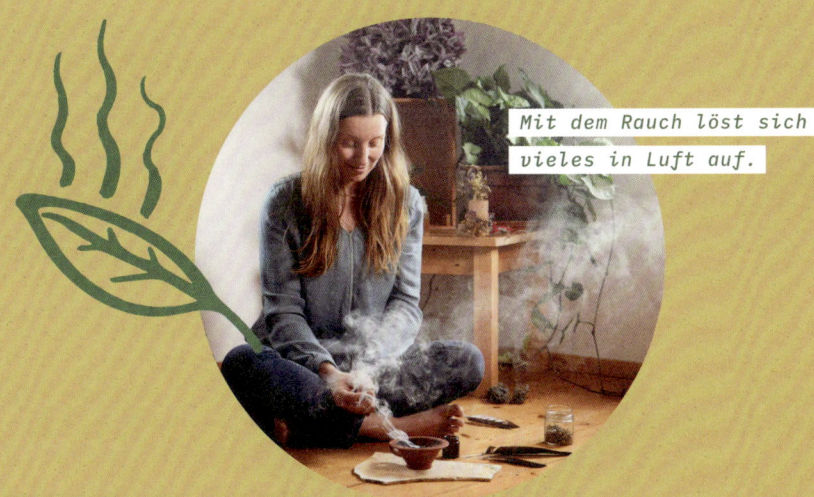

Mit dem Rauch löst sich vieles in Luft auf.

Das brauchst du:
- Eine Räucherschale, bodenbedeckt mit Sand, Kies oder Steinen gefüllt.
- Räucherkohle
- Räucherwerk
- Eine Feder, mit der du den Rauch im Raum verteilen kannst. Der Federschaft eignet sich auch gut zum Hantieren mit der Glut.

SO GEHT'S:
Räucherkohle anzünden und mit dem Grübchen nach oben in die Räucherschale legen. Vollständig durchglühen lassen. So lange warten, bis die Kohle vollständig weiß glüht. Jetzt kannst du das Räucherwerk in das Grübchen der Räucherkohle legen. Sobald Rauch aufsteigt, kannst du deine Räucherung starten.

Womit du räuchern kannst

Pflanze	Pflanzenteil	Seite
Birke	Knospe, Rinde	91
Engelwurz	Wurzel	102
Fichte	Harz, Nadeln	108
Wacholder	Beeren, Nadeln, Rinde	125

Jede Räucherung klärt und reinigt Energien. Zusätzlich hat jede Räucherpflanze ihr eigenes Wirkungsspektrum. Genaueres ist in den jeweiligen Kapiteln der Pflanzenbeschreibungen nachzulesen.

Du hast Lust auf ein Räucherritual draußen in der Natur? Dann lies weiter auf *Seite 79*.

WAS DER WALD DIR GIBT? – WAS DU DEM WALD GEBEN KANNST!

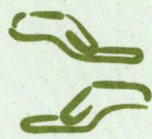

Jedes indigene Volk, das im Kreislauf der Natur lebt, weiß, dass in der Natur ein empfindliches Gleichgewicht zwischen Geben und Nehmen herrscht. Ein Ökosystem bleibt dann gesund und produktiv, wenn die vorliegenden Bedingungen gar nicht bis wenig verändert werden, oder Veränderungen langsam passieren. Die Natur muss respektiert und umsorgt werden, damit sie uns immer wieder Früchte schenkt.

Was also kannst du neben deiner Naturliebe und Naturverbundenheit für die Natur tun? Das größte Geschenk, das man der Natur machen kann, ist vermutlich, nicht zu viel zu nehmen. Klingt doch einfach, oder? Ein paar Dinge gehören auf meine Nicht-vergessen-Liste:

× *Weniger ist eben doch mehr: Nimm nur, was du brauchst und verschwende nichts.* Das gilt für Gesammeltes aus Wald und Wiese, es kommt aber auch der Natur zugute, wenn du diesen Grundsatz ebenso bei Konsumgütern anwendest.
× *Die Natur ist richtig großzügig: Sei dankbar für das, was du bekommst.* Ob es frische Waldluft, die wärmenden Sonnenstrahlen auf deiner Haut, der Regen als frisches Wasser, gesammelte Heilkräuter oder eine faszinierende Entdeckung in der Natur ist.
× *Ab in die Tonne: Sammle Müll.* Wenn ich in der Natur unterwegs bin, habe ich ein Säckchen für Müll dabei. Wo auch immer Menschen leben, gibt es Müll. Auch auf Feldwegen und mitten im Wald kommt es leider immer wieder vor, dass ich etwas finde, das entweder der Wind dorthin verfrachtet hat oder der Mensch respektlos entsorgt hat: Kunststoffmüll in unterschiedlichsten Varianten, Zigarettenstummel, Blechdosen, zerbrochene Glasflaschen, manchmal sogar die Überreste von Fahrrädern und Kochgeschirr, sie alle wandern dann mit zu mir nach Hause in die Mülltonne oder ins Altstoffsammelzentrum/auf den Wertstoffhof.
× *Greif dem Wald unter die Äste: Unterstütze lokale Naturschutzprojekte.* In unserer Gegend gibt es beispielsweise jedes Frühjahr gemeindeübergreifende Müllsammelaktionen. Die Arbeit lokaler Naturschutz- und -pflegevereine, die Aktionen zum Erhalt und zur Pflege natürlicher Lebensräume durchführen, finde ich wertvoll. Solche Vereine kannst du entweder finanziell unterstützen oder beitreten und bei Aktionen mitmachen. In Österreich gibt es z. B. die Biotopschutzgruppe H.A.L.M., die unter anderem mit gemeinsamen Mähaktionen Naturwiesen pflegt, wodurch sich Wildpflanzenbestände wieder erholen können. Das Netzwerk REWISA vereint Fachbetriebe, die sich für die Neuanlage von Blühflächen mit Wildpflanzen einsetzen. Der Naturschutzbund betreibt landesweite Projekte und Aktionen dieser Art. Auch lokale Waldpflegevereine

unterstützen Waldbesitzer dabei, die Balance zwischen Wirtschaftlichkeit und Nachhaltigkeit zu wahren. In Deutschland sind beispielsweise NABU (Naturschutzbund Deutschland), BUND oder die SDW (Schutzgemeinschaft Deutscher Wald) zu nennen.

× *Kleinkariert? – Kleinstrukturiert! Fördere die kleinstrukturierte Landwirtschaft.* Sie gibt mehr auf natürliche Lebensräume acht als die industrialisierte Landwirtschaft. Dafür kannst du beispielsweise bei bäuerlichen Direktvermarktern einkaufen, in Bauernläden, auf Bauernmärkten oder in Onlineshops der Landwirte. Mittlerweile gibt es auch schon digitale Bauernmärkte. Qualitativ hochwertige Lebensmittel wirken sich direkt auf dein Wohlbefinden aus und der Konsum regionaler Lebensmittel, die umweltschonend produziert wurden, wirkt sich direkt auf die Umwelt aus. Nebenbei organisiere ich einen monatlichen Regionalmarkt in meiner Heimatgemeinde. Die Landwirte zu kennen und zu erleben, wie hoch Lebensmittel aus bäuerlicher Erzeugung auch in der ländlichen Region geschätzt werden, macht mich froh.

× *Selbermacher: Schaffe Lebensraum für die wilde Natur.* Steht dir eine Fläche zur Verfügung? Ein Balkon, ein Garten, vielleicht sogar eine Wiese oder ein Wald? Diese Fläche kannst du bewusst einsetzen, um Wildpflanzen, Insekten und Wildtieren einen Lebensraum zu schaffen. Auch die Vogelwelt und die Kleinsäugetiere profitieren davon. Du kannst Blühmischungen aus heimischen Wildpflanzen ansähen oder Wildobsthecken pflanzen, deren Blüten Insekten mit Nektar und deren Früchte Vögel mit Winternahrung versorgen. Im Wald kannst du Nistkästen für Vögel aufhängen. Denk daran, sie gehören jährlich gesäubert.

× *Waldfieber: Stecke andere Menschen an.* Du liebst die Natur und möchtest sie pflegen, erhalten und schützen? Dann gehe mit gutem Beispiel voran. Finde deinen Weg, wie du in deiner Umgebung natürliche Lebensräume schützen kannst. Und dann: erzähle davon. Vielleicht findest du Gleichgesinnte und der Kreis wird größer.

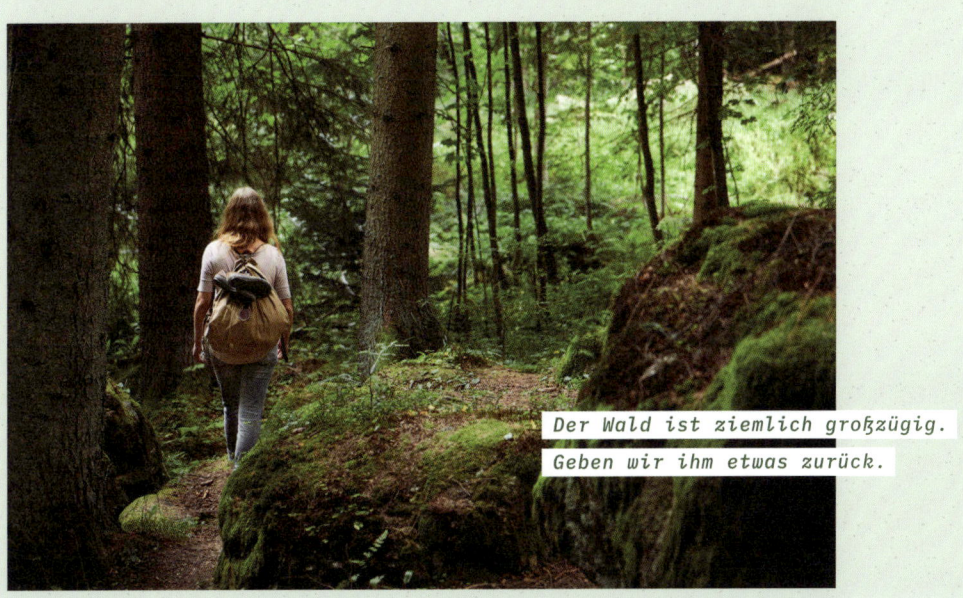

Der Wald ist ziemlich großzügig. Geben wir ihm etwas zurück.

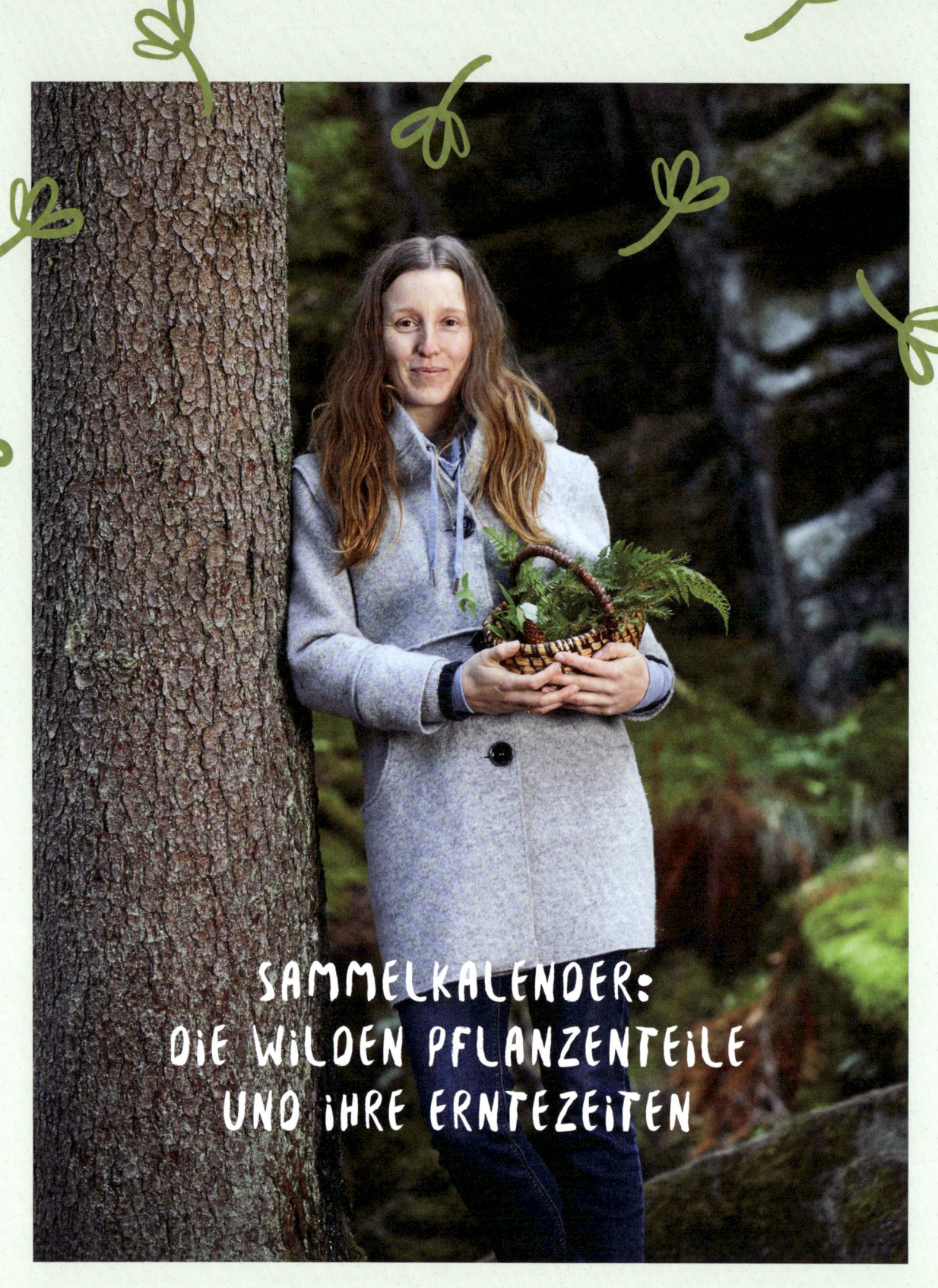

Pflanze	Pflanzenteil	Sammelzeit	Seite
Birke	Saft	Februar–März, bevor die Blätter austreiben	91
	Knospen	März–April	
	Blätter	Mai–Juli	
	Rinde	gesamtes Jahr	
Braunelle	Blühendes Kraut	Juni–September	97
Ehrenpreis	Blühendes Kraut	Mai–August	99
Engelwurz	Blätter	April–Juli	102
	Blüten	Juli–August	
	Samen	August–November	
	Wurzel	Oktober–November oder Februar–März	
Fichte	Wipferln	April–Mai	108
	Nadeln	gesamtes Jahr	
	Harz	gesamtes Jahr	
Kriechender Günsel	Blühendes Kraut	April–Juli	114
Karde	Wurzeln	September–Oktober des ersten Jahres, Februar–März des zweiten Jahres	116
Pestwurz	Blätter	April–August	119
	Wurzel	März oder September–Oktober	
Vogelbeere	Blüten	Mai–Juni	122
	Beeren	August–Oktober	
Wacholder	Nadeln	gesamtes Jahr	125
	Beeren	ab Oktober	
	Rinde	gesamtes Jahr	

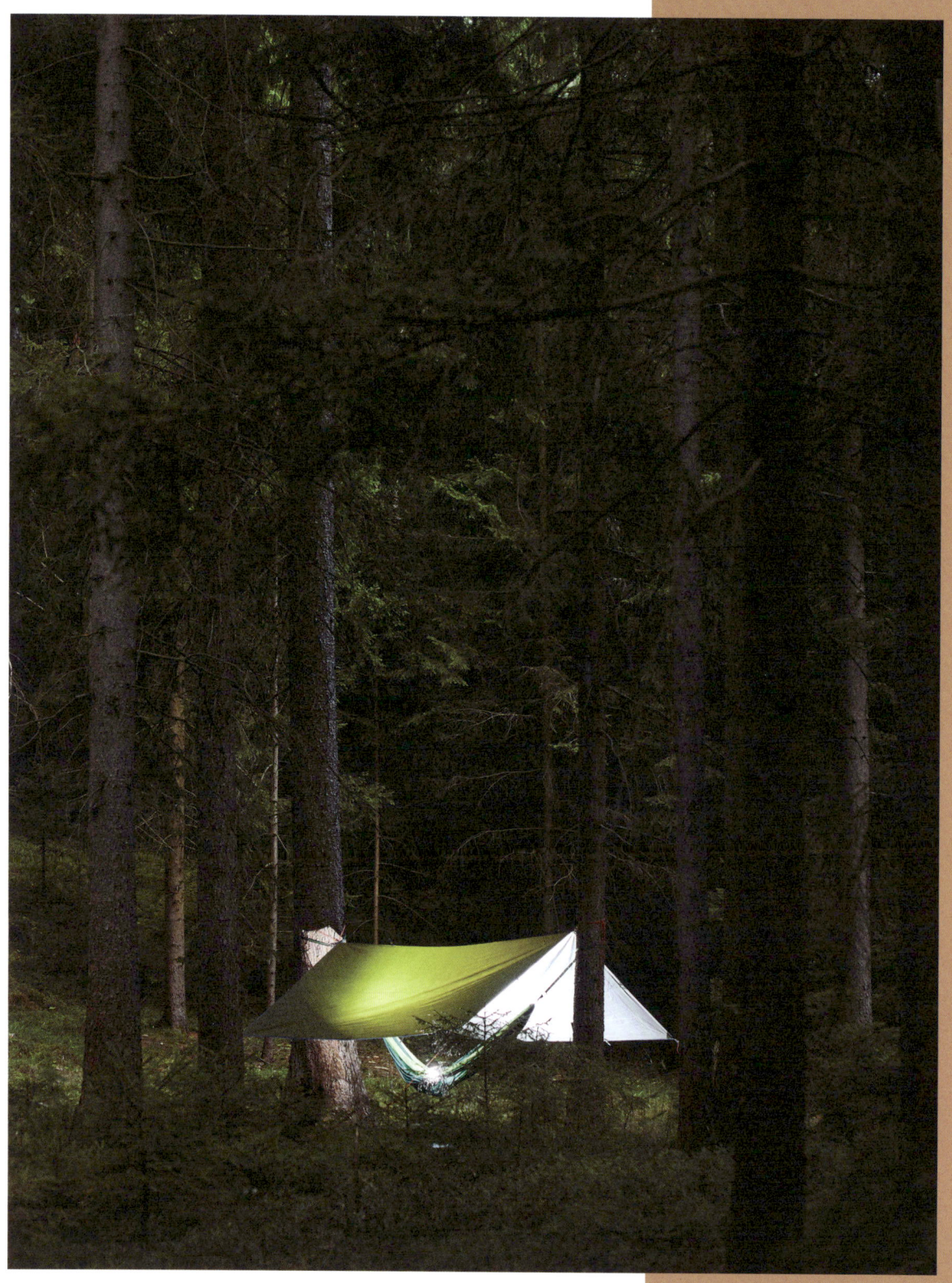

I'M A SURVIVOR: DAS ECHTE LEBEN WARTET DRAUSSEN

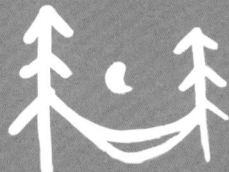

Draußen zuhause sein? Auch wenn ich mich in meinen schützenden vier Wänden am wohlsten fühle, so komme ich mir nirgends so angenommen und frei vor wie in der Natur. Ich kann Abstand vom Alltag nehmen, mein Innerstes besser wahrnehmen und tun, wonach mir der Sinn steht.

In der Natur sauge ich förmlich auf, was mir begegnet. Und es begegnen mir dabei auch ziemlich viele nützliche Dinge. Dinge, die mir dabei helfen, lebenswichtige Bedürfnisse zu stillen. Nämlich mich zu wärmen, zu trinken, zu essen und mich an einem angenehmen und sicheren Ort zu erholen. Gute Lagerplätze, Zundermaterial und Feuerholz sowie sauberes Wasser in der Natur zu finden, ist aufregend und vermittelt mir ein Gefühl von Selbstbestimmtheit. Auch wenn das nicht unbedingt mit hartem Überlebenstraining zu tun hat: Wer weiß, wie er sich etwas zu trinken beschaffen oder einen Unterschlupf selbst bauen kann, ist dem Abenteuer Natur ganz schön nahe. Also: Wie wär's mit ein paar Stunden oder vielleicht sogar Nächten im Wald?

BUSHCRAFTING: WAS DU IN DER NATUR BRAUCHST

Hast du dich schon einmal gefragt, was du tatsächlich zum (Über-)Leben brauchst? Unabhängig von dem, was du vielleicht in deinem Alltag als notwendig erachtest, um es im Haushalt einfacher zu haben oder besser mit Freunden in Kontakt bleiben zu können. Was du wirklich brauchst, um zu überleben, ist nicht viel. Als Erstes müssen deine körperlichen Grundbedürfnisse befriedigt sein. Du brauchst saubere Luft zum Atmen, sauberes Trinkwasser, Nahrung, ein schützendes Dach über dem Kopf für Wärme und sicheren Schlaf. Um auch emotional gut leben zu können, brauchst du gesunde soziale Beziehungen.
Dass diese Ressourcen uns ständig zur Verfügung stehen, ist in unserer Wohlstandsgesellschaft für den Großteil der Menschen eine Selbstverständlichkeit. Versuchst du jedoch, diese Grundbedürfnisse in der Natur zu stillen, wird schnell klar, dass es harte Arbeit ist, Wasser zu beschaffen, ein Feuer in Gang zu bringen, nahrhaftes Essen zu finden und sich vor Wind und Wetter zu schützen. Erst mit der Zeit und etwas Übung fällt es etwas leichter.

Hat man sich einmal auf dieses Abenteuer eingelassen, schätzt man die bereits selbstverständlich gewordenen Grundgüter wieder ein bisschen mehr. Außerdem ist das Gefühl unbezahlbar, sich mit dem, was einem die Natur schenkt, versorgen zu können. Es gibt Kraft und lässt einen die Natur mit anderen Augen sehen. Wir können für jedes kleine Pflänzchen, Hölzchen oder Wassertröpfchen dankbar sein. Mutter Natur sorgt für uns.

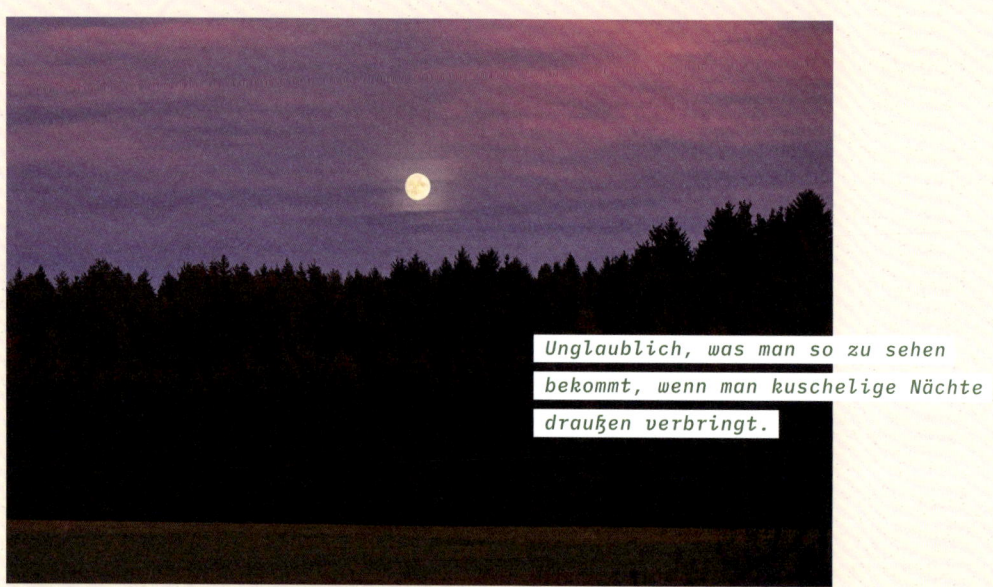

Unglaublich, was man so zu sehen bekommt, wenn man kuschelige Nächte draußen verbringt.

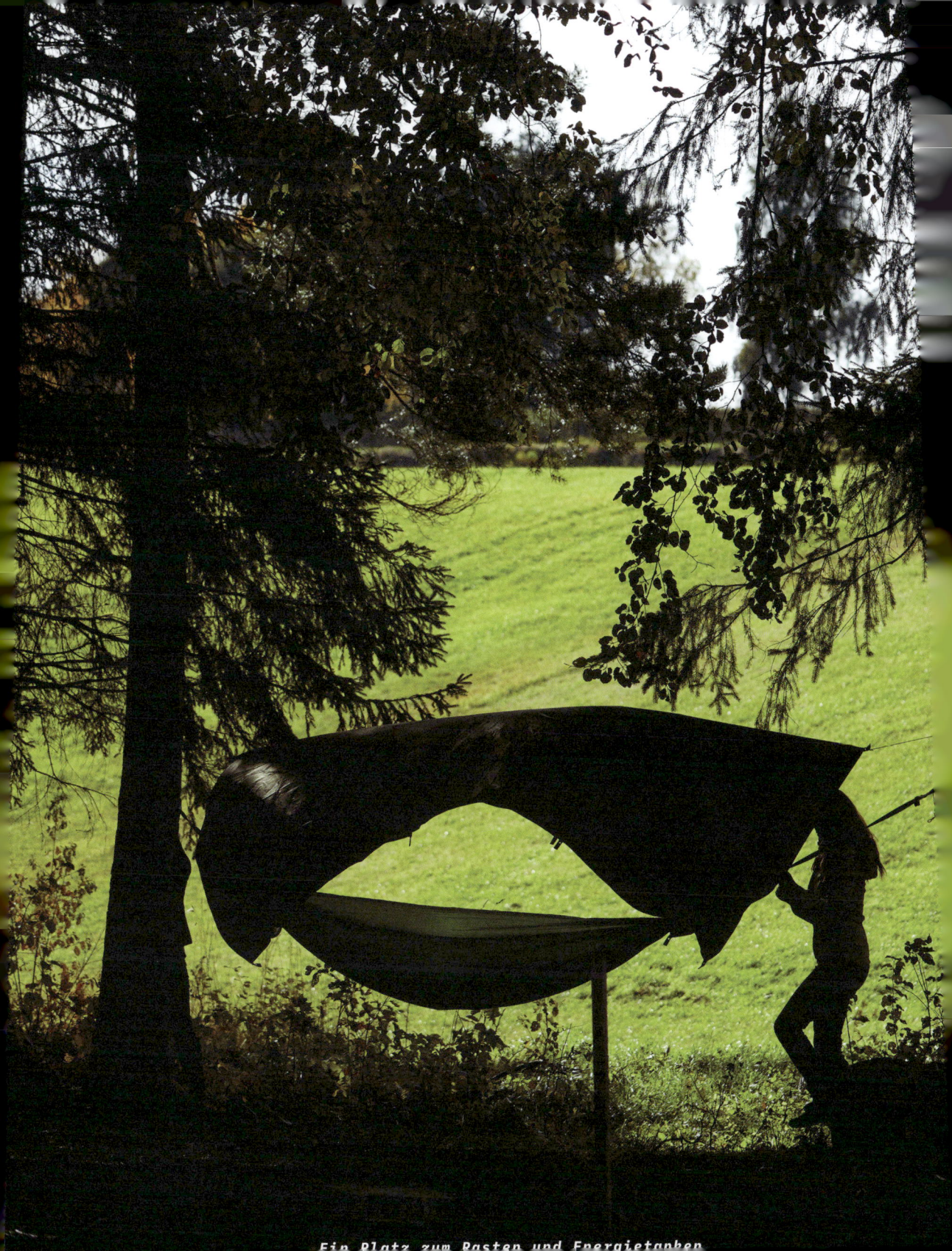

Ein Platz zum Rasten und Energietanken.

Ich habe einen Unterschlupf gefunden – oder gebaut!

Mit oder ohne Dach. Bewegst du dich nicht durch den Wald, sondern hältst dich länger an einem Platz auf, sind sowohl rechtliche Bestimmungen *(siehe Seite 141)* als auch ein paar Regeln für deine Sicherheit zu beachten. Hast du eine Stelle gefunden, an der du dich niederlassen darfst, prüfe ein paar Kriterien:

× *Der Boden ist frei von Insekten.* Dein Lager wirst du vermutlich schnell wieder verlassen, wenn du dich auf einer Ameisenstraße niedergelassen hast. Gleiches gilt für Nester von Erdwespen, Erdbienen und Spinnenhöhlen. Bevor du dich also auf den Boden oder auf Baumstümpfe setzt, vergewissere dich, dass hier keine Krabbeltierchen sind.

× *Es sind keine morschen Äste oder Bäume in unmittelbarer Nähe.* Diese können dich bei einem kräftigen Windstoß das Leben kosten. Nicht umsonst werden morsche Äste und Bäume umgangssprachlich auch „Witwenmacher" genannt. Es gehört zwar nicht zur guten Praxis der Waldarbeit, jedoch kann es vorkommen, dass ein gefällter Baum in den Ästen von stehenden Bäumen hängen bleibt und nicht sofort beseitigt wird. Halte dich fern von solchen Bäumen! Auch sie können bei einem kräftigen Windstoß fallen.

× *Der Untergrund ist fest.* An Hängen und Abgründen ist hier Vorsicht geboten. Bei starken Regengüssen können diese abrutschen.

× *Durch deinen Lagerplatz verläuft kein Wildwechsel.* Vom Wild ausgetretene Pfade am Waldboden sollten nicht durch dein Lager verlaufen, vor allem dann, wenn du mehrere Stunden oder die Nacht dort verbringen willst. Auf Wildwechseln geht regelmäßig Wild und das braucht vor allem eines: Abstand vom Menschen.

× *Du bist fern von Hochsitzen und Wildtierfütterungen.* Das Wild und auch der Jäger brauchen Ruhe bei ihrer täglichen Routine. Hochsitze sind an Orten platziert, an denen sich das Wild auch häufig aufhält.

× *In deiner Nähe sind keine Waldarbeiten im Gange.* Motorsägen- und Traktorengeräusche wirst du an deinem Lagerplatz wahrscheinlich nicht vernehmen wollen. Doch nicht nur wegen des fehlenden Erholungswertes, sondern auch zu deiner Sicherheit, musst du Waldarbeiten aus dem Weg gehen. Bäume können im Wald auch manchmal unkontrolliert umstürzen. Wenn du vorhast, im Wald zu übernachten, halte dich auch fern von Plätzen, die danach aussehen, als würde am nächsten Morgen weitergearbeitet werden (frisch gefällte Bäume, Maschinen oder Werkzeug im Wald).

× *Einen geeigneten Platz für ein Feuer* braucht dein Lager, wenn du vorhast, ein Lagerfeuer zu entfachen. Das ist nur mit der Erlaubnis des Besitzers und ohne Brandrisiko möglich. Detaillierte Informationen dazu findest du *ab Seite 149*. Denke auch daran, deine Lagerfeuerstelle so zu platzieren, dass der Rauch nicht Richtung Zelt, Hängematte oder Sitzgelegenheiten zieht.

× *Wasser in der Nähe ist ideal,* wenn du über Nacht lagerst und auch ein Feuer anzünden darfst oder wenn du deine Trinkwasserreserven auffüllen willst. Alles Wichtige zum Thema Wassersammeln in der Natur findest du *ab Seite 177*.

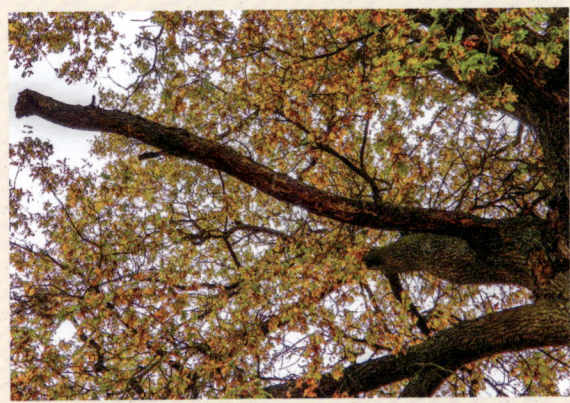
Dieser dicke, abgestorbene Eichenast könnte dich umhauen.

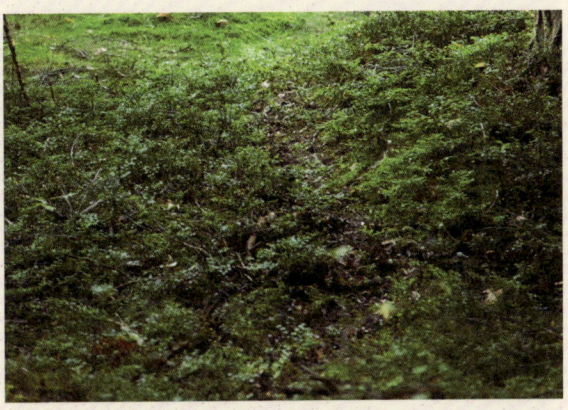
Versperre keine „Wildautobahn".

Rechtliche Regelungen:
Chillen, lagern und übernachten – was tun, wenn du funkelnde Sterne zwischen Baumkronen beobachten willst

Nimmst du an einem Ort Platz, einfach um zu rasten oder zu essen, darfst du dich zumindest im Wald relativ uneingeschränkt bewegen. Auch auf Wanderwegen und ausgewiesenen Rastplätzen kannst du dich ruhigen Gewissens niederlassen. Nicht als Wanderweg gekennzeichnete Feld- oder Wiesenwege sind meist in Privatbesitz. Für solche Wege gibt es kein allgemeines Betretungsrecht, das gilt auch für Wiesen und Felder. Für deren Durchquerung, brauchst du eigentlich die Zustimmung des Grundbesitzers. Sofern jedoch keine Verbotsschilder oder Schranken angebracht sind, und beim Durchqueren die Kultur nicht beschädigt wird (z. B. eine hohe Wiese niedergetrampelt), werden die meisten Landwirte nichts dagegen haben. Ein Lager auf einer Wiese aufzuschlagen, ohne vorher um Erlaubnis zu fragen, gehört aber nicht zum guten Ton. Der Grundbesitzer hat das Recht, dich aufzufordern, seinen Grund zu verlassen. Einen Lagerplatz im Wald oder an ausgewiesenen Rastplätzen aufzuschlagen, ist daher zu bevorzugen. In einigen Ländern gibt es Trekkingplätze für solche Zwecke. Als erholungssuchende Person darfst du dich im Wald zu Fuß frei bewegen und dich auch abseits von Wegen aufhalten. Darunter fällt auch das Lagern bei Tageslicht, beispielsweise auf einer Decke oder in einer Hängematte, sofern keine Bäume oder Sträucher beschädigt werden und der Waldboden intakt bleibt. Zelten im Wald ist auch bei Tageslicht nicht erlaubt. Auch das Übernachten oder Wildcampen im Wald ist grundsätzlich nicht erlaubt. Auch hier gilt es, die Erlaubnis des Waldbesitzers einzuholen. Die gesetzliche Regelung ist von Bundesland zu Bundesland verschieden. Näheres kannst du in den jeweiligen Naturschutz- und Jagdgesetzen nachschlagen.

BASIC, PREMIUM ODER DE LUXE? – DEINE WALDUNTERKUNFT

Je nachdem, ob du einfach nur kurz Pause machen, ein paar Stunden bei Tageslicht im Wald verbringen oder übernachten willst, wirst du wahrscheinlich mehr oder weniger Aufwand in dein Lager stecken. Willst du dich einfach zur Rast niedersetzen, reicht dir vielleicht ein trockener Baumstumpf oder eine Sitzunterlage. Für ein komplettes Lager, in dem ich mehrere Stunden bleibe, packe ich ein:

× eine Zeltplane mit Schnüren und Heringen
× eine Hängematte
× ein Messer
× eine reißfeste Schnur extra

Sitzunterlage aus Naturmaterialien

Ich habe nicht schlecht gestaunt, wie bequem es ist, auf einer selbst gebastelten Unterlage aus Zweigen und Ästen zu sitzen. In einem Nadelwald sammelst du dafür abgestorbene Fichtenzweige, in einem Laubwald trockenes Laub oder trockene Zweige. Das Laub oder die Fichtenzweige schichtest du ein paar Zentimeter dick auf. Dann brichst du etwa fingerdicke Ästchen in die richtige Größe und legst sie möglichst dicht und parallel zueinander auf die vorbereitete Unterlage aus Zweigen oder Laub.

Die Seele in der Hängematte baumeln lassen

Ich liebe es, in einer Hängematte im Wald zu liegen, dem Rauschen der Äste im Wind zu lauschen und nichts als Baumkronen zu sehen. Es gibt dafür kompakte Hängematten, die im Rucksack wenig Platz brauchen und nicht ins Gewicht fallen.

Suche dir zum Aufhängen der Hängematte entsprechend dicke, geeignete Baumstämme, die fest verwurzelt und nicht morsch sind. Jede Hängematte ist anders, daher wird auch der Abstand zwischen den beiden Bäumen immer individuell sein müssen. Achte darauf, dass der Untergrund frei von spitzen Steinen und nach oben stechenden Ästen ist.

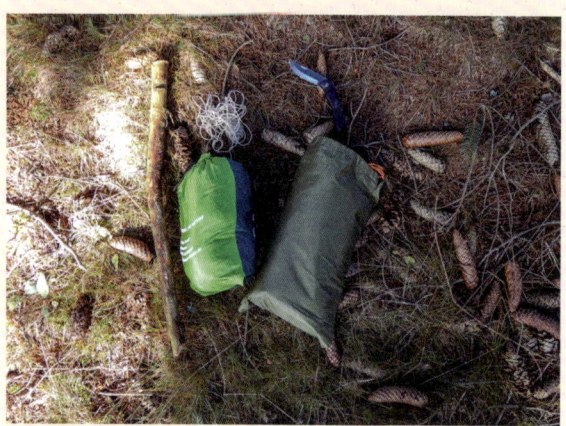

Das ist schon die „große" Ausrüstung.

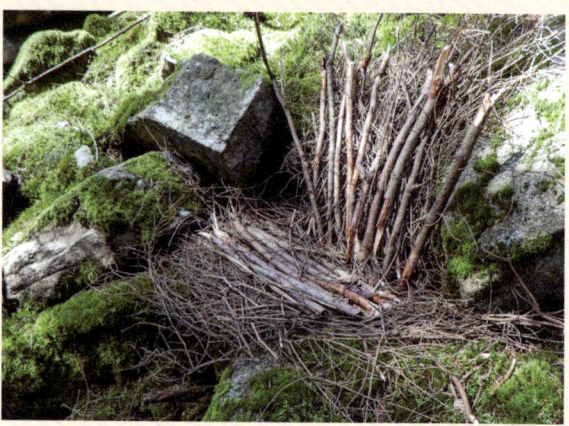

Self-made Wald-Lehnsessel

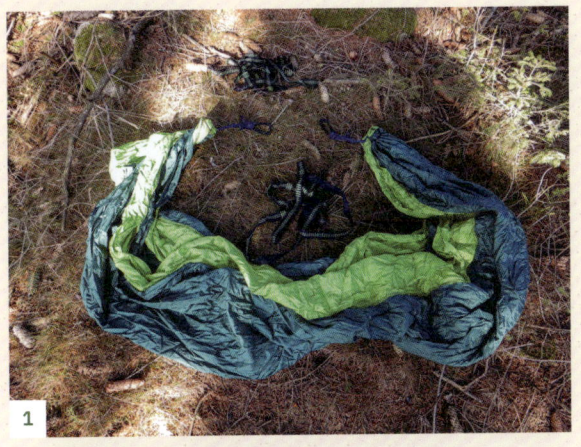
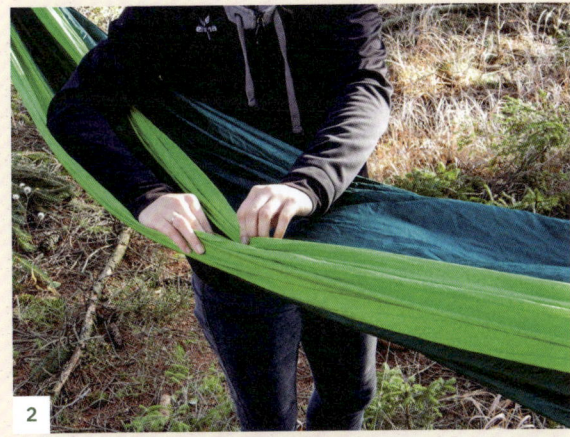
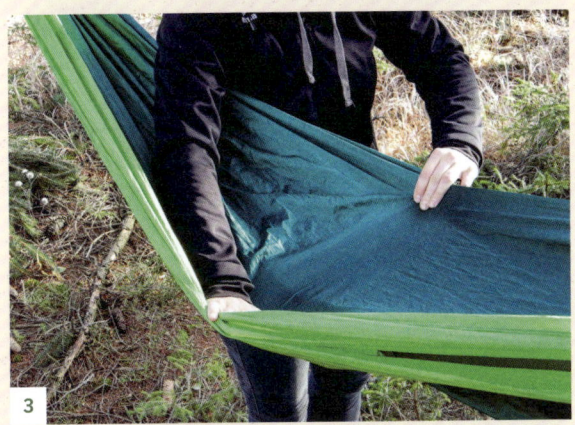
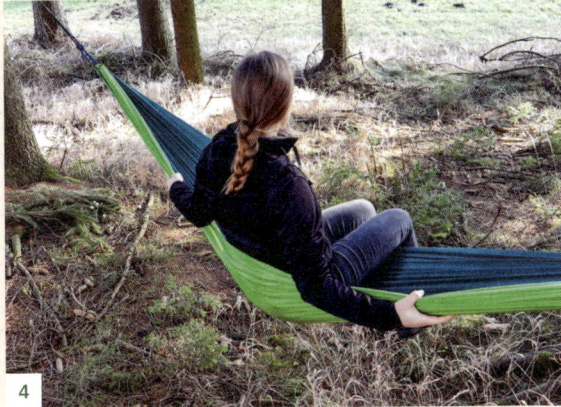
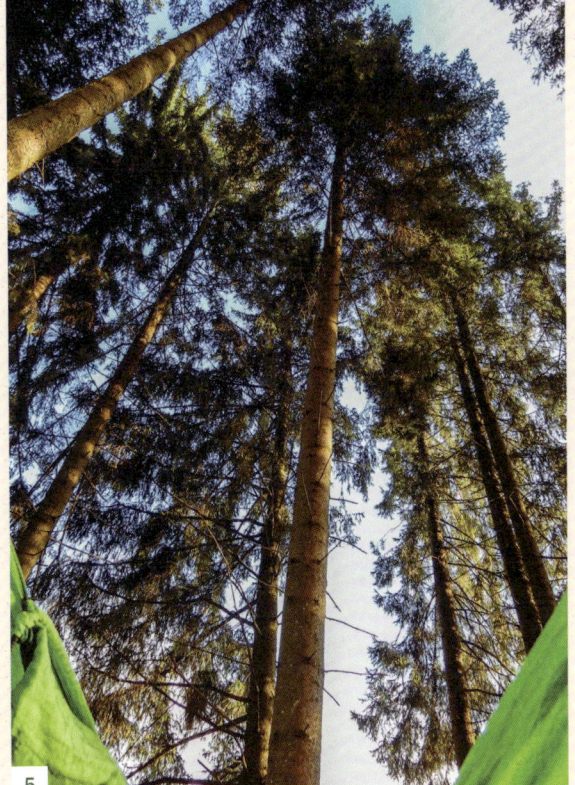

1-3 Auch als Sitzmöglichkeit kann die Hängematte herhalten. Dafür faltest du die hängende Hängematte einfach längs in der Mitte zusammen. So schnüren die Ränder nicht in den Kniekehlen ein.

4 Halbe Hängematte = bequeme Sitzbreite!
5 Perspektivenwechsel: geradewegs in den Himmel sehen.

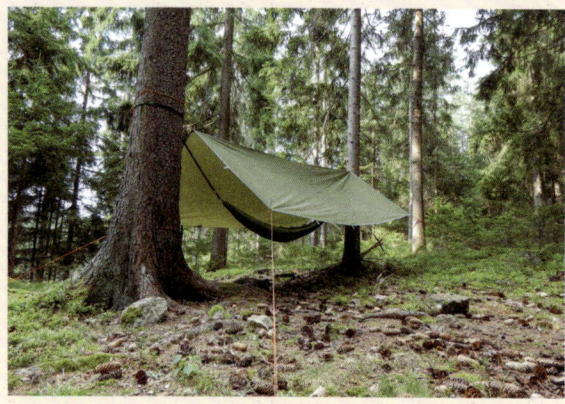
Hängematte mit Dach

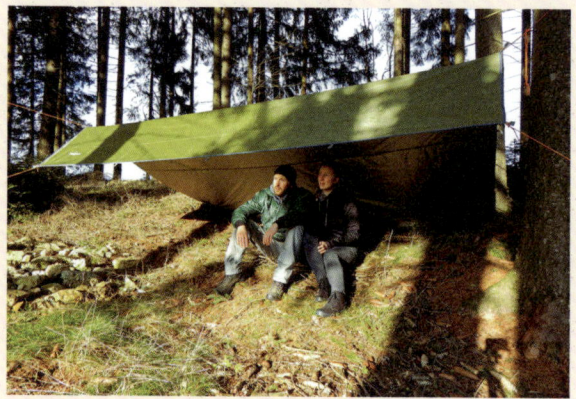
Bodenständiges Bauwerk

Gimme Shelter: einfacher Wind- und Regenschutz

An windigen Tagen oder Tagen mit unsicherer Wetterlage und Aussicht auf Regen, bietet eine Zeltplane Schutz. Sie kann in den unterschiedlichsten Variationen geformt werden. Beispielsweise entweder als Spitzdach über einer Hängematte oder als Windfang, der bis zum Boden reicht. Aufbauanleitungen sind meistens im Produkt enthalten. Wenn du noch flexibler im Aufbau sein möchtest, nimm eine reißfeste Schnur mit, sollten die mitgelieferten Schnüre nicht ausreichen.

Schlafen unter Bäumen

Verbringst du eine Nacht im Wald, ist neben der Erlaubnis des Waldbesitzers ein der Witterung angepasster Unterschlupf ausgesprochen wichtig. Egal, ob du zu den Menschen gehörst, die sich auch im Sommer gerne in eine warme Decke kuscheln, oder zu denen, die auch im Winter ohne Jacke auskommen: Nachts kühlt dein Körper ab. Draußen steigt nach Sonnenuntergang zusätzlich die Luftfeuchtigkeit an, wodurch sich die Temperaturen noch kälter anfühlen.
Wärme ist lebenswichtig für jeden Menschen. Zur Aufrechterhaltung aller lebenswichtigen Organfunktionen ist eine konstante Körpertemperatur notwendig. Beim Lagern in der Natur ist das oberste Gebot, sich vor niedrigen Temperaturen, Wind und Wetter zu schützen. Wenn es um Wärme geht, denkst du wahrscheinlich zuallererst an Feuer. Doch auch ein Schutz vor Wind und Regen trägt einen großen Teil zur Erhaltung der Körpertemperatur bei. Du hast wahrscheinlich schon erlebt, um wie viel kälter sich die Außentemperatur anfühlt, wenn Wind herrscht. Das hat den Grund, dass der Körper bei Wind schneller auskühlt, als bei gleicher Außentemperatur bei Windstille. Beim Übernachten in der Natur brauchst du also einen Unterschlupf, der Wind und Niederschlag abhält und deine Körpertemperatur gut isoliert. Ein Zelt oder eine Hängematte mit Plane sind schnell aufgebaut. Vom Boden her kühlt dein Körper am meisten aus. Egal ob im Zelt, auf dem freien Boden oder in der Hängematte, eine warme Unterlage sollte auf jeden Fall mit dabei sein. Spare auch nicht beim Schlafsack, sein Temperaturbereich sollte ruhig in die Minusgrade gehen, damit du es auch im Sommer wohlig warm hast.

Ein Unterschlupf aus Ästen

Als Kind habe ich es geliebt, mit den Nachbarskindern in unserem Wald Häuschen zu bauen.

Aus zusammengebundenen Ästen, dürrem oder frischem Fichtenreisig haben wir uns zwischen den Bäumen einen Unterschlupf gebastelt. Dieser blieb mehrere Monate stehen und wir haben immer wieder dort gespielt. Die aufregende Technik, einen Unterschlupf aus Naturmaterialien zu bauen, wird detailliert in Survival- oder Bushcraftseminaren gelehrt. Der große Nachteil: Es dauert sehr lange, einen winddichten Unterschlupf zu bauen, und noch länger, einen wasserdichten Unterschlupf komplett aus Naturmaterialien zu konstruieren. Neben Zeit brauchst du dafür auch viel (trockenes) Material wie stabile Äste und lange Zweige sowie in Fichtenwäldern frisches Reisig und in Laubwäldern viel Laub. Für ein winddichtes Reisig-Häuschen darfst du schon ca. drei Stunden Bauzeit einplanen, wenn ihr zu zweit seid. Vorausgesetzt, es sind ausreichend stabile Äste und Reisig vorhanden. Wenn nicht, dauert es noch länger. So viel Zeit, wie es braucht, sein eigenes Dach über dem Kopf im Wald zu bauen, genauso viel Spaß macht es auch. Insbesondere für kleine und große Kinder ist so ein Projekt ein Highlight. Mit der Erlaubnis des Waldbesitzers, einem Messer, einer reißfesten Schnur und einer Klappsäge bewaffnet, kann es losgehen:

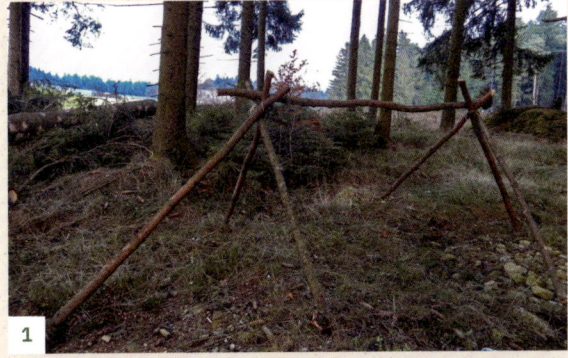

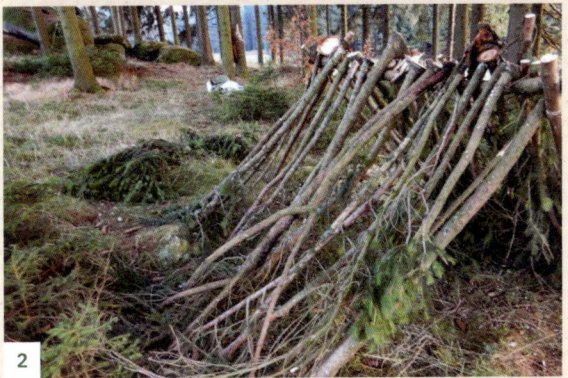

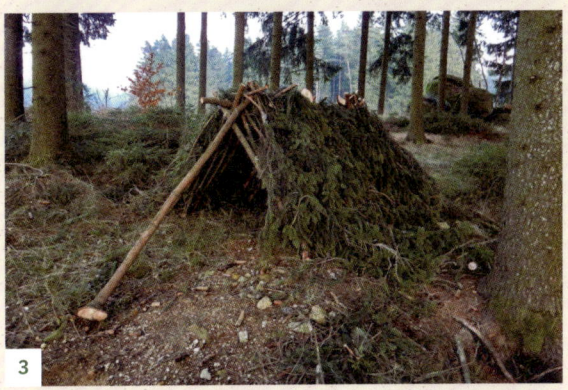

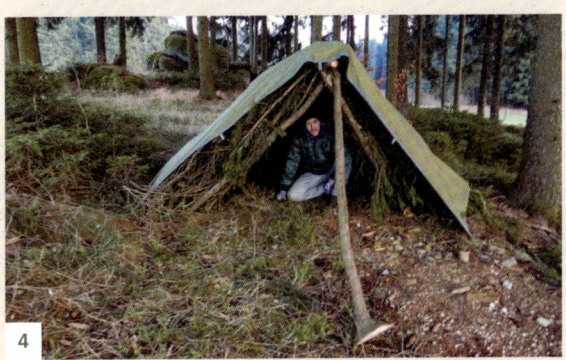

1 *Zuerst werden Steher aus stabilen Ästen geformt.*
3 *Dann wird die Dachkonstruktion gelegt.*
2 *Das Dach mit reichlich frischen Zweigen ausstopfen (hier von einer gefällten Fichte). Damit das Häuschen winddicht ist, solltest du darauf achten, keine Löcher zu lassen. So hält das Häuschen auch Wärme gut.*
4 *Eine einfache Art, dein Häuschen auch wasserdicht zu bekommen, ist danach eine Plane darüber zu legen. Achte darauf, dass die Plane nicht auf spitzen Zweigen aufliegt, sonst könnte sie beschädigt werden. Wenn du keine oder zu wenige Zweige hast, kannst du auch deine Plane direkt über die Dachkonstruktion legen.*

SPURLOS VERSCHWUNDEN: KEINE HINTERLASSENSCHAFTEN

Als achtsame Naturfreunde hinterlassen wir keine Spuren im Wald. Das bedeutet, dass wir jede Art von Müll (auch Biomüll) wieder mitnehmen und alles, was gebaut wurde, wieder abbauen. Die Materialien für Sitzplätze, Feuerstellen, Unterschlüpfe, Mandalas usw. geben wir, nachdem sie ihren Zweck erfüllt haben, wieder der Natur zurück und verteilen sie gleichmäßig an den Orten, von denen sie entnommen wurden. Findest du Müll an Wegen oder im Wald, nimm diesen ebenfalls mit. Du möchtest durch Müllsammeln deinen Beitrag zum Naturschutz leisten? Mehr dazu findest du *auf Seite 132*. Ökologische Lösungen für den Transport deines eigenen Mülls schlage ich *auf Seite 164* vor.

How to pee in the woods

Mehrere Stunden in der Natur zu verbringen, kann auch bedeuten, dass ein Toilettenbesuch im Freien ansteht. An so manchen Wanderwegen ergeben die zahlreichen, nicht verrotteten Taschentücher wirklich kein schönes Bild an sichtgeschützten Stellen. Egal ob großes oder kleines Geschäft, die Regel ist die gleiche: Keine sichtbaren Spuren in der Natur hinterlassen. Und das ist einfacher, als man denkt.

An der ausgesuchten Stelle scharrt man die oberste Schicht mit dem Fuß weg, bis die Erde sichtbar wird. Dann gräbt man mit einem Stock oder einem Klappspaten ein etwa 5 cm tiefes Loch, in das man sein Geschäft verrichtet. Das Klopapier legt man dazu und schüttet das Loch wieder mit der Erde zu. Blätter, Nadeln etc., die zuvor beiseite geräumt wurden, kommen wieder auf die Stelle. Nicht bedrucktes Toilettenpapier oder Taschentücher hinterlassen weniger Schadstoffe in der Umwelt. Toilettenpapier oder Taschentücher aus Recyclingpapier verrotten schneller. Wenn man nur „klein" muss und keine Lust hat, dafür ein Loch zu graben, sollte man das benutzte Klopapier oder Taschentuch in den Müll packen. Man möchte zwar meinen, dass Klopapier oder Taschentücher schnell verrotten, was ja grundsätzlich auch stimmt, jedoch trocknet es auf der Bodenoberfläche immer wieder aus und es dauert bedeutend länger, bis es von Mikroorganismen abgebaut wird.

UND WENN WAS IST? – NOTRUF IM GELÄNDE

Niemand rechnet grundsätzlich mit einer Notsituation, und das ist auch gut so. Wir wollen ja mit Freude in die Natur starten. Um jedoch im Falle eines Falles gut vorbereitet zu sein, sind ein paar Überlegungen vorab sinnvoll.

Befass dich vor deiner Tour mit deiner Strecke und lege besonderes Augenmerk auf markante Stellen (z. B. Dörfer, Kapellen, Straßennummern, Kilometermarkierungen, Lichtungen, Strommasten usw.). Im Notfall kannst du Rettungskräfte besser auf deinen Standort hinweisen. Handyortung funktioniert bei Notrufen zwar, ist aber nicht so richtig genau. Handy macht aber natürlich Sinn. Speichere dir die Notrufnummern ein. Starte mit geladenem Akku und spare während der Tour Akkuenergie, damit du immer „Saft" für einen Anruf hast.

DAS LAGERFEUER – WÄRME, DIE UNTER DIE HAUT GEHT

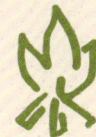

Die magisch tanzenden Flammen und die Wärme eines Lagerfeuers im Gesicht haben eine hypnotische Wirkung. Der Alltagsstress fällt ab. Am Lagerfeuer kommt man schnell zur Ruhe. Es vermittelt Sicherheit und Geborgenheit. Mit Freunden oder Familie am Lagerfeuer zu sitzen, tut gut. Die Gesprächsthemen werden automatisch emotionaler und tiefer. Es wirkt so, als würde die Wärme der Flammen die Anwesenden nicht nur einhüllen, sondern auch auffüllen.

ICH HABE FEUER GEMACHT – FRÜHER UND HEUTE

Feuer zählt zu den ältesten Kulturtechniken und hat den Menschen in seiner Entwicklungsgeschichte maßgeblich geprägt. In der Steinzeit, genau genommen in der Altsteinzeit, begannen die Menschen erstmals Feuer als Wärmequelle, zur Nahrungsaufbereitung und zur Herstellung von Werkzeugen und Gebrauchsgegenständen zu nützen. Feuer spielte eine große Rolle bei spirituellen Praktiken und Opfergaben. Bis heute sind Bräuche wie das Sonnenwendfeuer im Juni oder Dezember oder das Osterfeuer im Frühling erhalten geblieben.

Die älteste bekannte, vom Menschen gemachte Feuerstelle ist 1,7 Millionen Jahre alt und befindet sich in Südafrika. Zu dieser Zeit wurden wahrscheinlich noch Wildfeuer gezähmt, die z. B. durch Blitzschlag entstanden. Später entwickelten sich unterschiedliche Techniken zum Entzünden eines Lagerfeuers, beispielsweise das Feuerpflügen oder das Feuerbohren. Beim Feuerpflügen wird mit einem Stab aus Hartholz auf einem Brett aus Weichholz so lange gerieben, bis glühendes Reibemehl – das sind ganz feine Holzspäne – entsteht. Beim Feuerbohren wird hingegen mit einem leicht angespitzten Stöckchen auf einem Holzbrett gebohrt. Mit dem dabei entstehenden glühenden Reibemehl wird Zundermaterial zum Brennen gebracht. Diese Methode ist die Königsdisziplin des Feuermachens. Sie erfordert einiges an Übung und etwas Muskelkraft. Eine Methode, die in Bushcraft- und Survival-Kursen auch heute noch so lebendig ist, wie eh und je. Es ist ein besonderes Erfolgserlebnis, ein Feuer mit dieser Methode zustande zu bringen. Ich durfte es schon erleben. Es bereitet mir besondere Freude, die Fähigkeit zu besitzen, Feuer mit Naturmaterialien machen zu können. Für meine Outdoor-Bedürfnisse ist die schnellere und einfachere Methode mit einem Feuerstahl jedoch passender. Diese Technik erkläre ich *auf Seite 158.*

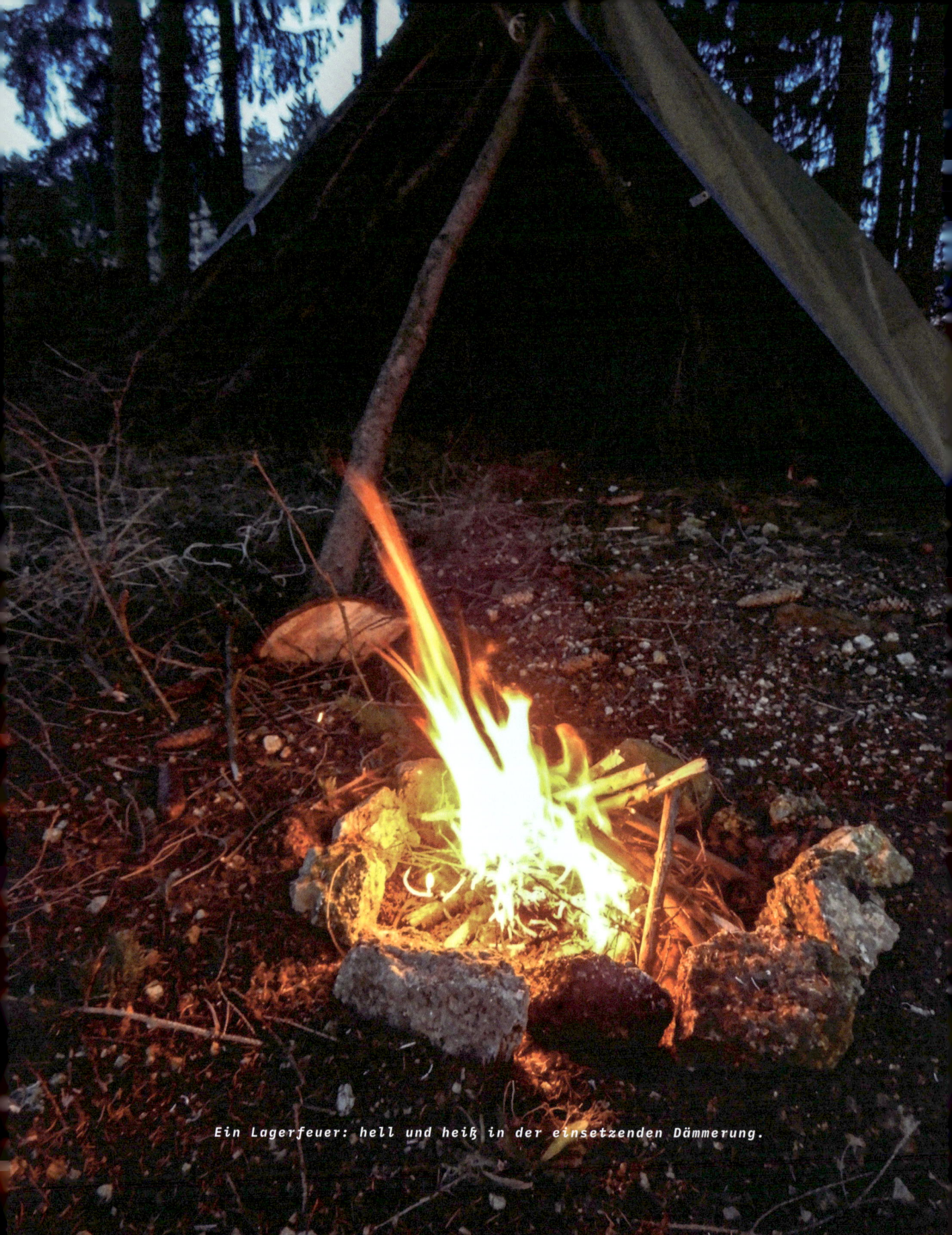

Ein Lagerfeuer: hell und heiß in der einsetzenden Dämmerung.

HEISSE SACHE?
REGELN FÜR EIN LAGERFEUER IN DER NATUR

Seit der Steinzeit sind nun schon ein paar Jährchen vergangen. Mittlerweile muss man sich aus Eigenschutz und zum Schutz der Natur an strikte gesetzliche, aber auch fachliche Regeln halten, wenn es um das Entzünden eines Feuers geht. Ein unachtsam angelegtes Lagerfeuer kann großen Schaden anrichten. Die gravierendste Folge eines Lagerfeuers im Wald oder am Waldrand wäre wohl ein Wurzelbrand, der unter den richtigen Bedingungen auch zum Waldbrand führen kann. Wer in der Natur ein Feuer entzündet, trägt eine große Verantwortung! In Österreich und Deutschland sind Lager- und Grillfeuer nur unter bestimmten Voraussetzungen erlaubt. Darüber hinaus gelten bundes- und landesgesetzliche Einschränkungen sowie witterungsbedingte Verbote.

Detaillierte Informationen bekommst du bei deiner zuständigen Kommunalbehörde. Prinzipiell hat jede Person, die ein Feuer entzündet, die Pflicht, dieses sorgsam zu betreuen. Es ist sicherzustellen, dass keine Brandgefährdung für angrenzende Gebäude, Fahrzeuge oder Pflanzen besteht. Außerdem soll der dadurch entstehende Rauch keine Luftverschmutzung oder Geruchsbelästigung bewirken. Das gilt sowohl für Lagerfeuer als auch für Campingkocher! Entlang von Wanderwegen, in Parks oder an Campingmöglichkeiten kann es jedoch ausgewiesene Feuer- oder Grillplätze geben. Örtliche Behörden oder Tourismusbüros können darüber Auskunft geben. Es macht Sinn, das Lagerfeuer in der Natur länger im Voraus zu planen, so ist genug Zeit, um eine geeignete Stelle zu finden.

§

Gesetzliche Regelungen zum Errichten eines Lagerfeuers

1. Das Lagerfeuer darf nur mit Erlaubnis des Grundeigentümers entzündet werden, egal, ob es sich dabei um Privatbesitz oder öffentliche Flächen handelt.
2. Im Wald und in Waldnähe dürfen nur befugte Personen ein Feuer entzünden. Dazu gehören die Waldeigentümer, Förster, Jäger und Forstarbeiter. Als Privatperson bist du nur mit einer schriftlichen Erlaubnis des Waldeigentümers befugt. Ohne diese ist es dir strikt verboten, ein Feuer zu entzünden. Geahndet wird dies mit Geldstrafen.
3. Zum Befeuern darf nur trockenes und unbehandeltes Holz oder Holzkohle verwendet werden.
4. Die Rauchentwicklung darf für die Nachbarn keine unzumutbare Belastung darstellen.
5. Während längerer Hitze- und Trockenperioden können zusätzlich regionale Feuerverbote ausgesprochen werden, um die Waldbrandgefahr einzudämmen. Im Zweifelsfall lieber bei der zuständigen Kommunalbehörde oder der Feuerwehr erkundigen. In einer Trockenperiode kann das Feuermachen im Wald auch ohne amtliches Feuerverbot gefährlich sein, vor allem dann, wenn der Waldboden oder die Pflanzen ausgetrocknet sind. In diesem Fall musst du auf ein Feuer verzichten.

PLACE TO BE:
DER RICHTIGE ORT FÜR EIN LAGERFEUER

Eine der wichtigsten Voraussetzungen für ein sicheres Lagerfeuer in der Natur ist, die richtige Stelle zu wählen. Die wichtigsten Kriterien:

× *Fester Untergrund.* Durch lockeren Boden kann bei Sträuchern und Bäumen, deren Wurzeln unterhalb der Feuerstelle vorbeiführen, Wurzelbrand entstehen. In Fachkreisen ist zwar umstritten, ob ein Wurzelbrand im doch eher wasserreichen Mitteleuropa überhaupt möglich ist, jedoch besteht unter bestimmten Bedingungen die Möglichkeit. Ein Wurzelbrand entsteht, wenn die Wurzeln durch die Hitze des Feuers unterirdisch zu Glühen beginnen. Ist der Boden locker, kann sich die Glut weiter ausbreiten. Wenn die Glut am Stamm an die Oberfläche tritt, kann dieser in Flammen aufgehen. Um die Festigkeit des Bodens zu prüfen, stampfst du fest mit einem Fuß auf. Fühlt sich der Boden federnd an oder gibt leicht nach, ist er zu locker. Auch sandiger oder kiesiger Boden ist ungeeignet. Fühlt sich der Untergrund fest an, ist es eine gute Stelle für ein Lagerfeuer. Auch wenn es aufgrund der Festigkeit vielleicht verlockend erscheint, auf oder an Felsblöcken solltest du kein Feuer machen. Diese können zerspringen, was für alle Anwesenden gefährlich wäre.

× *Halte Abstand.* Machst du ein Feuer im Freigelände, solltest du einen Abstand von 50–100 m zum Waldrand oder anderen brennbaren Materialien einhalten. Besitzt du die Erlaubnis, im Wald ein Lagerfeuer zu errichten, solltest du zu Bäumen und Sträuchern oder trockenen Gräsern einen Abstand von 3–5 m einhalten. Achte darauf, dass innerhalb derselben Distanz sich auch nach oben hin keine brennbaren Äste oder Ähnliches befinden. Je kleiner das Feuer gehalten wird, umso weniger Sicherheitsabstand wird notwendig sein. Aus brennbarem Material kann auch deine Ausrüstung sein. Also bring Taschen, Schuhe und Kleidung vor dem Entzünden in Sicherheit und halte genügend Abstand zu Zelten, Decken, Vordächern von Wohnwägen usw.

× *Halte die Lagerfeuerstelle klein.* Egal ob du ein Lagerfeuer im eigenen Garten oder in der Natur machst, der Durchmesser am Grund des Feuers sollte nicht größer als 1–2 m sein. Das würde ich auch schon ein großes Feuer nennen. Zum Wärmen, Kochen oder einfach nur Entspannen ist ein Feuer mit einem Durchmesser von 60–80 cm schon mehr als ausreichend. Außerdem sparst du so Brennmaterial.

× *Denk an den Wind.* Wind kann glühende Funken meterweit verschleppen. Wenn diese auf einem leicht brennbaren Untergrund landen, sorgt er auch noch dafür, dass mit der konstanten Sauerstoffzufuhr ein neues Feuer entsteht. Bei Wind solltest du die Feuerstelle entweder windgeschützt platzieren oder auf das Entzünden eines Feuers verzichten. Einen guten Windschutz bieten große Felsen oder Mulden. Ab Windstärke 6, das sind 39–49 km/h, solltest du kein Feuer mehr machen. Dabei handelt es sich um Wind, der stärkere Äste und nicht nur dünne Zweige bewegt. Ab dieser Windstärke ist das Risiko des Funkenfluges zu groß.

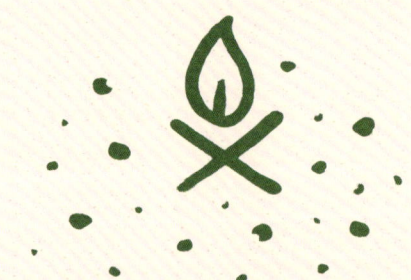

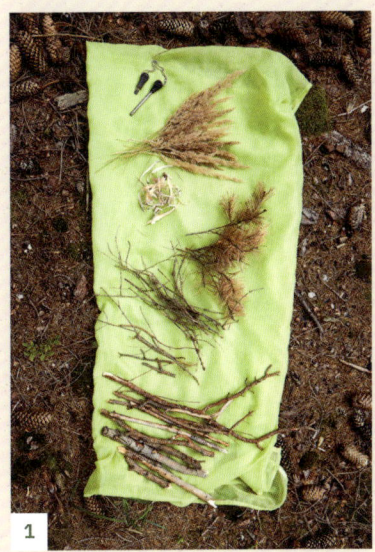
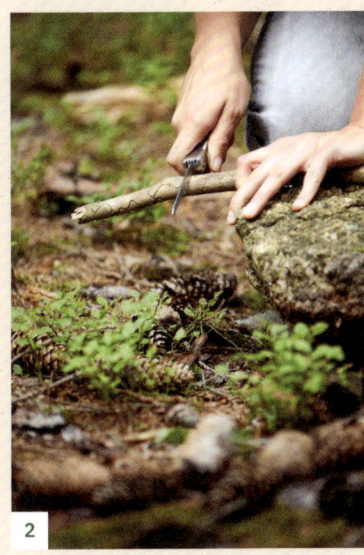
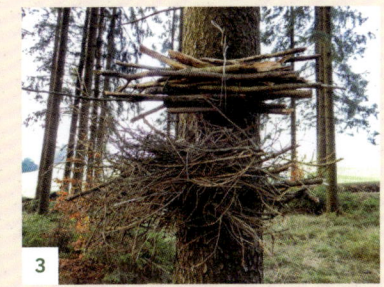

1 Brennmaterial
2 Eine Säge inkludiert im Taschenmesser ist unheimlich handlich. Schneller bist du aber mit einer größeren Säge.
3 Vorrat für ein Feuerchen

GUTE BASIS FÜR WARME ANGELEGENHEITEN: GRUNDAUSRÜSTUNG ZUM FEUERMACHEN

Ich persönlich habe gern so wenig wie möglich in meinem Rucksack. Zum Feuermachen braucht man auch nicht viel. Am wichtigsten ist eine Feuerquelle (Feuerzeug, Streichhölzer oder Feuerstahl). Alles andere kannst du in der Natur finden. Wie beispielsweise trockenes Zundermaterial und Brennmaterial. Dieses sammle ich meist ohne Werkzeuge, ab und an ist es aber hilfreich ein Messer oder eine kleine Säge dabei zu haben.

× *Feuerstahl:* Ein Feuerstahl oder auch Feuerschläger ist ein metallisches Schlagfeuerzeug, bei dem durch Abrieb Funken entstehen. Er besteht aus einem runden Stift aus Auermetall mit Griff und einem Metallplättchen mit scharfer Kante. Das Metallplättchen setzt du mit der scharfen Kante am unteren Ende des Stiftes an und streifst mit starkem Druck schnell zum oberen Ende. Mit etwas Gefühl und Übung erzeugst du so Funken. Der Feuerstahl ist ergiebig, er hält lange und muss im Gegensatz zum Feuerzeug nie nachgefüllt werden, im Vergleich zu Streichhölzern ist er nicht so empfindlich bei Feuchtigkeit.

× *Messer:* Zum Sammeln von Zundermaterial, etwa für Birkenrinde *(siehe Seite 93)*, ist ein Messer hilfreich. Ich verwende gerne Taschenmesser, sie können zusammengeklappt und sicher transportiert werden.

× *Säge:* Kleinere Stöckchen oder Zweige können leicht mit der Hand oder über das Knie gebrochen werden. Brauchst du aber kürzere Holzstückchen, beispielsweise für den Holzvergaser (Campingkocher), oder möchtest du dickere Äste zerkleinern, solltest du eine Säge zur Hand haben.

× *Schnur:* Ich trage gerne auch ein Knäuel Spagat mit. Ästchen, Zweige oder Zundermaterial können damit kompakt zusammengebunden und einfacher transportiert werden.

DAMIT'S SO RICHTIG KNISTERT: BRENNMATERIAL SAMMELN

Hier ein Stöckchen, da ein Ästchen, also einfach mitnehmen? Auch das ist nicht überall erlaubt. Das ist erstens so, weil die „Früchte des Grundes" nach Zivilrecht dem Grundeigentümer zustehen, wozu eben auch herabgefallenes Holz zählt, zweitens geht es auch um ökologische Aspekte der nachhaltigen Waldnutzung. Totholz, herabgefallene Äste und Zweige bilden durch mikrobiologische Abbauprozesse Humus. Die rechtlichen Regelungen zum Sammeln von Holz sind länderbezogen unterschiedlich.

Brennstoffarten: Was kommt rein ins Feuer?

Hast du also deine Erlaubnis für das Sammeln von Holz, kann es losgehen. Für ein Lagerfeuer brauchst du dreierlei Arten von Brennstoffen: Zunder, Material zum Anfeuern und Brennmaterial. Diese unterscheiden sich in ihrer Brennbarkeit und Dicke.

Zunder: Zunder ist feines und leicht brennbares Material, oft mit watteartiger oder wolliger Textur. Zunder sollte mit ein paar richtig platzierten Funken zu brennen beginnen. Hierfür eignen sich vor allem die Samenhaare von Pusteblumen, Disteln oder Rohrkolben genauso wie Grasähren oder Birkenrinde.

Gerdas Tipp:

Das Zundermaterial muss staubtrocken sein. Wenn du bei leicht feuchtem Wetter unterwegs bist, steck dein Zundermaterial in eine Papiertüte und trage diese in einer Jackeninnentasche nahe am Körper. Deine Körperwärme hält den Zunder trocken, vorausgesetzt du schwitzt nicht zu stark.

Rechtliche Regelungen zum Sammeln von Holz

In manchen deutschen Bundesländern darf Holz in Staatswäldern für den eigenen Bedarf gesammelt werden, sofern es sich um zu Boden gefallenes oder dürres Holz unter 10 cm Durchmesser handelt. In Bayern beispielsweise ist das in der Leseholzverordnung geregelt. In manchen deutschen Städten kann man sich auch einen Holzleseschein ausstellen lassen, der zum Leseholzsammeln in städtischen Waldgebieten berechtigt. Ist der Wald hingegen im Besitz einer Privatperson, ist das Sammeln nur mit deren Zustimmung erlaubt. In Österreich ist das Sammeln von Leseholz (Bruchholz, abgefallene Äste) nur mit Zustimmung des Waldbesitzers erlaubt. Die Entfernung einzelner Zweige, ohne einen Strauch oder Baum zu schädigen, ist jedoch erlaubt. Dazu zählen beispielsweise abgestorbene Fichtenzweige.

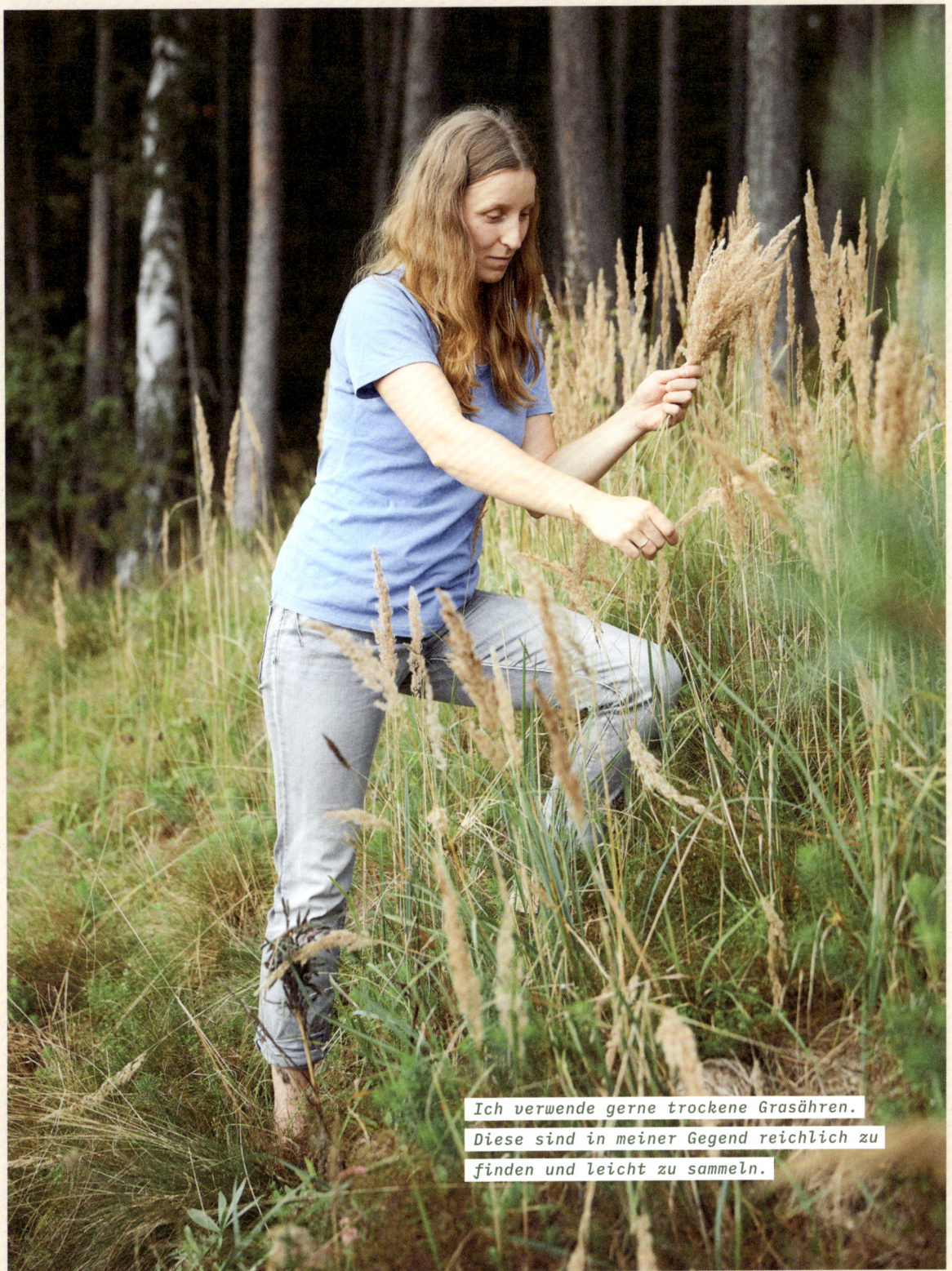

I'M A SURVIVOR: DAS ECHTE LEBEN WARTET DRAUSSEN

Ich verwende gerne trockene Grasähren. Diese sind in meiner Gegend reichlich zu finden und leicht zu sammeln.

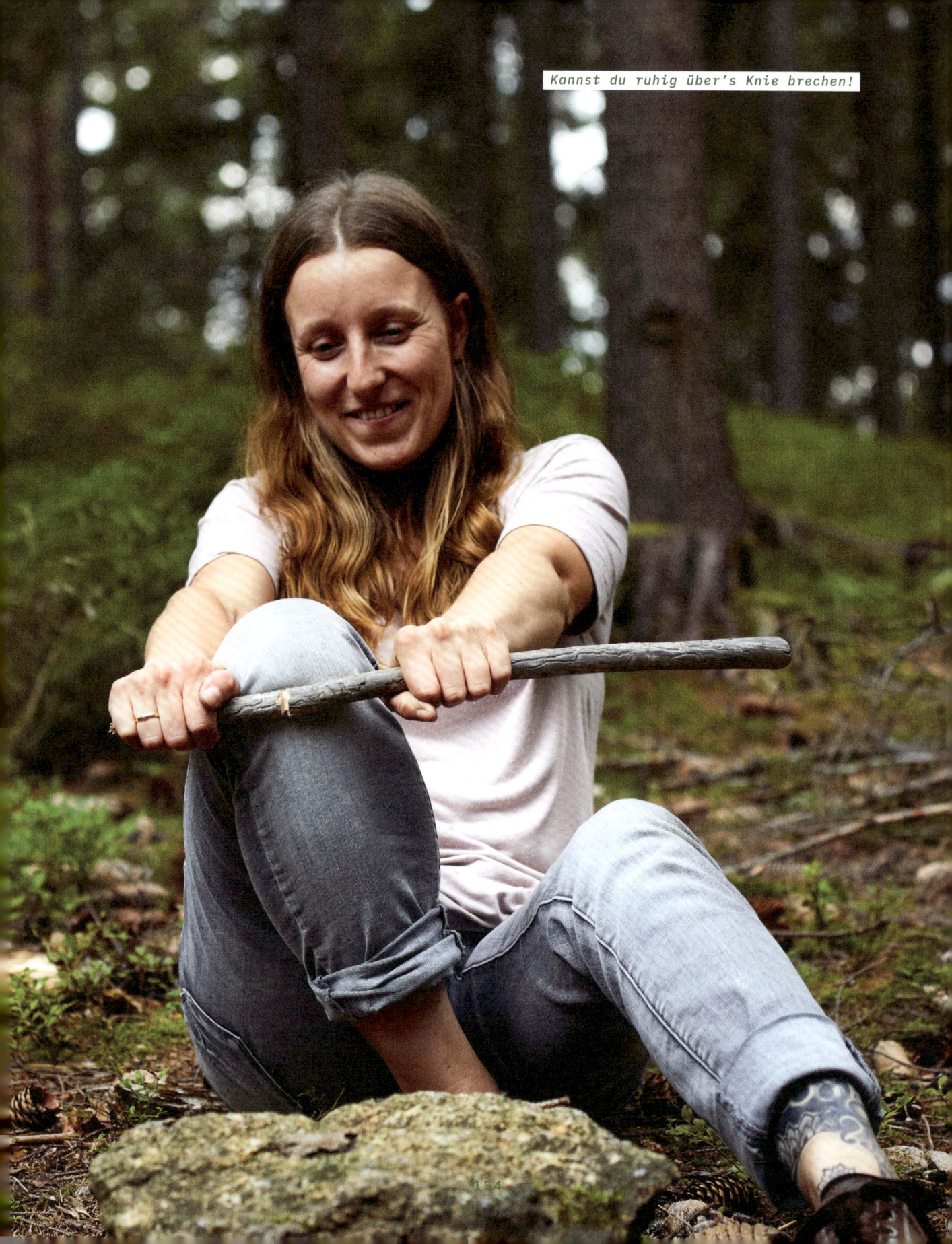

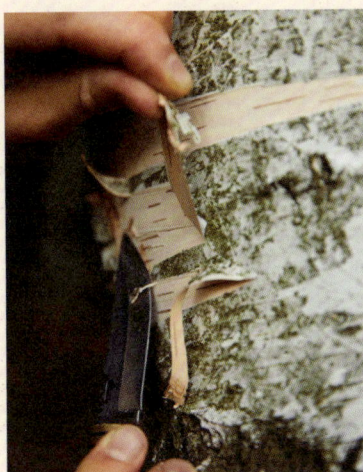 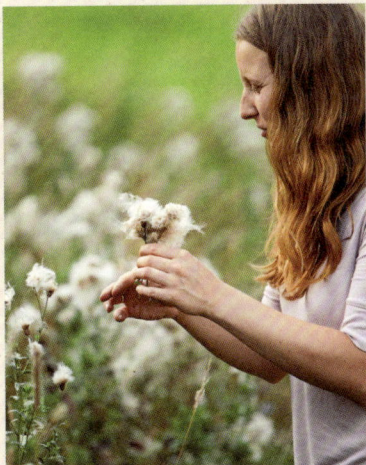 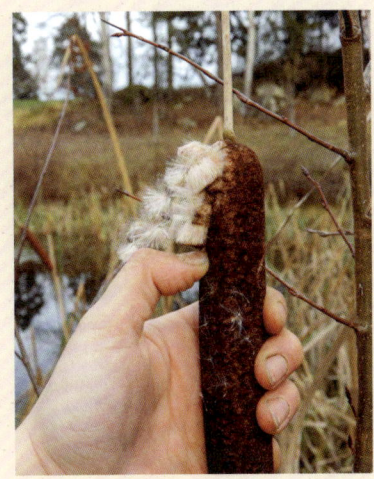

Fein abgeschabte Birkenrinde oder die filzige Mittelschicht des Zunderschwamms sind ebenfalls wunderbare Zundermaterialien aus der Natur.

Anfeuermaterial: Anfeuermaterial wird durch den brennenden Zunder entzündet. Dieses Brennmaterial ist schon etwas gröber. Feine dürre Ästchen und Zweige mit Nadeln sind ideal hierfür. Dazu gehört beispielsweise abgestorbenes Fichtenreisig (mit oder ohne Nadeln), das du auch direkt von den Bäumen sammeln kannst, Kiefernzweige mit dürren Nadeln, trockene Zweige von Birken oder Weiden, trockenes Laub oder dünne trockene Holzspäne, die du mit einem Taschenmesser von gesammelten Ästen schnitzen kannst.

Brennmaterial: Das Brennmaterial wird wiederum vom Anfeuermaterial in Flammen gesetzt. Als Brennmaterial sammelst du am besten fingerdicke Zweige und Ästchen. Für ein Lagerfeuer können sie auch bis zu armdick sein. Eine Länge von 20–40 cm ist ideal für das Lagerfeuer. Für den Holzvergaser sind fingerdicke Zweige in einer Länge von etwa 10 cm am besten geeignet.

Zum Transportieren kannst du bei trockenem Wetter dein Brennmaterial und dein Anfeuermaterial zu kleinen Päckchen zusammenschnüren und auf deinen Rucksack hängen. Um das Brennmaterial trocken zu lagern, kannst du es aufrecht an einen Baumstamm lehnen oder auf einer trockenen Unterlage aufschichten.

Brennstoffmenge: Wie viel ist genug?

Ein Tipp unter Bushcraft- und Survival-Experten ist, viel mehr Brennmaterial zu sammeln, als man glaubt zu brauchen. Am Anfang ist es schwer, die Menge einzuschätzen, die du für ein Lagerfeuer brauchst. Das hängt davon ab, was du mit dem Feuer bezwecken willst und wie lange es brennen soll. Außerdem brennen unterschiedlichen Holzarten unterschiedlich lange. Weichholz (z. B. Fichte) verbrennt schneller als Hartholz (z. B. Buche, Birke). Dickere Äste brennen länger als dünnere. Als groben Richtwert kannst du für ein kleines Lagerfeuer oder Kochfeuer mit einem Verbrauch von ca. 2–3 kg Holz pro Stunde rechnen. Sammelst du Holz für deinen Holzvergaser, der ausschließlich zum Kochen dient, brauchst du deutlich weniger. Hier sind es ca. 0,5–1 kg pro Stunde. Wie du mit dem Holzvergaser kochst, erkläre ich dir *ab Seite 166*.

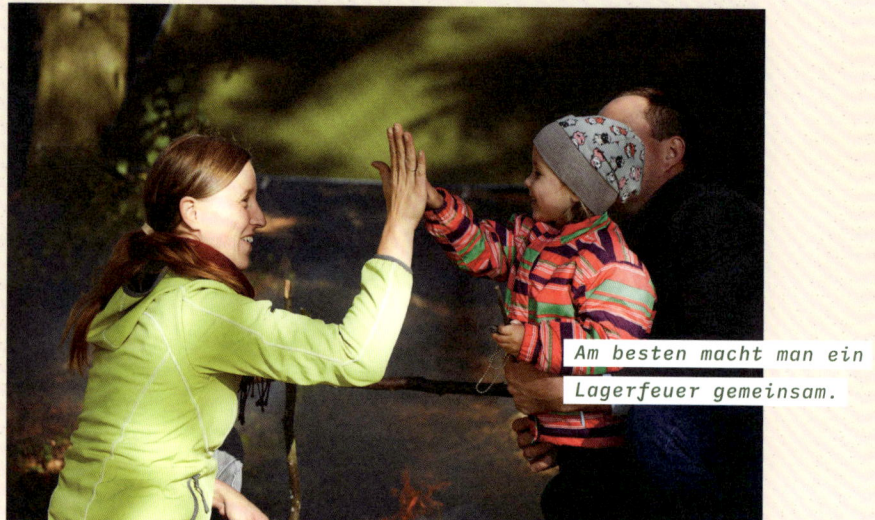

Am besten macht man ein Lagerfeuer gemeinsam.

FREIHEIT BRAUCHT DIE FLAMME: DAS LAGERFEUER AUFBAUEN

Damit ein Feuer gut brennen kann, braucht es vor allem trockene Brennmaterialien und Sauerstoff. Ein gut aufgebautes Lagerfeuer lässt dem Holz Luft zum Atmen. Achte deshalb beim Legen des Holzes immer darauf, dass zwischen den einzelnen Ästen ein Zwischenraum bleibt. Es gibt viele verschiedene Techniken, ein Lagerfeuer aufzubauen. Eine dieser Methoden, mit der du bestimmt Erfolg haben wirst, stelle ich dir hier vor:

1. *Lege den Boden frei.* Fege trockenes Laub oder trockene Nadeln mit dem Fuß oder einem Zweig beiseite. Wenn du am Lagerfeuer mit hängendem Topf kochen willst, schlägst du an der Stelle auch noch zwei Äste mit Astgabeln gegenüber ein. Darauf kannst du später einen Stock legen, an dem der Topf aufgehängt wird. Um die Äste vor der Hitze des Feuers zu schützen, kannst du auf der Feuerseite Steine anlehnen. Mehr zum Kochen am Lagerfeuer findest du *ab Seite 163*.

2. *Bilde eine Begrenzung.* Diese dient als leichter Windschutz und hält das Feuer davon ab, sich am Boden unkontrolliert auszubreiten. Die Begrenzung kannst du aus Steinen, Erde oder dicken Ästen und Stämmen legen.

3. *Schaffe eine Unterlage.* Dazu legst du fingerdicke bis armdicke Äste parallel nebeneinander. Die Unterlage hält Bodenfeuchtigkeit vom Zunder fern, fördert die Sauerstoffzufuhr und die Glutbildung.

4. *Schichte das Anfeuermaterial in Pyramidenform auf.* 1–2 Handvoll davon reichen.

5. *Lege Brennmaterial auf.* Platziere fingerdicke Ästchen in Pyramidenform auf dem Anfeuermaterial. Am besten so, dass die Ästchen am oberen Ende aufeinandertreffen und sich gegenseitig etwas stützen. Lass an der Windseite eine Handbreit frei, damit du dort deinen Zunder hineinstecken und anzünden kannst.

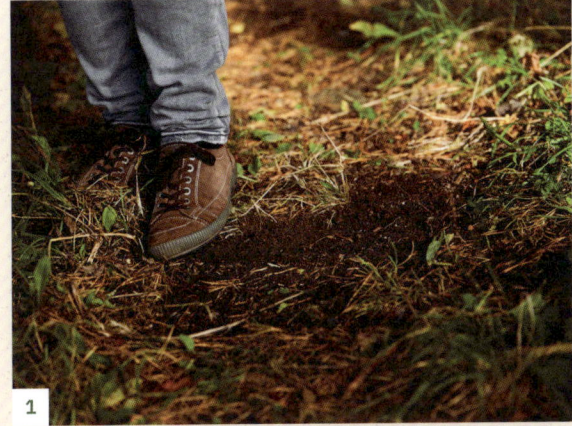
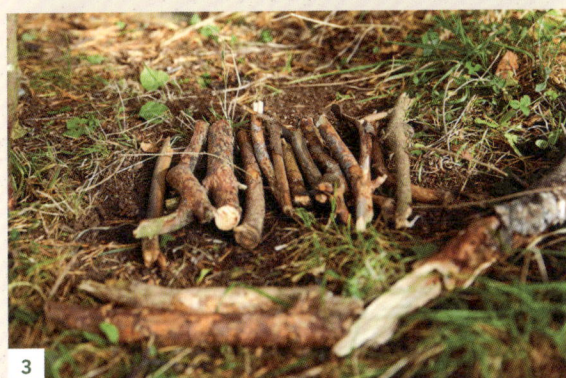
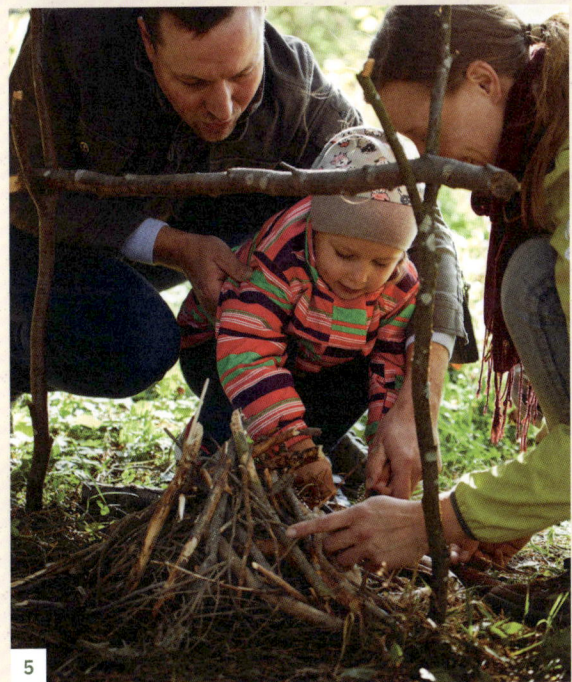
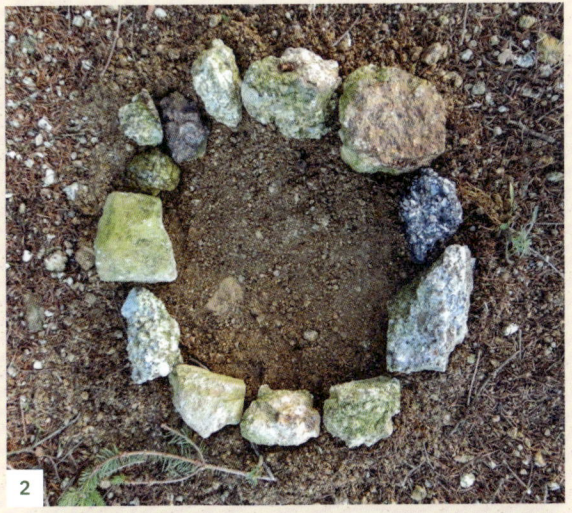
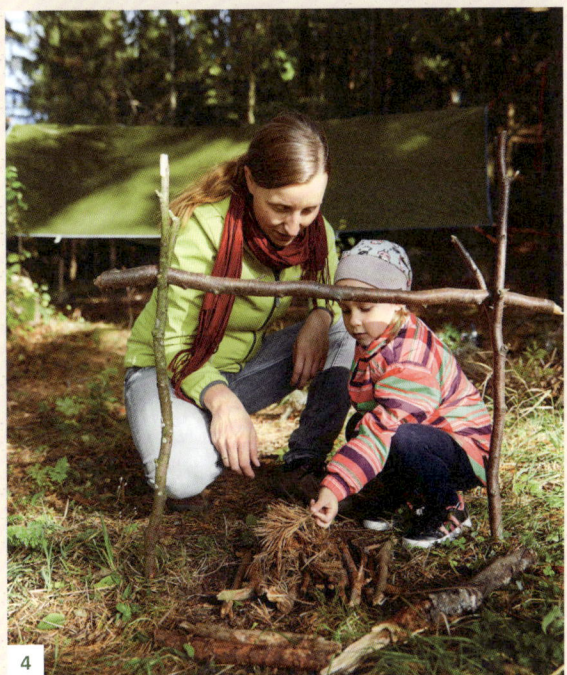

I'M A SURVIVOR: DAS ECHTE LEBEN WARTET DRAUSSEN

1 Lege den Boden frei.
2 The ring of fire: Eine Begrenzung aus Steinen ist wichtig, um das Feuer im Zaum zu halten.
3 Schlicht, aber wichtig für die Brennbarkeit
4 Ein kleines Häufchen trockenes Reisig ist als Anfeuermaterial genug. Es wird wunderbar knacken und knistern!
5 Staple Äste und weiteres Brennmaterial zu einer Pyramide auf.

GLEICH ZÜNGELT'S LOS: DAS FEUER ENTFACHEN

Wichtig: Denke schon vor dem Anzünden ans Löschen! Bevor du dein Feuer entzündest, stelle sicher, dass du immer ausreichend Löschmaterial zur Hand hast. Das können Wasser, Erde oder Sand, eine Decke oder Schnee sein. Meiner Meinung nach ist Wasser das beste Löschmittel, da es auch noch tiefer in die Erde sickert. Hast du alle notwendigen Vorkehrungen für dein Feuer getroffen?

Du hast …

- … die Erlaubnis des Grundeigentümers.
- … eine Lagerfeuerstelle mit festem Untergrund.
- … eine Lagerfeuerstelle mit einem Durchmesser von weniger als 1–2 m.
- … ausreichend Abstand zu brennbaren Materialien (Pflanzen, Ausrüstung etc.).
- … eine Windstärke unter 6.
- … ausreichend unbehandeltes trockenes Brennmaterial gesammelt.
- … ausreichend Löschwasser zur Hand.
- … keinen trockenen Waldboden und kein amtliches Feuerverbot aufgrund von Trockenheit.

Fühlst du schon die Vorfreude auf die lodernden Flammen? Dann kann es losgehen:

1. *Lege den trockenen Zunder in die Pyramide aus Anfeuermaterial.* Wenn es sich um Grasähren oder Pappi von Löwenzahn oder Distel handelt, achte darauf, dass es ein lockeres Knäuel ist. Platziere den Zunder so, dass davon ausgehende Flammen das Anfeuermaterial gut erreichen können.

2. *Zünde den Zunder mit dem Feuerstahl an.* Dazu setzt du das obere Ende des Stabes so nahe wie möglich am Zunder an. Wenn du vorher mit Gefühl ein paar feine Metallspäne vom Stab auf den Zunder reibst, beginnt dieser leichter zu brennen. Die Öffnung für den Zunder in der Pyramide aus Brennmaterial hast du vorhin in Windrichtung gemacht. Beim Anzünden entsteht zunächst eine kleine Flamme auf Material das schnell verbrennt. Dabei kann starker Wind kontraproduktiv sein. Schirme deshalb beim Entzünden des Zunders Wind mit deinem Rücken ab. Wenn du den Feuerstahl zum ersten Mal benutzt, übe das Funkenschlagen mit ein paar festen Zügen ohne Zunder, damit du ein Gefühl bekommst.

3. *Die Flammen vom brennenden Zunder brauchen schnell neues Futter.* Beobachte, ob diese das Anfeuermaterial gut erreichen. Es sollte innerhalb von Sekunden zu brennen beginnen. Wenn du das Gefühl hast, dass die Flammen das Anfeuermaterial nicht erreichen, lege rasch vorsichtig welches auf den brennenden Zunder. Ich nehme dafür am liebsten mit trockenen Nadeln besetzte Kiefernästchen.

4. *Bei Bedarf pusten.* Wenn das Brennmaterial gut gelegt ist oder eine Brise Wind in die Flammen fährt, greifen die Flammen gut auf die dickeren Ästchen über. Merkst du jedoch, dass die Flammen kleiner werden, braucht das Feuer vermutlich Sauerstoff. Dann kannst du pusten oder vielleicht das Brennmaterial nachträglich mit Stöckchen etwas lockern, damit mehr Luft hineinkommt. Doch Vorsicht! Achte dabei darauf, dass das Brennmaterial nicht zusammenstürzt und die Flammen komplett erstickt.

5. *Jetzt geht es ans Nachlegen.* Haben die Flammen endgültig auch die fingerdicken Ästchen erklommen, ist der erste Teil für dein Lagerfeuer geschafft! Jetzt kannst du nach und nach Brennmaterial nachlegen. Lege nicht zu viel auf einmal nach, achte darauf, dass die Flammen das nachgelegte Holz gut erreichen können und lege es so nach, dass die Stabilität des brennenden Holzes nicht gefährdet ist. Sobald das Anfeuermaterial verbrannt ist, kann es sein, dass dein Lagerfeuer möglicherweise etwas zusammenfällt. An dieser Stelle ist es wichtig, dass du beobachtest, ob es trotzdem gut weiterbrennt. Ansonsten auch hier wieder mit Stöckchen etwas nachhelfen und das Brennmaterial so platzieren, dass die Flammen wieder Luft bekommen und auch frisch nachgelegtes Holz erreichen.

6. *Juhu, dein Feuer brennt!* Na, was ist das für ein Gefühl? Macht sich Zufriedenheit und vielleicht auch ein bisschen Stolz breit? Dennoch, auf deinen Lorbeeren darfst du dich nicht ausruhen, denn ein brennendes Feuer braucht Aufmerksamkeit und Betreuung. Du darfst es aus Sicherheitsgründen nie unbeaufsichtigt lassen. Weiter braucht ein Feuer regelmäßig Nahrung. Hast du eher dünne Äste als Brennmaterial, musst du laufend nachlegen. Um das Feuer am Leben zu erhalten, muss es aber nicht durchgehend lichterloh brennen. Du kannst auch erst nachlegen, wenn das Holz fast bis auf die Glut heruntergebrannt ist. Dann ist dein Lagerfeuer extra sparsam.

Hunger gekriegt?

Wenn du am Lagerfeuer kochen möchtest, macht es Sinn, das Lagerfeuer in einen Glutbereich und einen Feuerbereich aufzuteilen. Im Feuerbereich legst du laufend nach und produzierst so weitere Glut. Im Glutbereich kannst du mit Topf oder Pfanne kochen. Mehr dazu *ab Seite 168*.

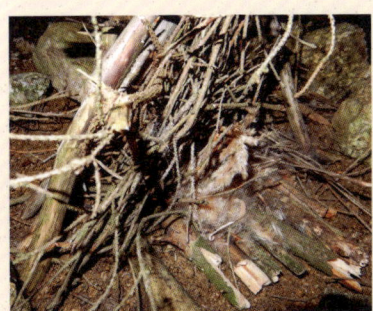

Flammende Vorfreude!

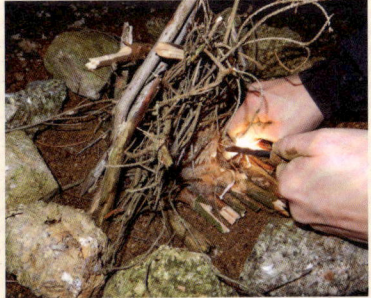

Du musst ganz nahe an den Zunder herangehen.

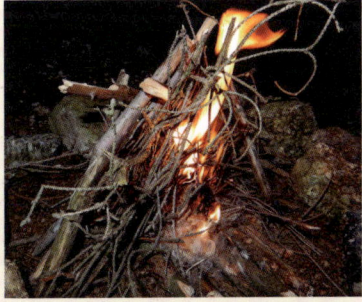

Tada: Du hast Feuer gemacht!

SPUREN VERWISCHEN:
LÖSCHEN UND RÜCKSTÄNDE BESEITIGEN

Du bist voll und ganz erwärmt von deinem Lagerfeuer und möchtest weiterziehen? Dann hat das Feuer seinen Zweck erfüllt, doch du hast noch Verantwortung dafür. Auch wenn das Feuer ganz heruntergebrannt ist, solange die Feuerstelle warm ist, kann sich darin Glut befinden, die durch Wind wieder entfacht oder verschleppt und somit zur Brandquelle werden kann. Bevor du die Stelle verlässt, musst du brennendes Feuer oder die Glut und Asche ablöschen.

Das kann auch noch Stunden, nachdem das Feuer abgebrannt ist, notwendig sein. Die Glut eines Lagerfeuers, das um Mitternacht abgebrannt ist, kann in der Früh noch warm sein.

Lösche das brennende Feuer oder die warme Glut mit reichlich Wasser aus einem Kanister oder aus großen Wasserflaschen. Ein Feuer produziert aber nicht nur nach oben Hitze, sondern auch nach unten. Um auf Nummer sicher zu gehen, und das Risiko von möglichem Wurzelbrand einzudämmen, gräbst du deshalb am besten die Lagerfeuerstelle mit einem stabilen Stock ein paar Zentimeter tief auf. Je tiefer umso besser. Dann schüttest du noch einmal Wasser darauf. So kann es noch tiefer in die Erde sickern.

Gelöscht ist ein Feuer erst dann, wenn es keine Glutreste und auch keine Rauchentwicklung mehr gibt. Mit der Hand kannst du nachfühlen, ob noch eine Hitzeentwicklung vorhanden ist. Bevor du den Platz verlässt, solltest du die Feuerstelle noch mit etwas Erde, Blättern oder Zweigen bedecken (diese sicherheitshalber auch noch mit etwas Wasser benetzen). Die Feuerstelle soll im besten Fall so hinterlassen werden, wie sie vorgefunden wurde.

Du bist auf den feurigen Geschmack gekommen?

Zu Beginn kann es eine große Herausforderung sein, ein Feuer mit Naturmaterialien in Gang zu bringen. Es sind gesetzliche Vorschriften zu beachten und es ist einiges an Fachwissen notwendig. Ich empfehle dir, dir dieses wertvolle Handwerk von jemanden zeigen zu lassen. In Survival- oder Bushcraft-Seminaren bist du an der richtigen Adresse.

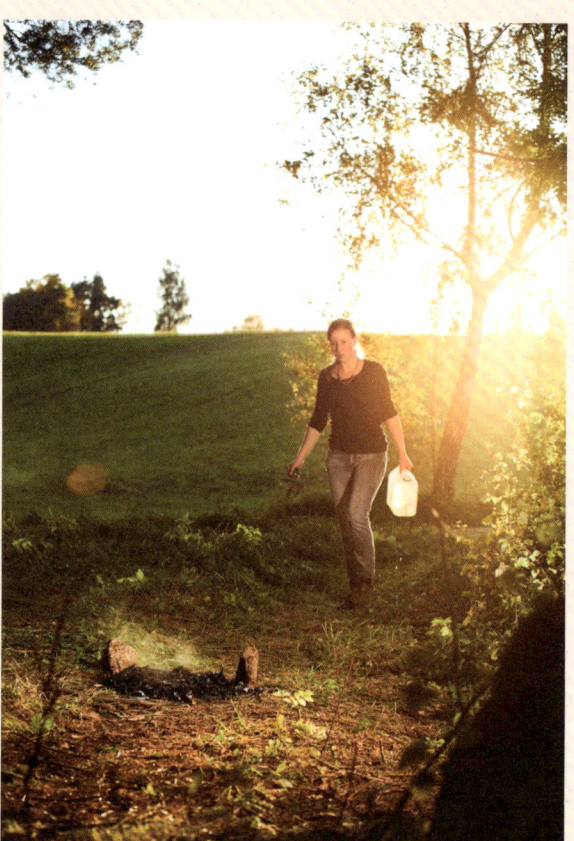

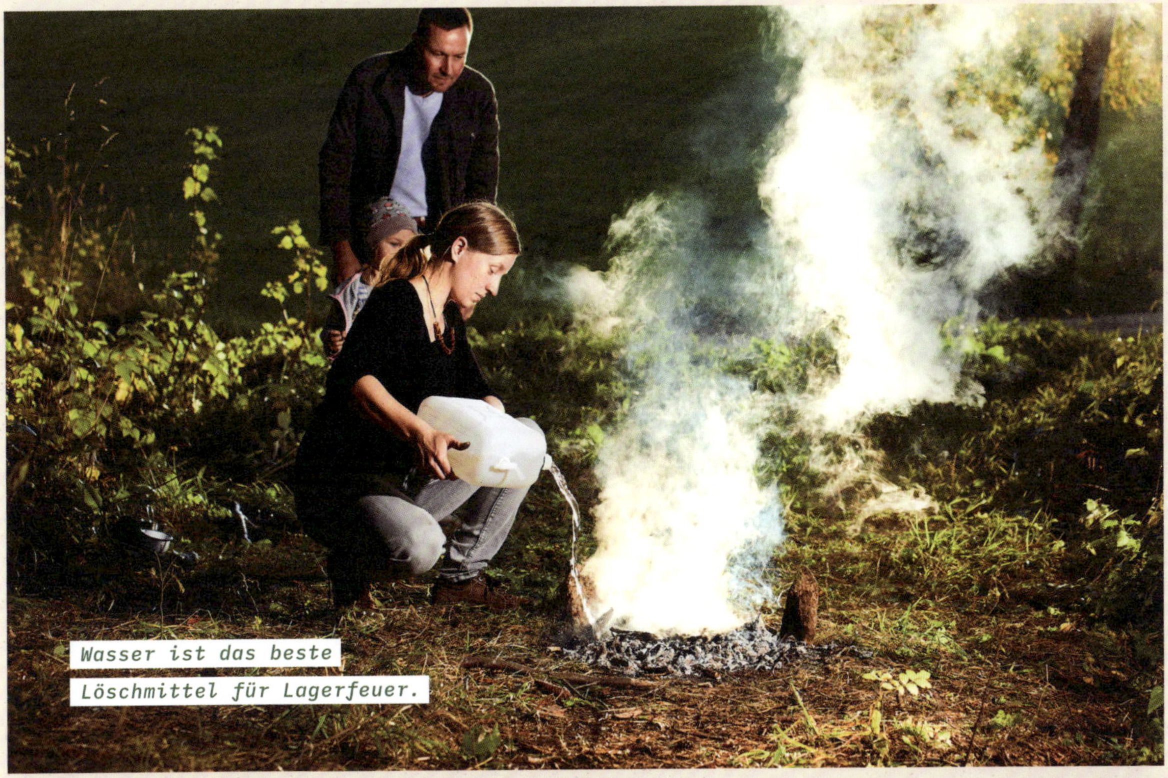

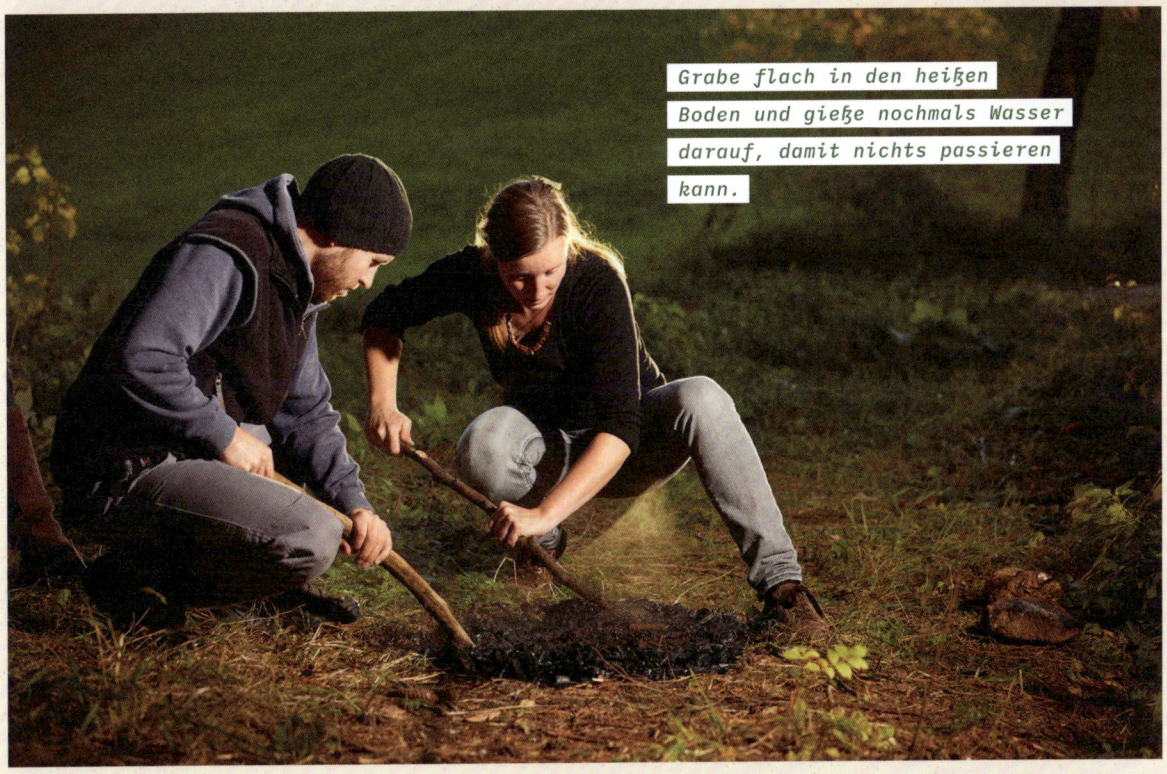

Wasser ist das beste Löschmittel für Lagerfeuer.

Grabe flach in den heißen Boden und gieße nochmals Wasser darauf, damit nichts passieren kann.

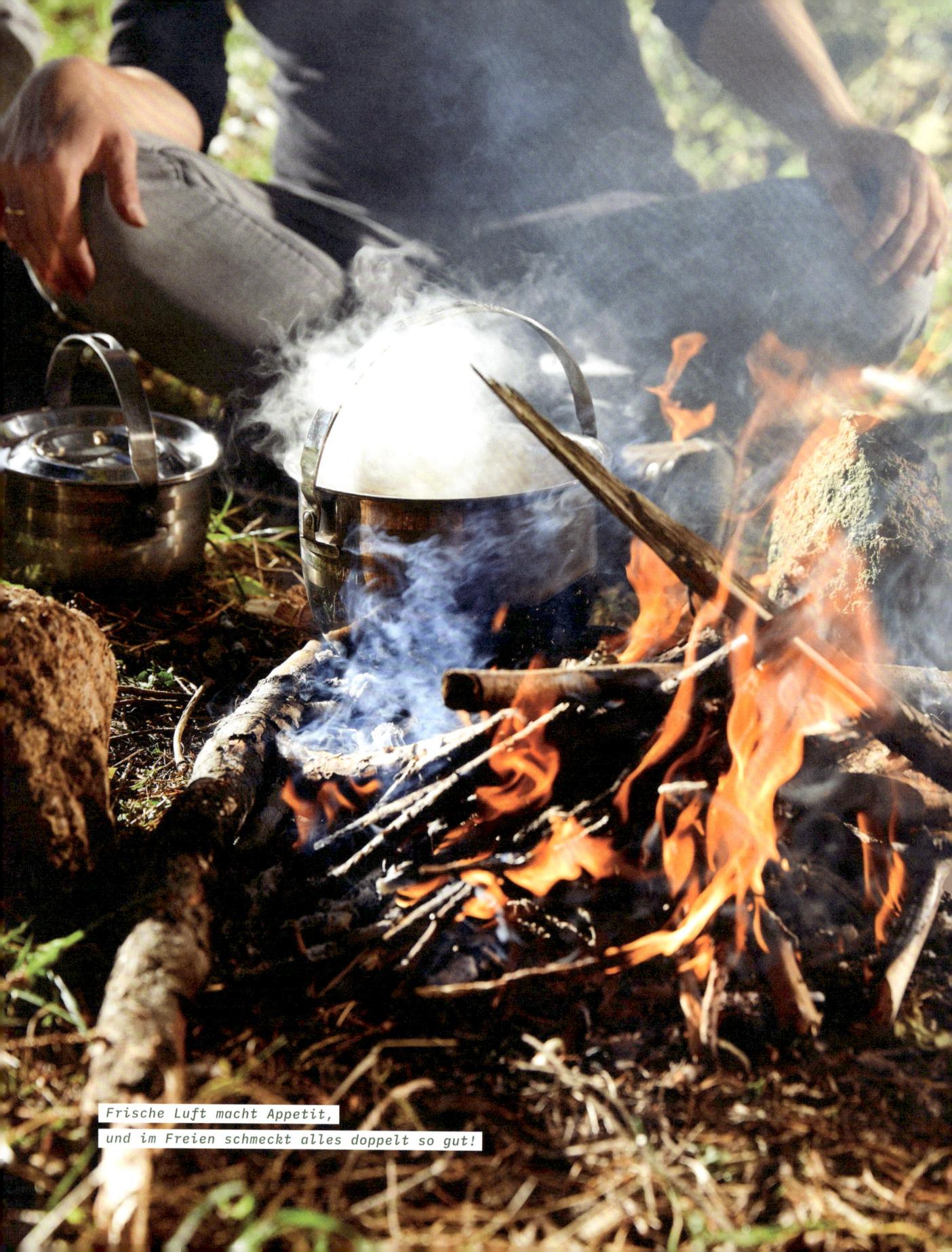
Frische Luft macht Appetit, und im Freien schmeckt alles doppelt so gut!

WENN DER MAGEN KNURRT: KOCHEN UNTER FREIEM HIMMEL

Jedes noch so einfache Gericht, auch wenn es nur aus zwei Zutaten besteht, schmeckt direkt vom Lagerfeuer himmlisch gut. Ich bilde mir auch ein, dass mir am Lagerfeuer Gekochtes um einiges mehr Kraft gibt. Vielleicht liegt es daran, dass es so großen Spaß macht, auf offenem Feuer zu kochen. Es gibt mir das angenehme Gefühl, mich selbst versorgen zu können. Beim Kochen achte ich außerdem auf die Qualität und die Herkunft meiner Nahrungsmittel. Du wirst überrascht sein, wie gut deine einfachen Gerichte schmecken werden, wenn du zu hochwertigen Zutaten greifst.

Wie *ab Seite 149* beschrieben, braucht es jedoch einiges fachliches und rechtliches Know-how, um ein sicheres Feuer in der Natur entzünden zu können. Möchtest du es dir etwas einfacher machen, ist der eigene Garten oder der von Freunden ein ebenso toller Ort dafür.

Draußen kochen kannst du entweder direkt am offenen Feuer oder mit dem Holzvergaser, einem kompakten Campingkocher, der mit Holz befeuert wird. Eine etwas weniger invasive Variante, bei der das Feuer kleiner gehalten wird, weniger Brennmaterial gebraucht und die entstehende Hitze optimal genutzt wird. Es bleibt dabei nur ein kleines Häufchen Asche übrig und der Boden, auf dem der Holzvergaser steht, wird nur oberflächlich verkohlt. Mit der hypnotischen Kraft eines Lagerfeuers kann der Holzvergaser zwar nicht mithalten, zum schnellen Kochen in der Natur ist er für mich jedoch unersetzbar.

KLEINES EQUIPMENT FÜR KOCH-SESSIONS IN DER FREIEN NATUR

Wie schon öfters erwähnt, habe ich gerne so wenig Gepäck wie möglich dabei. Zum Kochen am Lagerfeuer verwende ich Campinggeschirr, weil es leicht und kompakt ist. Wenn ich in meinem eigenen Garten am Feuer koche, muss auch immer eine Pfanne aus Gusseisen dabei sein. Wegen ihres Gewichts nehme ich sie aber nicht gerne im Rucksack mit.

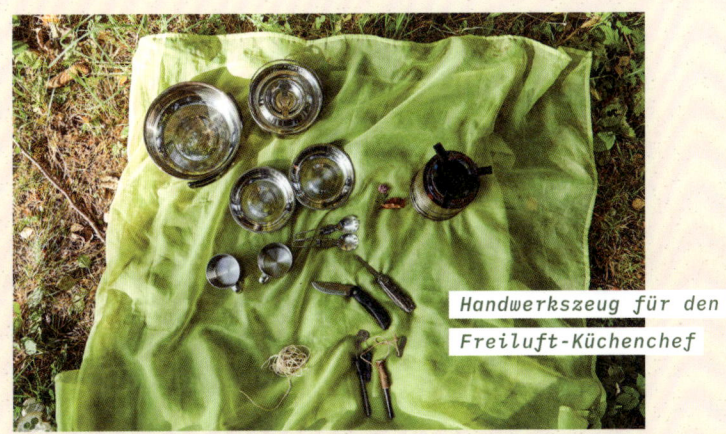

Handwerkszeug für den Freiluft-Küchenchef

Das brauchst du zum Kochen und Futtern:

- *Für die schnelle Outdoorküche: Holzvergaser*
- *Brennmaterial*
- *Feuerstahl*
- *Zundermaterial*
- *Campinggeschirr*
  Beim Campinggeschirr bevorzuge ich Edelstahl als Material. Es sind viele Sets erhältlich, die alles beinhalten, was du brauchst: einen Topf mit Deckel, eine Pfanne, Tassen, tiefe Teller, die sich sowohl für Suppen als auch feste Speisen eignen, Gabeln und Löffel oder „Sporks".
- *Wasserkanister oder Wasserflaschen*
  Du brauchst ausreichend Wasser zum Kochen und Löschen.
- *Taschenmesser*
- *Schneidebrett*
  Zumindest wenn du vorhast, Zwiebeln, Knoblauch oder Wildkräuter zu schneiden, sollte auch ein Schneidebrett in deiner Ausrüstung enthalten sein.

Das brauchst du zum Reinigen:

- *Putzlappen und Geschirrtuch*
  Reinigungstücher für dein Campinggeschirr kannst du dir aus Stoffresten wie alten Handtüchern oder Bettlaken fertigen. Beim Kochen am Lagerfeuer wird dein Geschirr rußig. Oft sind die Ruß-Flecken aus den Schwämmchen und Geschirrtüchern nicht mehr herauszubekommen. Nach dem Abkühlen des Geschirrs kannst du auch ein großzügiges Grasbüschel oder eine Handvoll Schachtelhalm mit etwas Wasser zum Vorreinigen verwenden, durch die Scheuerwirkung werden grobe Reste gut entfernt.
- *Asche als Putzmittel*
  Für Edelstahlgeschirr ist Holzasche ein tolles Scheuermittel. Siebe dafür die Asche vorher mit einem feinen Sieb ab. Streu die Asche auf einen feuchten Lappen und los geht's. Danach mit Wasser abspülen und die Töpfe glänzen wieder. Der große Vorteil: Holzasche hinterlässt – im Gegensatz zu Spülmittel – keine Rückstände in der Natur.
- *Müllgefäße*
  Weder Biomüll noch (Klo-)Papier, geschweige denn Restmüll darf in der Natur hinterlassen werden. Denk immer daran, Gefäße für deinen Müll mitzunehmen. Auch hier gibt es ökologische Lösungen für unterwegs. Für Restmüll kannst du waschbare Müllbeutel verwenden, die auch gut im Rucksack verstaut werden können. Willst du Müll nicht im Rucksack mitschleppen, verwende waschbare Müllbeutel für Autos, die du dir außen auf deinen Rucksack schnallen kannst. Für Biomüll verwende ich gerne eine extra Kunststoffbox, die ich im Rucksack transportiere. So bleibt alles schön sauber und kann zu Hause entsorgt bzw. recycelt werden.

Mundreinigung steht an?

Mit fein gesiebter Asche kannst du dir auch deine Zähne putzen.

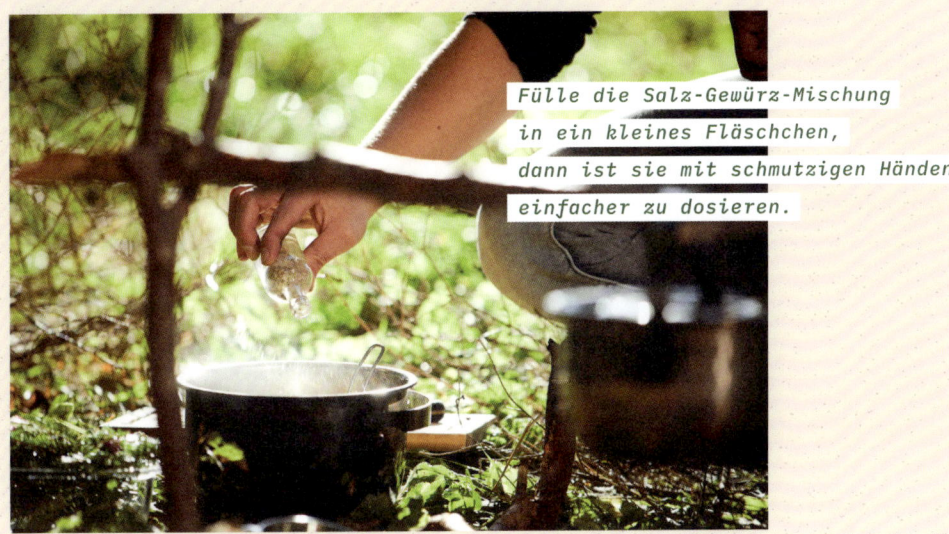

Fülle die Salz-Gewürz-Mischung in ein kleines Fläschchen, dann ist sie mit schmutzigen Händen einfacher zu dosieren.

SPEISEKAMMER FÜR DIE OUTDOORKÜCHE: ZUTATEN AUS DER NATUR UND DEINEM VORRATSSCHRANK

Für die Outdoorküche sind mir einfache Gerichte wichtig, die aus wenigen Zutaten gezaubert werden, sättigen und Kraft geben. Du benötigst dafür Pflanzliches aus der Natur und ein paar natürliche Lebensmittel aus deinem Vorrat, die haltbar, leicht und einfach zu transportieren sind.

Essbare Wildkräuter, Samen und Früchte:
Was wäre deine Outdoorküche ohne gesammelte Leckereien aus der Natur? Die **Blätter** von Brunnenkresse, Giersch, Brennnessel und Hirtentäschel. Die Früchte von Heidelbeeren, Himbeeren und Brombeeren. Die **Samen** der Engelwurz, des Gierschs und der Haselnuss. Ein paar **Knospen** von Haselnuss oder Birke und ein paar **Pilze**. Von Frühling bis Herbst hält die Natur in jeder Jahreszeit ein paar kulinarische Schätze für dich bereit, die du sammeln kannst. Wichtig ist immer: Sammle nur, was du zu 100 % bestimmen kannst. Sammle nur die Menge, die du wirklich brauchst und an Orten an denen eine Menge zur Verfügung steht, von der auch die Natur und die Tiere noch etwas haben, nachdem du gesammelt hast *(vgl. Seite 88).*

Aus deinem Vorratsschrank:
Meine Favoriten für **Kohlenhydrate** sind Brot, Knäckebrot, Zwieback, Nudeln, Polenta, Buchweizen, Haferflocken oder Reisflocken. Sie halten lange, brauchen wenig Platz, sind schnell zur Hand oder gekocht. Als **Eiweißlieferanten** bevorzuge ich rote Linsen, diese sind schnell gar, oder Eier, die richtig verstaut auch gut transportiert werden können. Für das **Fett** empfehle ich ein kleines Fläschchen Pflanzenöl zum Anbraten oder als geschmacks- und energiegebende Zutat. Für den geschmacklichen Pep sorgen **Gewürze**, z. B. Kräutersalz oder eine Salz-Pfeffer-Mischung. Lange haltbar sind auch Knoblauch und Zwiebeln. Soll noch etwas **Süßes** dabei sein, passen Rosinen, Datteln und Feigen oder getrocknete Apfelringe gut. Verschließe süße Leckereien immer gut, Ameisen mögen diese wirklich gerne.

KOCHEN MIT DEM HOLZVERGASER: FEUERHEISSE ABENDE

Der Holzvergaser besteht aus mehreren Teilen. Das Unterteil, das Bodenkontakt hat, ist ein Ring mit Öffnungen für die Luftzufuhr. Darauf wird die doppelwandige Brennkammer gesetzt. In diese kommt ein Einsatz für das Brennmaterial und die Asche. Darauf wird noch ein Topfhalter gestellt. Grundsätzlich sind beim Kochen mit dem Holzvergaser auch alle *auf Seite 149–152* angeführten Regeln zum Feuermachen zu beachten. Befeuert wird der Holzvergaser mit etwa 10 cm langen, fingerdicken Holzstückchen. Du brauchst hiervon zwar deutlich weniger als für ein Lagerfeuer, denke aber auch hier daran, ausreichend Holz zu sammeln, bevor du deinen Kocher anheizt. Unbedingt notwendig ist ein fester Untergrund, auf dem der Kocher – auch mit gefüllten Töpfen – stabil stehen kann. Der Holzvergaser kann wie ein Lagerfeuer mit Zundermaterial und Feuerstahl angeheizt werden. Hierzu nimmst du den Topfhalter vom Holzvergaser, legst den Zunder in den Ascheeinsatz und hältst Anfeuermaterial bereit. Mein Liebling dafür ist ein Kiefernästchen. Den Zunder entzündest du im Ascheneinsatz, dann legst du sofort das Anfeuermaterial darauf. Brennt dieses, kann nach und nach gefühlvoll nachgelegt werden. Sobald sich etwas Glut gebildet hat und sich die Flammen etwas beruhigt haben, kannst du den Topfhalter und Topf oder Pfanne daraufstellen. Du musst beim Holzvergaser laufend nachlegen. Das Holz verbrennt schnell, erzeugt dabei aber auch viel Hitze. So macht das Kochen Spaß!

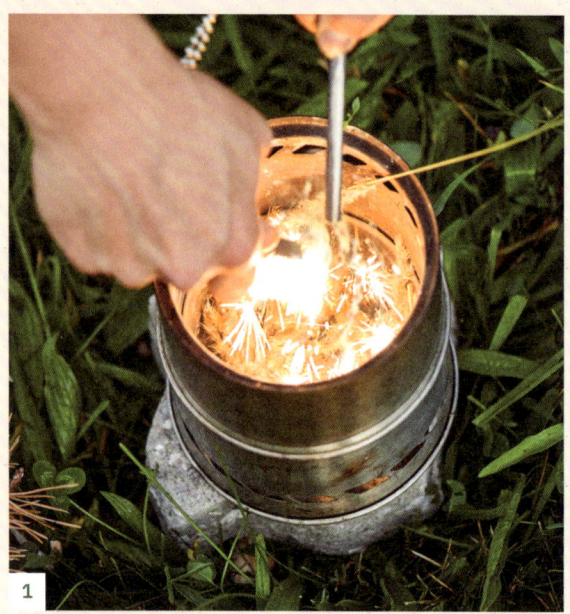

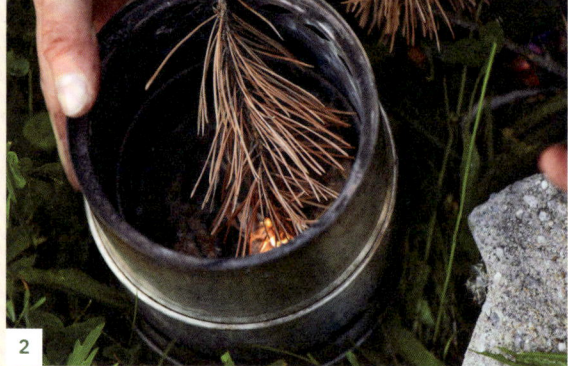

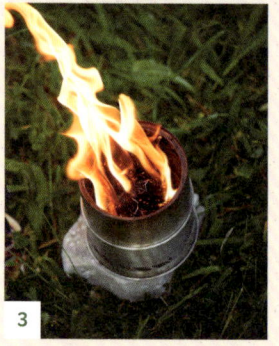

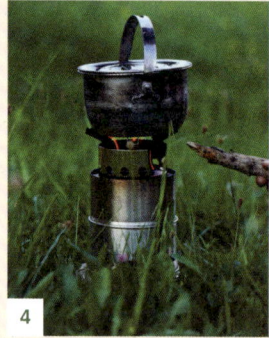

1 *Entzünde den Zunder mit dem Feuerstahl.*
2 *Füge sofort das Anfeuermaterial hinzu.*
3 *Lege laufend Brennmaterial nach.*
4 *Schon kann es losgehen mit der Outdoorküche!*

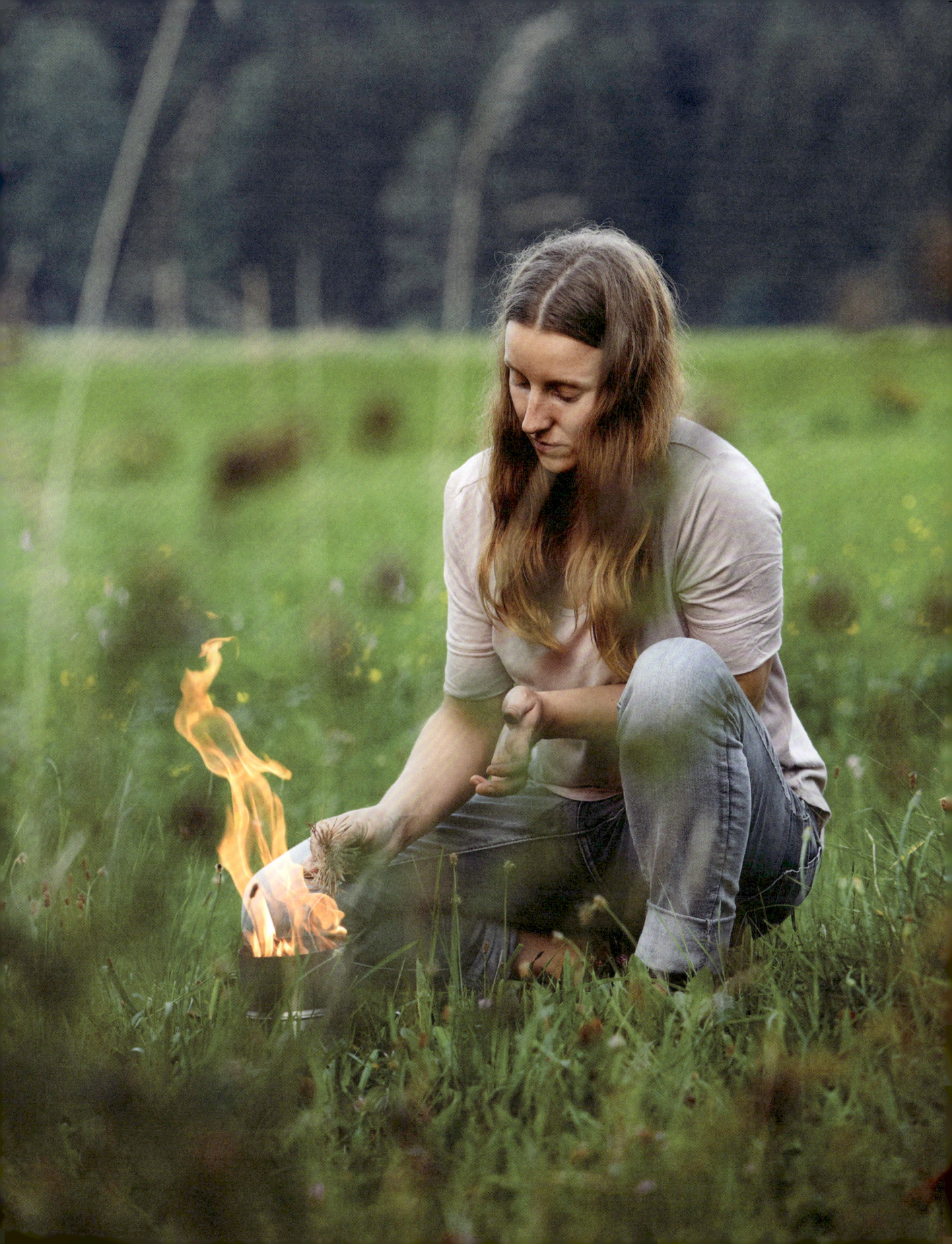

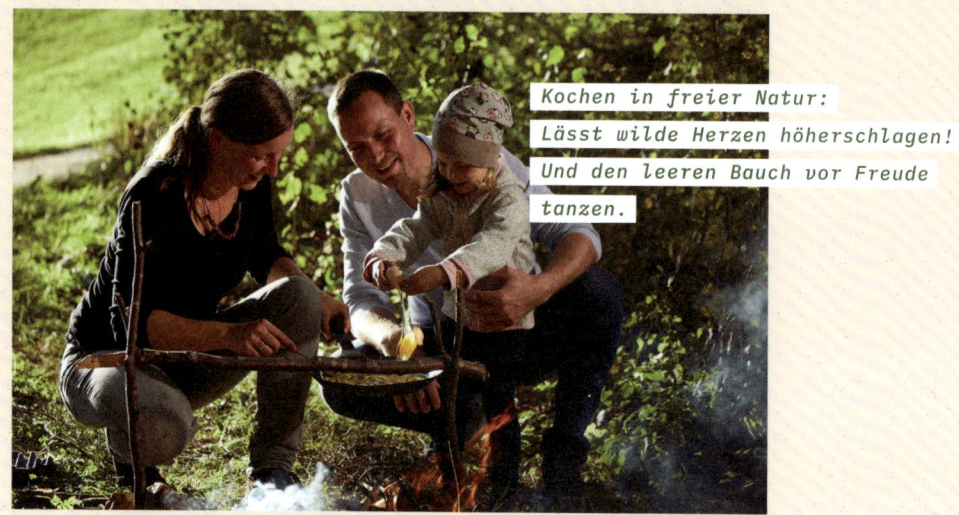

Kochen in freier Natur: Lässt wilde Herzen höherschlagen! Und den leeren Bauch vor Freude tanzen.

KOCHEN AUF OFFENEM FEUER: SOMMERNACHTSSTIMMUNG

Die energievolle Ausstrahlung eines Lagerfeuers ist für mich durch nichts zu ersetzen. Beim Kochen am Lagerfeuer kann diese Energie noch zusätzlich für einen unvergesslichen Gaumenschmaus genutzt werden.

Zum Kochen muss dein Lagerfeuer nicht übermäßig groß sein. Für mich hat es sich bewährt, die Feuerstelle in zwei Bereiche einzuteilen. Einen Bereich mit brennendem Feuer und einen Glutbereich.

Zum Kochen auf dem Lagerfeuer kannst du:

- Töpfe mit einer Aufhängung aus Ästen über das Feuer hängen
- Töpfe und Pfannen stabil auf dicken Ästen oder Steinen direkt in die Glut stellen
- Lebensmittel direkt in die Glut eingraben.

Wenn alles vorbereitet ist, baue dein Lagerfeuer so auf, dass es direkt unter der Aufhängung für die Töpfe platziert ist und heize an. Sobald es gut brennt, legst du laufend mit etwa fingerdickem Brennmaterial nach. Diese Holzdicke brennt schnell ab und du hast rasch Glut. Einen Teil der Glut scharrst du dann mit einem Stöckchen unter dem Feuer weg und zu deiner Topfauflage aus Ästen oder Steinen. Je dicker die Glutschicht ist, desto länger hält die Hitze. Dann stellst du den Topf oder die Pfanne auf und los geht's! Lässt die Hitze nach, kannst du die abgekühlte Glut durch frische Glut aus dem brennenden Lagerfeuer austauschen.

Aufhängung aus Ästen

Willst du Töpfe über das Lagerfeuer hängen, brauchst du zwei gleich lange Äste mit ca. 80 cm Länge mit Astgabeln. Die Astgabeln dienen als Lager für einen Quer-Ast, an den später der Topf gehängt wird. Dieser Ast sollte einen Durchmesser haben, der in die Astgabeln passt. Die Länge sollte den Durchmesser deiner Lagerfeuerstelle um ca. 30 cm überschreiten. Beträgt der Durchmesser deiner Lagerfeuerstelle etwa 50 cm, sollte der Quer-Ast also ca. 80 cm messen. Die Äste mit den Astgabeln stutzt du mit einer Säge und spitzt das untere Ende mit einer Säge oder einem Messer an. Dann schlägst du die Äste im Abstand von ca. 60 cm in die Erde ein. Zwischen diesen zwei Ästen baust du dein Feuer auf. Um deine Topfaufhängung vor der Hitze des Feuers zu schützen, stellst du große Steine auf die dem Feuer zugewandte Astseite. Lege den Stock in die Astgabeln und prüfe, ob dieser gut liegt und die Konstruktion hält. Am besten hängst du dafür einen mit Wasser gefüllten Topf probeweise auf. Der Topf soll später dann unmittelbar über den Flammen hängen, aber nicht direkt von ihnen erreicht werden. Bei einem kleinen Feuer muss er also niedriger hängen als bei einem großen. So eine Art von Aufhängung hat den Vorteil, dass mit mehreren Töpfen gleichzeitig gekocht werden kann. Dafür kommt bei Wind die Wärme nicht effizient beim Topf an.

Glut statt Herdplatte

Möchtest du einen Topf oder eine Pfanne direkt in die Glut stellen, brauchst du weniger Vorbereitung. Sammle Aststücke mit einer Länge von ca. 30 cm und einem ungefähren Durchmesser von 10 cm. Diese Stöcke legst du in einem „L" oder parallel zueinander an den Rand der Lagerfeuerstelle, sodass dein Topf oder deine Pfanne stabil darauf stehen kann. Zwischen die Äste scharrst du später die Glut. Genauso platzieren kannst du Steine mit gutem Stand und platten Oberflächen mit einer Höhe von ca. 5–7 cm.

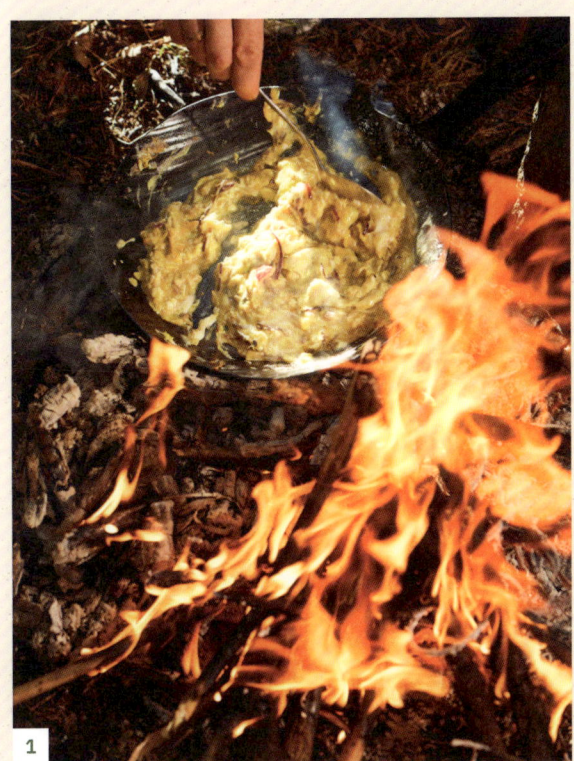

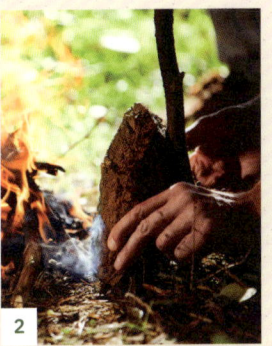

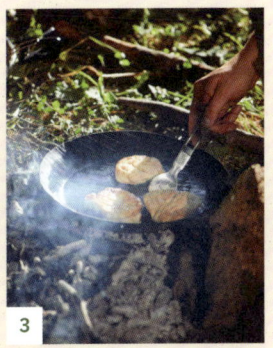

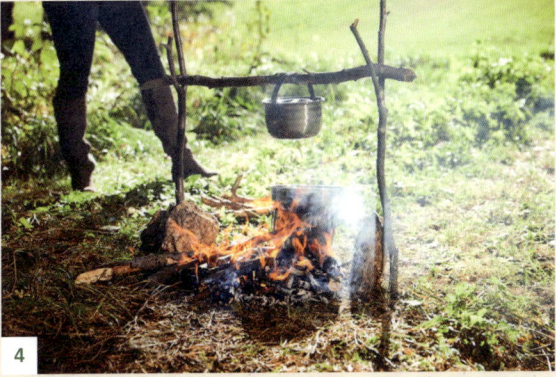

1 Mit Pfanne auf der Glut kocht es sich wie auf dem Grill.
2 Die Steine schützen die „Säulen" deiner Kochgelegenheit.
3 So kann deine „Lagerfeuer-Platte" aussehen.
4 Damit kein Malheur passiert, baust du eine stabile Konstruktion.

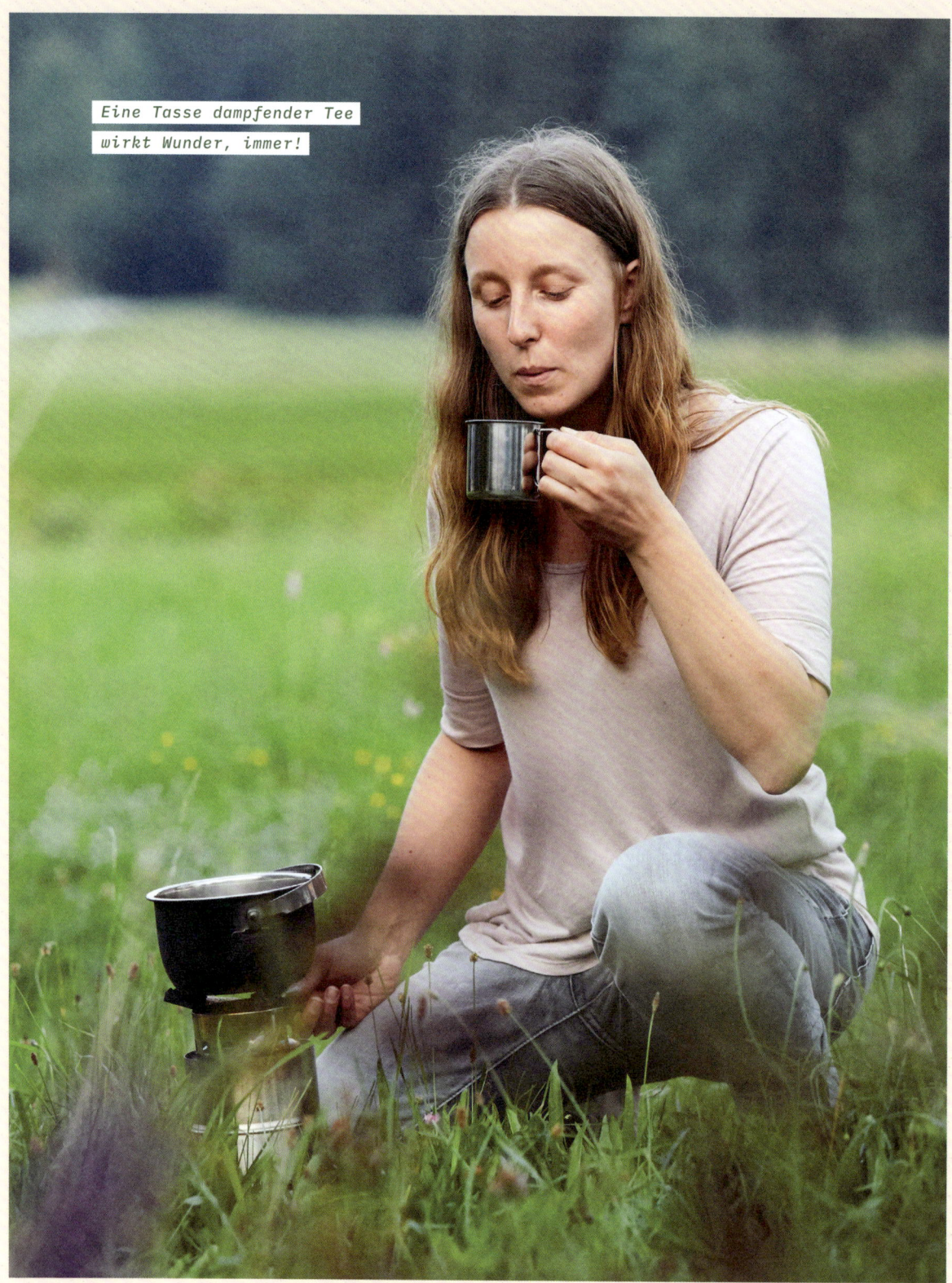

REZEPTE FÜR DRAUSSEN: SO SCHMECKT DER WALD!

Mach's dir leicht! Die folgenden Rezepte sind sehr einfach gestaltet. Du brauchst nur wenige Zutaten, welche auch nach Belieben variiert werden können. Die angegebene Zubereitungszeit ist je nach Hitze der Glut ein bisschen unterschiedlich.

Topf   *Pfanne*

WILDER LAGERFEUERTEE

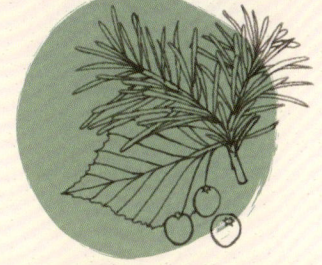

ZUBEREITUNGSZEIT:
ca. 20 Minuten

Du brauchst pro Tasse/Person:
2 Tassen Wasser
1 EL frisches Pflanzenmaterial, z. B. Fichtennadeln, Haselnuss- oder Birkenblätter, Wacholderbeeren, Kräuter

SO GEHT'S:
Nimm pro Person zwei Tassen Wasser und bringe das Wasser im Topf zum Kochen, denn beim Erwärmen verdampft auch Wasser. Schneide oder reiße das Pflanzenmaterial in Stückchen, gib es ins kochende Wasser und lass es eine Minute mitköcheln. Nimm den Topf danach vom Feuer und lass den Tee noch 10 Minuten ziehen. Mithilfe des Topfdeckels kannst du den Tee anschließend in die Tassen abseihen.

COUSCOUS MIT KAROTTE UND GIERSCH

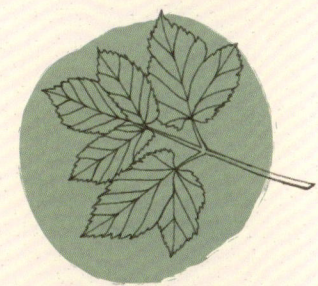

ZUBEREITUNGSZEIT:
ca. 20 Minuten

Du brauchst pro Person:
1/2 Karotte
1 Schuss Pflanzenöl
1 Tasse Couscous
1 Tasse Wasser
1 EL geschnittener Giersch
1 Prise Kräutersalz

SO GEHT'S:
Schneide die Karotte(n) klein und erhitze das Öl im Topf oder der Pfanne. Schwitze die Karotten kurz an. Gibt dann den Couscous und das Wasser hinzu. Lass den Couscous unter Rühren quellen, bis er weich ist. Füge den geschnittenen Giersch hinzu und würze nach Belieben mit Kräutersalz.

ZUBEREITUNGSZEIT:
ca. 30 Minuten

Du brauchst pro Person:
1 Knoblauchzehe
1 Schuss Pflanzenöl
1/2 Tasse rote Linsen
2 Tassen Wasser
1 Tasse Nudeln
1 TL gerebelter Quendel
1 Prise Kräutersalz

Nudeln mit roten Linsen und Quendel

SO GEHT'S:
Hacke den Knoblauch fein und erhitze etwas Öl in der Pfanne oder im Topf. Schwitze den Knoblauch kurz im Öl an und füge die roten Linsen und das Wasser hinzu. Lass alles etwa 5 Minuten köcheln und gib anschließend die Nudeln hinzu. Lass alles noch 15 Minuten kochen. Gieße das restliche Wasser mithilfe des Deckels ab. Würze anschließend nach Belieben mit dem Quendel und Kräutersalz.

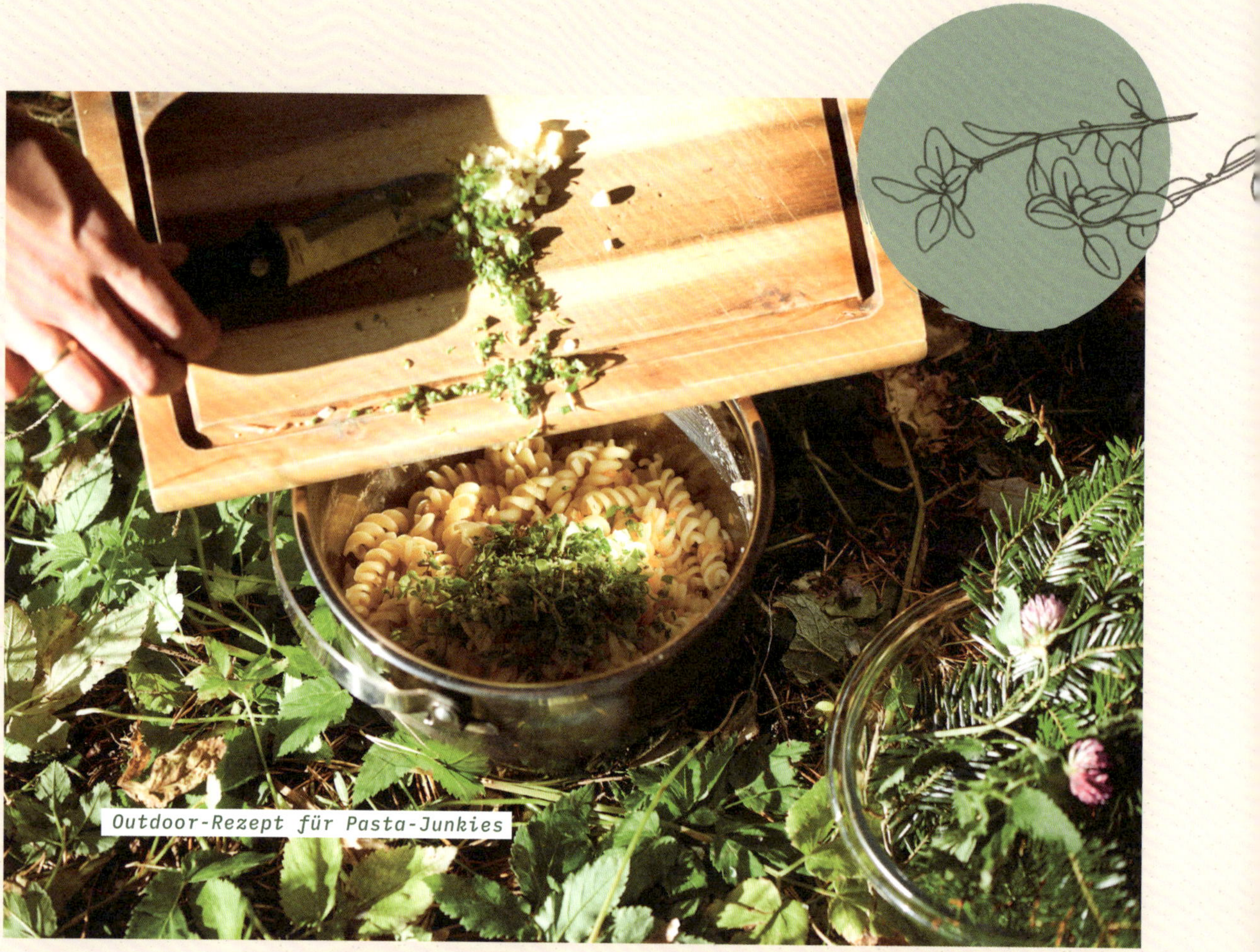

Outdoor-Rezept für Pasta-Junkies

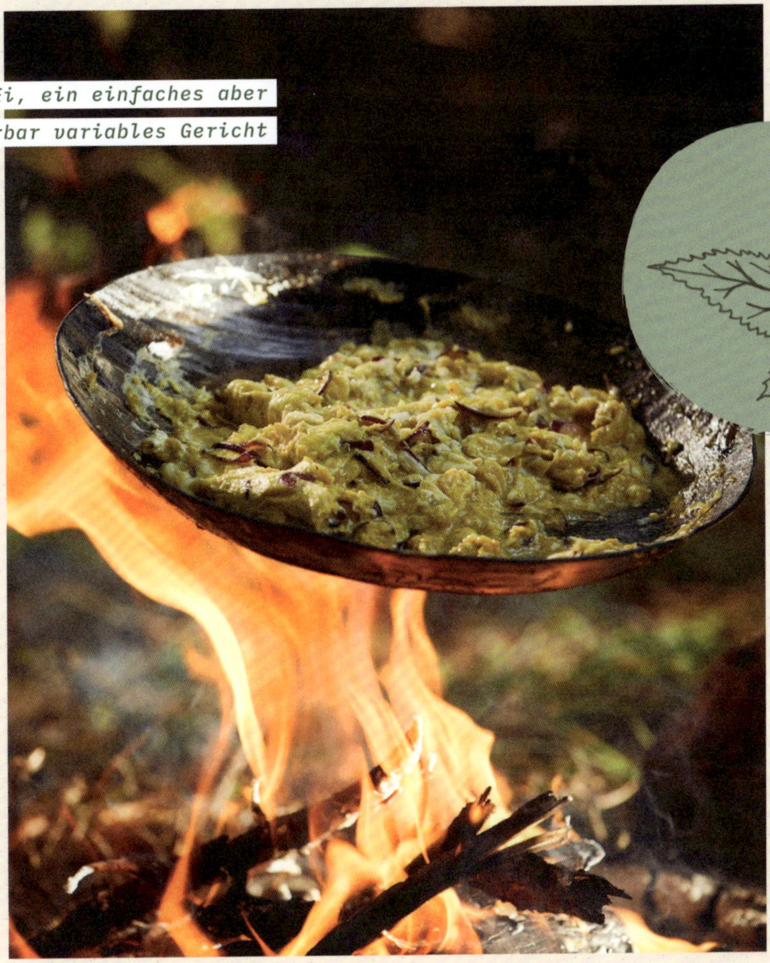

Ei, Ei, ein einfaches aber wunderbar variables Gericht

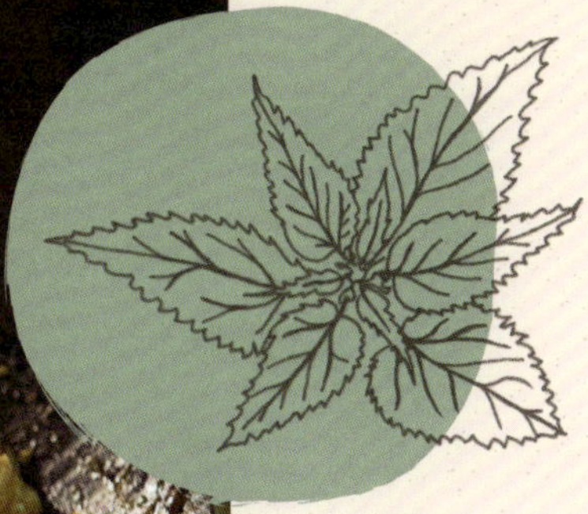

Eierspeise mit Wildkräutern

ZUBEREITUNGSZEIT:
ca. 10 Minuten

Du brauchst pro Person:
¼ Zwiebel
1 Schuss Pflanzenöl
1–2 Eier
1 EL gehackte Wildkräuter
(z. B. Brennnesselblätter, Giersch, Quendel)
1 Prise Kräutersalz

SO GEHT'S:
Schneide die Zwiebel klein und erhitze etwas Öl in der Pfanne oder im Topf. Schwitze die Zwiebelstückchen kurz an und schlage die Eier hinzu. Rühre um, bis die Eier gleichmäßig gestockt sind. Füge nun die gehackten Wildkräuter hinzu und würze nach Belieben mit dem Kräutersalz. Zur Eierspeise passt Brot, Knäckebrot, Zwieback oder das köstliche Brot vom Lagerfeuer *(siehe Seite 174)*.

I'M A SURVIVOR: DAS ECHTE LEBEN WARTET DRAUSSEN

ZUBEREITUNGSZEIT:
ca. 30 Minuten

Du brauchst pro Person:
1 Tasse Mehl
1 Tasse Wasser
1 TL Kräutersalz
Öl zum Braten

3-ZUTATEN-FLADENBRÖTCHEN

SO GEHT'S:
Verrühre das Mehl, das Wasser und das Salz gut zusammen in einem Topf oder einer Schüssel, falls vorhanden, und lass den Teig danach ca. 15 Minuten ruhen. In dieser Zeit quillt das Mehl. Gib so viel Öl in die Pfanne oder den Topf, bis der Boden bedeckt ist und erhitze es. Gib einen Esslöffel des Teiges in das heiße Öl und drücke ihn mit dem Löffel zu einem Laibchen. Brate die Brötchen von jeder Seite ca.10 Minuten und wende sie mehrmals. Wenn die Kruste goldgelb ist, sind sie fertig!

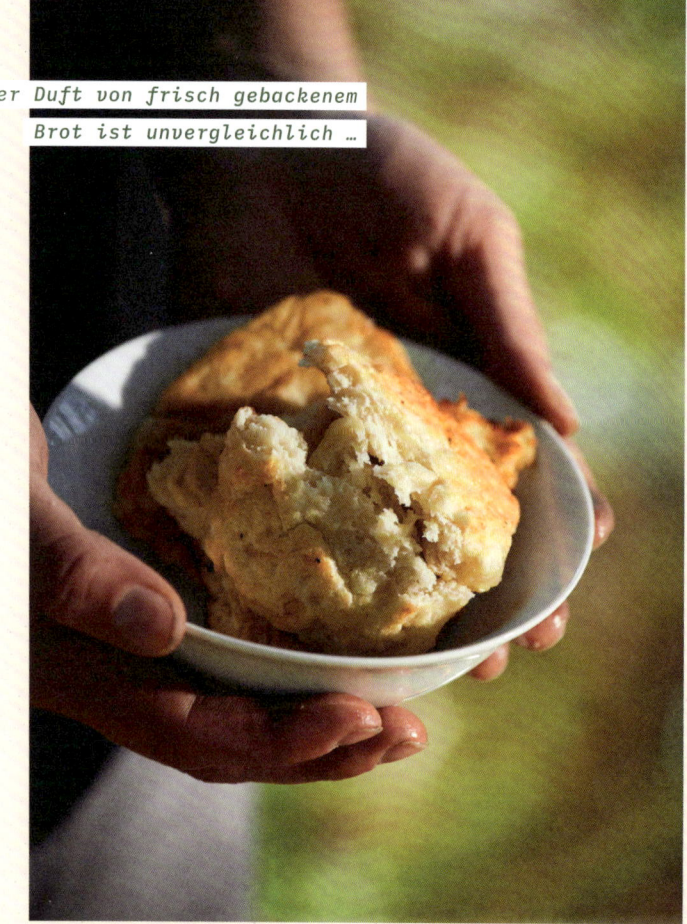

Der Duft von frisch gebackenem Brot ist unvergleichlich …

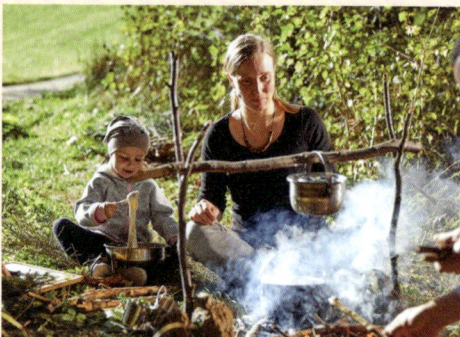

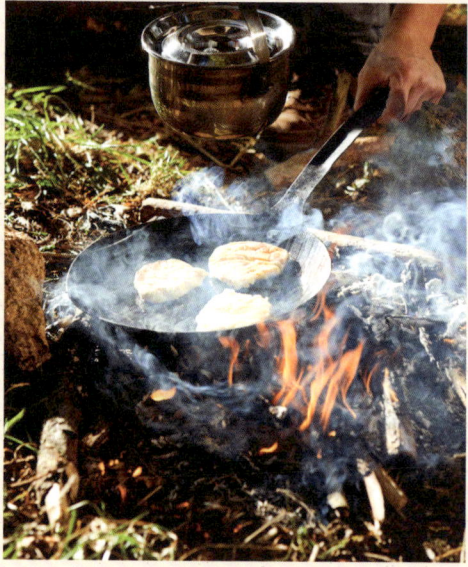

KARTOFFELN AUS DER GLUT

ZUBEREITUNGSZEIT:
ca. 30 Minuten

Du brauchst pro Person:
2–3 mittelgroße Kartoffeln

SO GEHT'S:
Scharre eine leichte Grube in die Lagerfeuerstelle, lege die Kartoffeln hinein und bedecke sie mit Glut. Wenn nach ca. 30 Minuten die gesamte Schale verkohlt ist, sollten die Kartoffeln gar sein und du kannst sie aus der Glut holen. Die Kartoffeln vorsichtig mit einem Grasbüschel abreiben und dann halbieren. Das weiche Innere der Kartoffeln kannst du auslöffeln.

Gerdas Tipp:
Wenn der Hunger drängt, nimm kleine Kartoffeln, sie sind schneller gar. Auch Zwiebeln, Auberginen oder Paprika können so gegart werden. Champignons oder Esskastanien können direkt auf der Glut geröstet werden

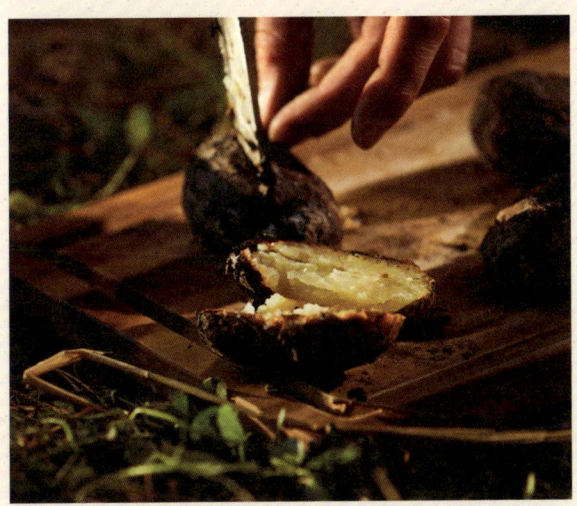

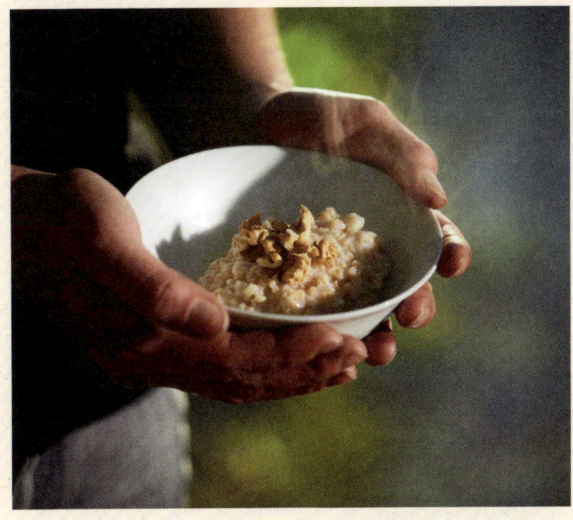

HAFERBREI MIT NÜSSEN

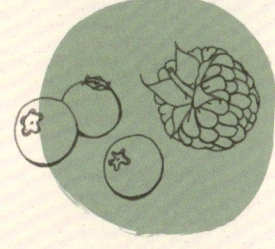

ZUBEREITUNGSZEIT:
ca. 20 Minuten

Du brauchst pro Person:
1/2 Tasse Haferflocken
1/2 Tasse Wasser
Haselnusskerne oder Walnüsse

SO GEHT'S:
Bringe die Haferflocken im Wasser zum Kochen. Lass die Flocken unter ständigem Rühren so lange kochen, bis sie weich sind und das Wasser verkocht ist. Füge die Nüsse hinzu – fertig!
Es passen auch Trockenfrüchte oder Wildfrüchte wie Schlehen, Heidelbeeren oder Himbeeren hervorragend zum Haferbrei!

Gerdas Tipp:
Nüsse kannst du mit zwei Steinen knacken.

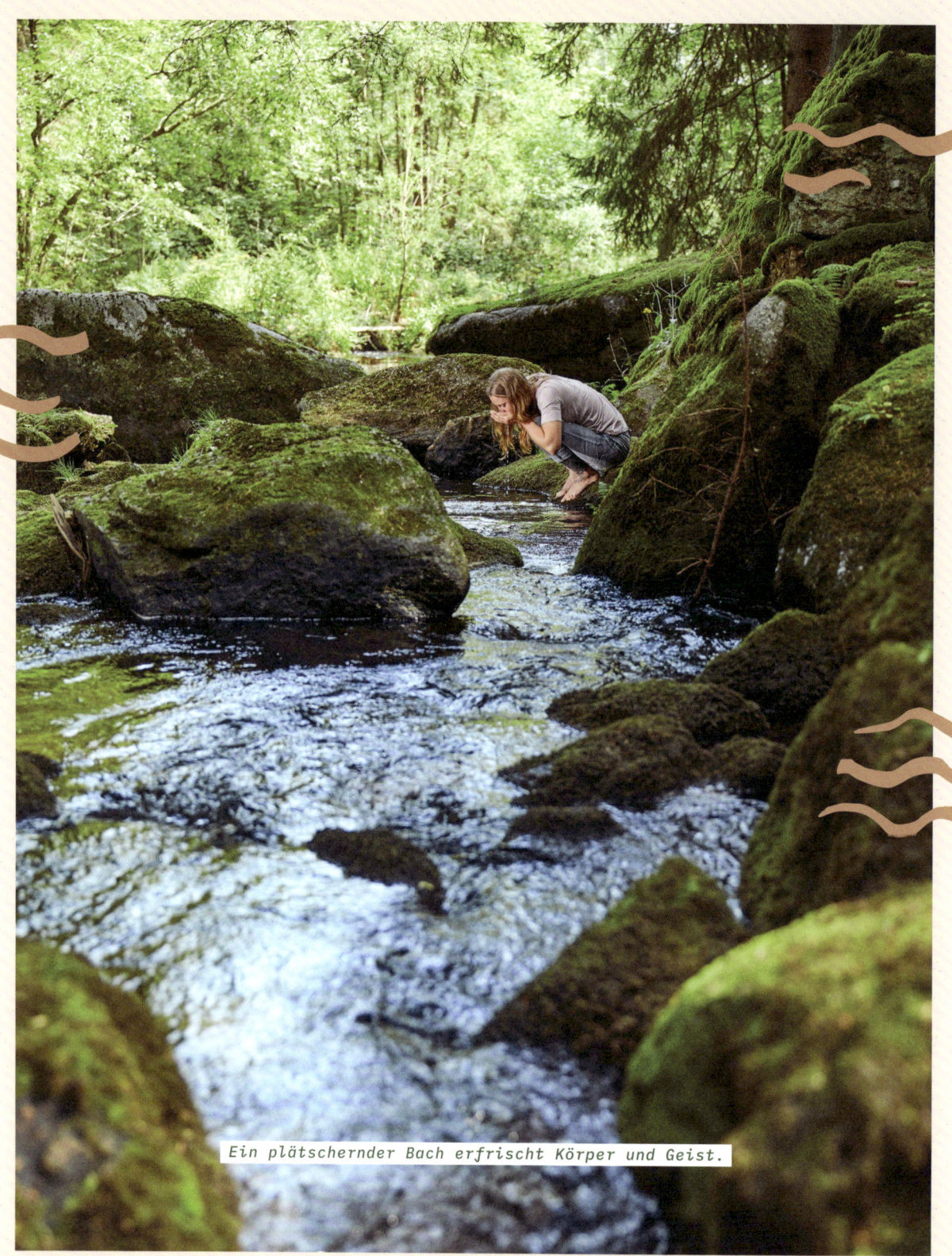

Ein plätschernder Bach erfrischt Körper und Geist.

ICH HABE WASSER GEFUNDEN!

Als ich ein Kind war, erzählte mir mein Vater von einer Quelle, die er entdeckt hatte. Lebhaft, wie meine Phantasie war, stellte ich mir ein klares Bächlein vor, das aus der Erde sprudelte. Ich wollte es unbedingt sehen. Also führte mich mein Vater zu einer kleinen Mulde im Boden, die mit Wasser gefüllt und von Brunnenkresse durchwachsen war. Das Wasser floss so langsam, dass man es fast nicht sehen konnte. Die Mulde wurde von einer kleinen Öffnung im Boden gespeist. Um mir zu zeigen, wie man daraus trinken konnte, legte sich mein Vater auf den Boden, schob die Blätter der Brunnenkresse zur Seite und setzte mit den Lippen direkt an der Wasseroberfläche an. Kein Rauschen und Sprudeln, zu meiner Enttäuschung. Trotzdem war es für mich ein Erlebnis, an das ich mich bis heute gerne zurückerinnere.

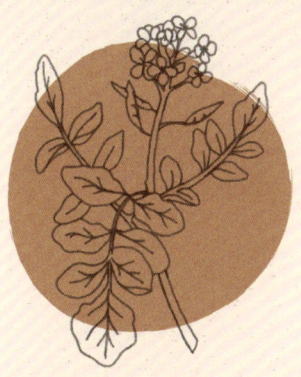

SPRUDELBACH ODER MULDENPFÜTZE: OHNE WASSER KEIN LEBEN

Wasser ist eine der wichtigsten Lebensgrundlagen für Pflanzen, Menschen und Tiere. Der Körper eines erwachsenen Menschen besteht zu etwa 50–60 % aus Wasser. Zahlreiche lebenswichtige Körperfunktionen sind auf die Gegenwart von Wasser angewiesen.

Wie lange ein Mensch ohne Wasser überleben kann, hängt von vielen Faktoren ab. Dazu gehören der körperliche Grundzustand, die Außenbedingungen wie Temperatur und Luftfeuchtigkeit und die körperliche Beanspruchung. Wenige Tage ohne Zugang zu Wasser, die Rede ist häufig von 3–4 Tagen, können zu einer lebensbedrohlichen Situation führen.

Viele Pflanzen können zwar um einiges länger ohne Wasser auskommen, im Gegensatz zum Menschen können sie sich jedoch nicht zur Wassersuche fortbewegen. Pflanzen sind an ihren Standort gebunden. Um mit dem vorhandenen Wasser bei Knappheit haushalten zu können, haben alle Pflanzen, mit Ausnahme von Wasserpflanzen, verschiedene Strategien entwickelt, um die Verdunstung über die Spaltöffnungen (Stomata) zu regulieren. In trockenen Jahren entwickeln einige Pflanzen z. B. kleinere Blätter. Andere wiederum rollen ihre Blätter ein oder lagern vermehrt Wachsschichten an der Blattoberfläche ab.

Pflanzen haben im Allgemeinen einen hohen Wasserbedarf. Lässt eine Pflanze „den Kopf hängen", fehlt meist Wasser. Außerdem ist ausreichend Wasser bei Bäumen auch essenziell für die Bildung von Harzen, welche zur Abwehr von Schädlingen und zum Verschließen von Wunden dienen.

QUALITÄT IST ALLES: QUELLENSUCHER AUFGEPASST!

Wasser direkt aus der Natur zu trinken, wie in meiner Geschichte *auf Seite 177,* ist nur an wenigen Stellen risikofrei. Bevor du Wasser aus einem Bach oder Teich trinken kannst, muss es in der Regel aufbereitet werden. Es besteht die Gefahr, dass sich im Wasser pathogene Keime (Bakterien und Viren) befinden. Die sicherste Methode zur Wasseraufbereitung ist das Wasser abzukochen. Doch wie kommen Keime überhaupt ins Wasser? Der Großteil des Niederschlags versickert in der Erde. Bei der Passage durch den Boden ins Grundwasser wird das Wasser durch die Sedimentschichten gereinigt. Eine längere Verweilzeit des Wassers im Boden klärt das Wasser am besten. Wasser aus tiefliegenden Quellen hat daher die beste Qualität. In Bäche gelangt vielfach auch Oberflächenwasser, welches mit im Boden vorkommenden Keimen belastet sein kann. Durch die Ausbringung von Mist oder Gülle auf Feldern zur Düngung, können sogar Fäkalkeime *(Escherichia coli u. a.)* ins Wasser gelangen. Diese können grippeähnliche Beschwerden und starken Durchfall auslösen.

Wasser in Trinkwasserqualität: Das kannst du problemlos schlürfen

Wasser in Trinkwasserqualität ist das wertvollste Gut von Mutter Natur. In vielen Gebieten, in denen Wasser bisher immer ausreichend vorhanden war, kommt es mit der Klimaveränderung häufiger vor, dass Wasser knapp wird. Ein Grund mehr, sich den Wert des Wassers wieder vor Augen zu führen und wieder bewusster mit diesem Naturgeschenk umzugehen!

Ob ein Wasser Trinkwasserqualität hat, ist optisch nicht ausreichend festzustellen. In erster Linie wird unter Trinkwasser klares, farbloses, geruchloses und geschmacklich neutrales Wasser verstanden. Das kann man mit den menschlichen Sinnen überprüfen. Ob das Wasser auch frei von pathogenen Keimen und sonstigen Rückständen ist, kann man nur im Labor feststellen.

Wasser in der Natur beurteilen – alles klar!

Kristallklares Wasser ist in der Natur, mit Ausnahme von sprudelnden Gebirgsströmen, häufig nur direkt an der Quelle zu finden. Überall sonst, sei es in Bächen, Flüssen oder Seen, hat das Wasser meist eine leichte Trübung. Um gute Wasserqualität in der Natur zu erkennen, kann man die Beschaffenheit des Wasserlaufes oder das Vorkommen bestimmter Pflanzen und Tiere am und im Wasser beobachten. Allerdings sind dafür gute botanische und zoologische Kenntnisse erforderlich. Mit freiem Auge einfacher zu unterscheiden sind Sedimente wie Schlamm oder Kies. Bäche mit Kiesbett sind beispielsweise viel klarer als solche, deren Boden aus Sand oder Schlamm besteht, da feineres Material leichter aufgewühlt wird. Ist die Fließgeschwindigkeit in einem Gewässer hoch oder ist es durch viel Uferbewuchs gut beschattet, bleibt die Wassertemperatur niedriger und der Sauerstoffgehalt im Wasser ist häufig höher. Ist ein Wasser reich an Sauerstoff und arm an Nährstoffen, ist die Wasserqualität meist höher. Ist das Wasser durch Sedimente oder Algenbewuchs stark getrübt, ist der Nährstoffgehalt meist hoch, der Sauerstoffgehalt niedrig. Dieses Wasser ist von niedrigerer Qualität.

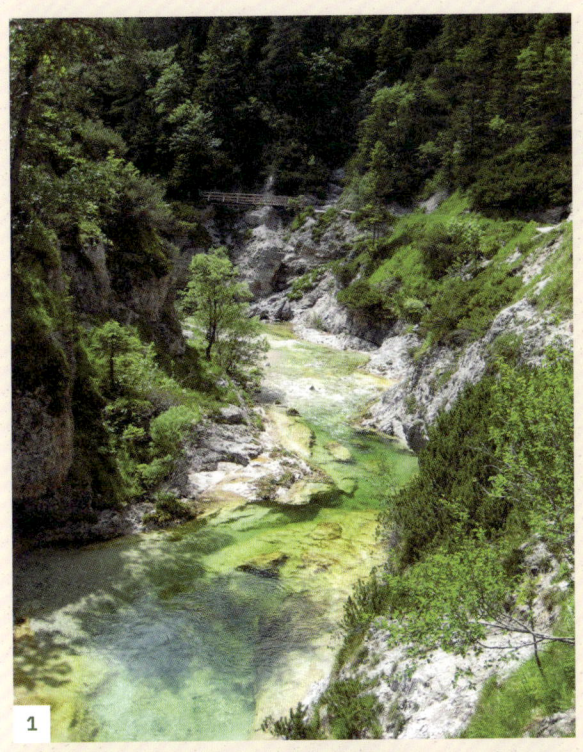
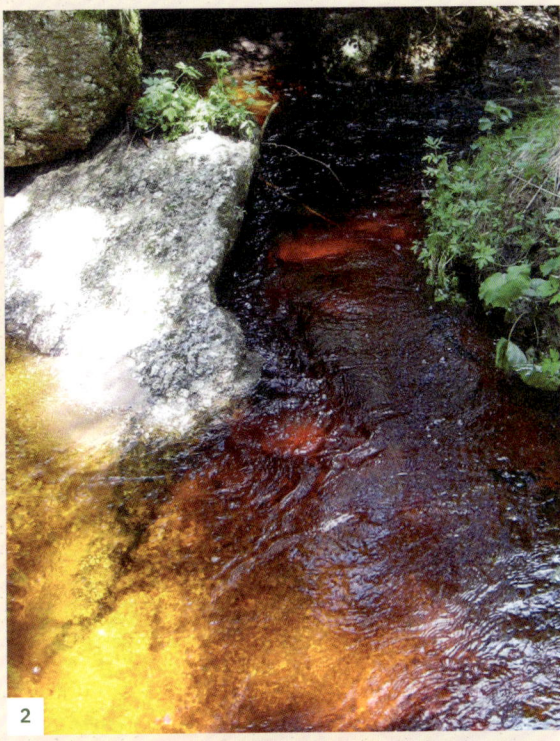
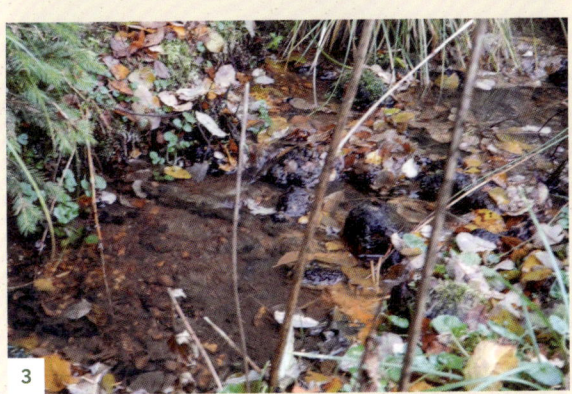
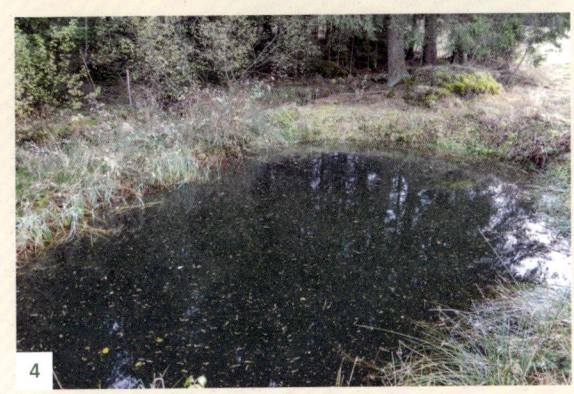
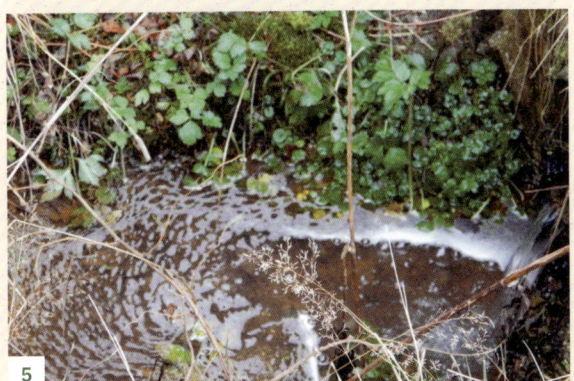

So sieht gute Wasserqualität aus:
1 Kristallklares Wasser mit hoher Fließgeschwindigkeit in einem Gebirgsfluss
2 Durch Huminstoffe rötlich gefärbter Bach in einer moorreichen Region

Ein paar Beispiele für niedrige Wasserqualität:
3 Faulschlamm
4 Wassertrübung
5 Schaumbildung kann unter anderem durch Huminstoffe, aber auch durch vom Menschen eingetragene Tenside entstehen.

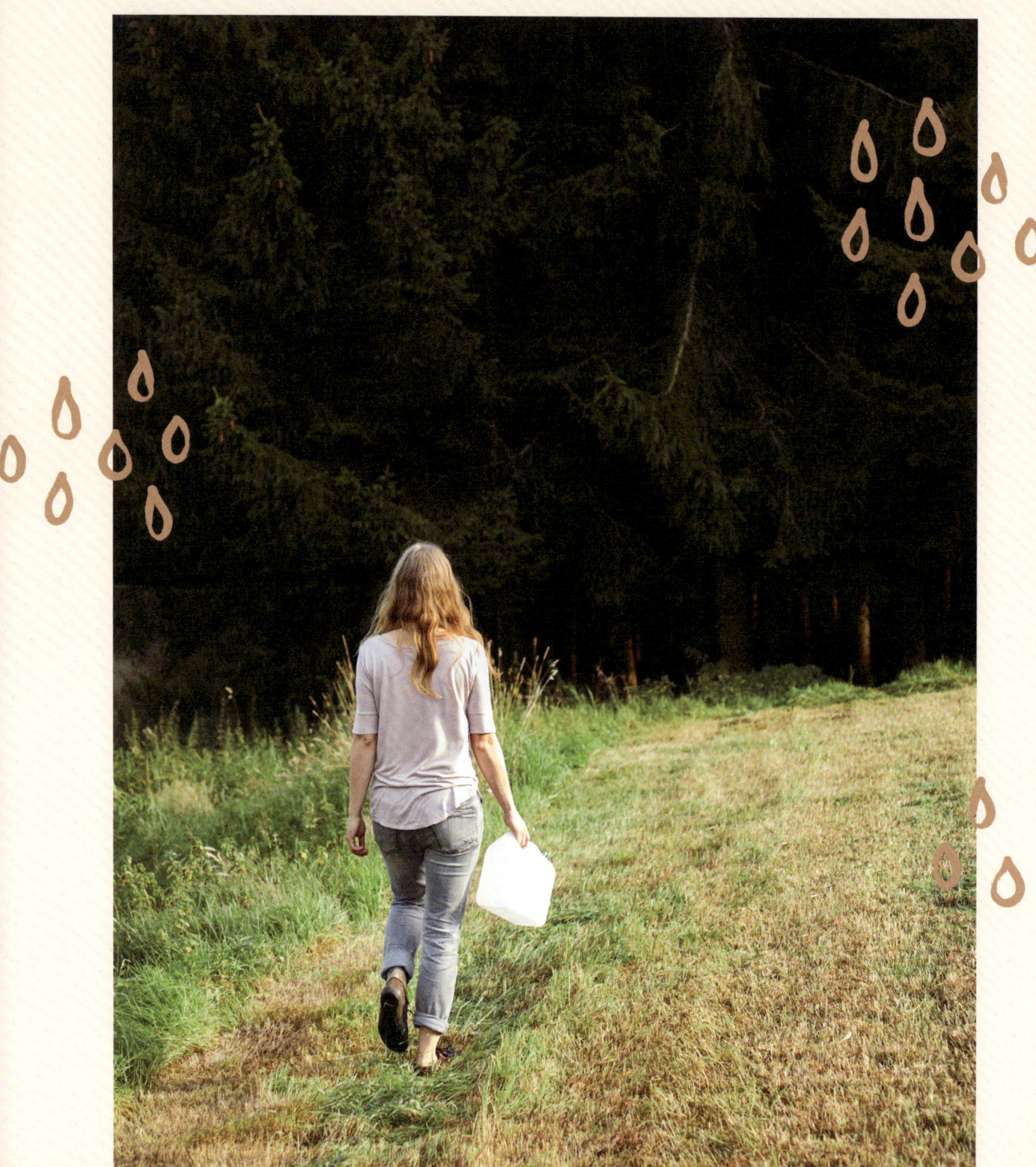

HOW TO:
WIE DU WASSER AUFSPÜRST UND SAMMELST

Neugierig geworden? Wie schmeckt wohl das Wasser aus einem sauberen Bach? Kann ich aus Wasserpfützen trinken? Wie sieht es mit Regenwasser aus? Bist du in der Natur auf Tour, ist in erster Linie mitgebrachtes Trinkwasser immer zu bevorzugen. Trinkwasser in der Natur zu sammeln, macht zu experimentellen Zwecken Sinn oder wenn man sich in einer Notsituation befindet und das erforderliche Equipment zur Aufbereitung des Wassers mit sich trägt. In der Natur ist Wasser je nach Beschaffenheit des Geländes leichter oder schwerer zu finden. Mitteleuropa ist im Vergleich zu anderen Gebieten wasserreich. In Gegenden mit naturbelassenen Wäldern und Feldern ist der nächste Bach oft nicht weit. In niederschlagsarmen Regionen kann es jedoch vorkommen, dass sogar das Wild mit vom Menschen angelegten Tränken versorgt werden muss.

Außer in Bächen, Teichen, Seen und Wasserpfützen sammelt sich Regenwasser, aber auch in Blattachseln – wie bei der wilden Karde *(siehe Seite 116)*. Frisches Regenwasser kann ohne vorherige Aufbereitung getrunken werden, wenn es sich auf sauberen Oberflächen gesammelt hat. Um Sammelstellen mit einer konstanten Wasserversorgung in der Natur zu finden, kannst du dich an ein paar Dingen orientieren, wenn du dich auf die Suche begibst.

- *Lauschen:* Befindest du dich in einem ruhigen Wald, kannst du zuerst einmal lauschen, ob du vielleicht das Plätschern von Wasser irgendwo in der Ferne hören kannst.
- *Die Landschaft beobachten:* Wasser fließt nach unten. Ist das Gelände also abfallend, solltest du dich zuallererst bergab auf Wassersuche begeben. Treffen zwei Berghänge aufeinander, besteht die Chance, im Tal dazwischen Wasser zu finden.
- *Wildpfade:* Auch das Wild muss trinken. Verfolgst du einen Wildpfad im Wald, kommst du über kurz oder lang sicher zu Wasser.
- *Ausschau nach Zeigerpflanzen halten:* In freier Landschaft sind an Bächen, Flüssen oder Teichen einige Pflanzen häufig und typisch. Dazu zählen Weiden und Pappeln, Schilf, Rohrkolben, Binsen, das Mädesüß oder das Drüsige Springkraut. Diese Pflanzen brauchen viel Wasser. Wo diese wachsen, befindet sich entweder ein offenes Gewässer oder ein feuchter Boden, den du aufgraben und so möglicherweise zu Wasser kommen könntest.

Je höher die Fließgeschwindigkeit eines Gewässers ist, desto weniger können sich Verunreinigungen halten oder an einer Stelle konzentrieren. Der ideale Ort, um Trinkwasser aus der Natur zu entnehmen, ist ein Bach mit hoher Fließgeschwindigkeit und etwas tieferen Gumpen, in die man ein Gefäß tauchen kann. Da sich auf der Wasseroberfläche häufig Blätter oder Insekten befinden, der Grund eines Gewässers dagegen oft Schlamm enthält, entnimmt man das Wasser am besten aus der Mittelschicht eines Gewässers. Je tiefer das Wasser, umso größer kann auch das Entnahmegefäß sein. Für den kleinen Bedarf reicht eine Trinkflasche oder ein Becher. Ist das Wasser tief genug, kannst du auch mit einem Kanister Wasser sammeln. Brauchst du einen Kanister voll Wasser, doch das Wasser ist zu seicht, kannst du mit einer kleineren Flasche aus dem Gewässer Wasser schöpfen und es in den Kanister umfüllen. Das dauert zwar etwas, doch die Mühe lohnt sich. Je sauberer du das Wasser sammelst, desto besser schmeckt es, und umso weniger Aufwand hast du bei der Aufbereitung.

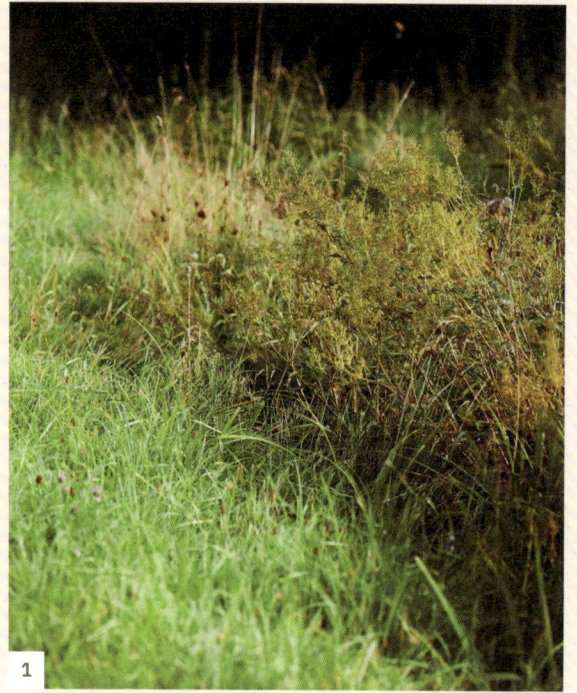 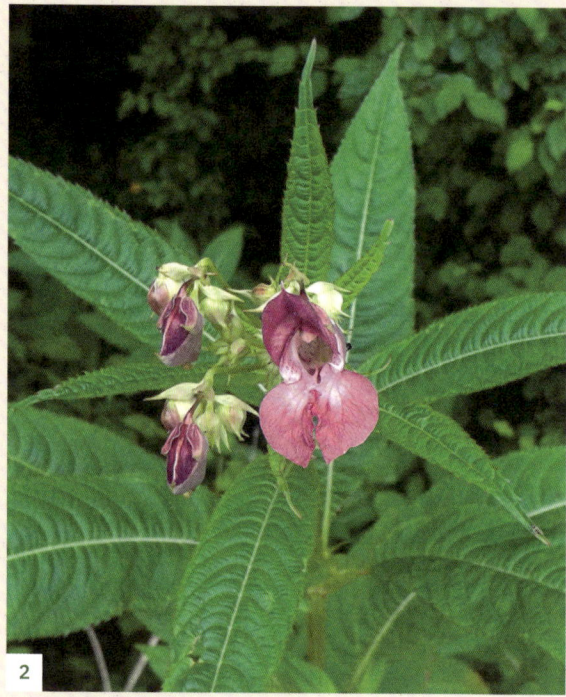
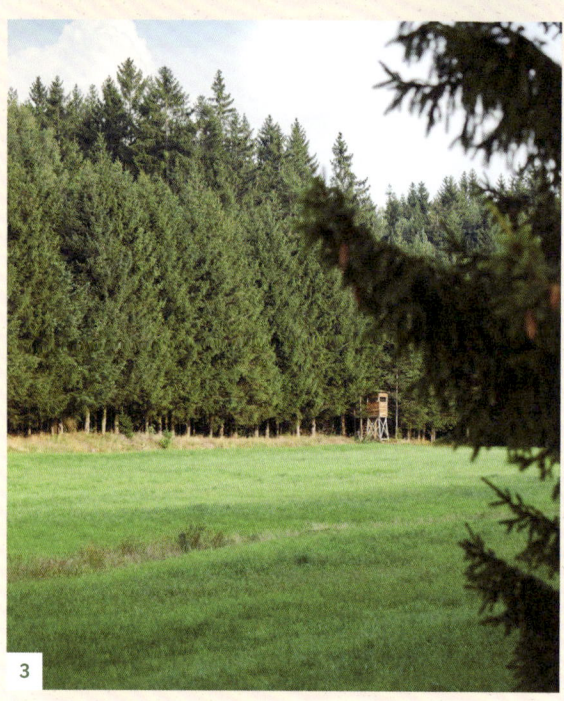 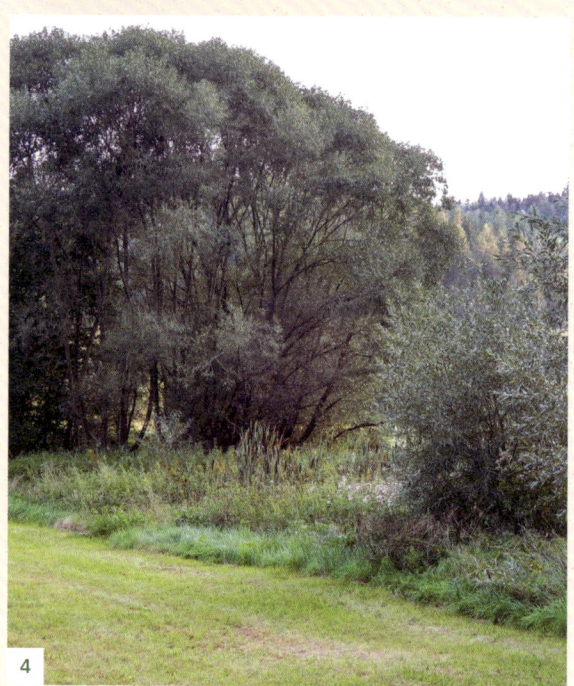

1 Sauergräser wie Binsen und Seggen zeigen hier den Verlauf des Grabens an.
2 Wo Drüsiges Springkraut wächst, ist Wasser nicht weit.
3 Graben, gesäumt von höher wachsenden Pflanzen
4 Weiden wachsen oft nahe am Wasser.

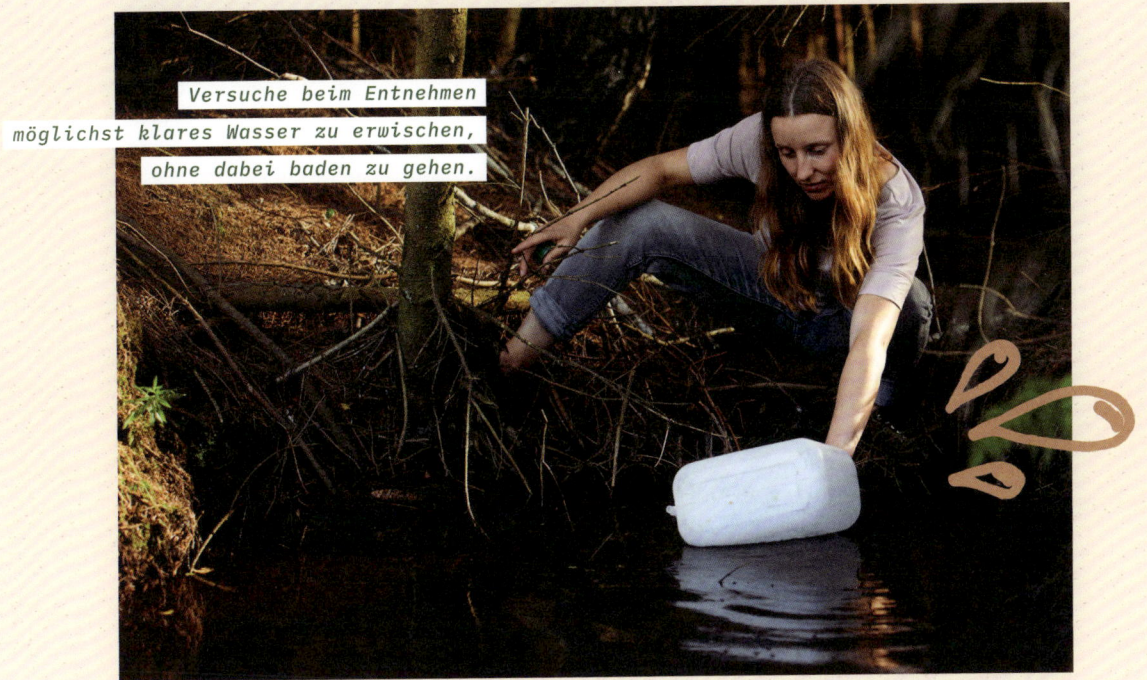

Versuche beim Entnehmen möglichst klares Wasser zu erwischen, ohne dabei baden zu gehen.

DAS IST NOCH LANGE NICHT ALLES: JETZT GEHT'S ANS WASSERAUFBEREITEN

Hast du Wasser gefunden, solltest du zunächst dessen Qualität prüfen. Sie entscheidet, ob eine weitere Aufbereitung notwendig ist, und wie diese aussehen kann. Befinden sich Viehweiden oder Wildsuhlen in unmittelbarer Nähe, kann das Waser noch so klar sein, es besteht trotzdem die Möglichkeit, dass das Wasser mit Fäkalkeimen und Darmparasiten verunreinigt ist. Auch Belastungen durch chemische Pflanzenschutzmittel oder Überdüngung sind in intensiv landwirtschaftlich genutzten Gebieten möglich. Wasser aus der Natur solltest du also immer aufbereiten. Die sicherste Methode ist das Wasser abzukochen, um Bakterien, Viren und Parasiten oder deren Eier abzutöten. Dazu kochst du das Wasser etwa drei Minuten lang. Du kannst dir mit dem heißen Wasser gleich einen Tee aus Wildpflanzen zaubern oder du lässt es abkühlen. Das abgekühlte Wasser kannst du in eine Flasche umfüllen und wieder mit auf den Weg nehmen. Zum Kochen kann das aufbereitete Wasser gleich verwendet werden.

Ist das Wasser, das du gesammelt hast, nicht klar, solltest du es vor dem Kochen filtern. Ist Schlamm im Wasser, kannst du es einfach 30 Minuten stehen lassen. Dabei sinken die Schwebteilchen zu Boden, und du kannst das Wasser vorsichtig abgießen, sodass der abgesetzte Schlamm im Gefäß zurückbleibt. Sind Algen im Wasser, solltest du dieses filtern, da Algen beim Kochen Giftstoffe freisetzen können. Ich rate dir, zum Ausprobieren der Einfachheit halber klares Wasser zu nehmen und es sicherheitshalber immer abzukochen! Wasser muss nur dann nicht aufbereitet werden, wenn es nicht zum Trinken oder Zähneputzen verwendet wird, sondern z. B. als Löschwasser.

DEIN SURVIVAL-GUIDE DURCHS BUCH

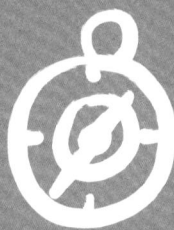

Damit du dich in diesem Buch so gut zurechtfindest wie nach der Lektüre im Wald, bekommst du in diesem Teil noch ein paar Hard Facts geboten. Mit dem Waldglossar bist du auf die nächsten Gespräche mit Bushcraftern und Waldverliebten vorbereitet. Das Rezeptverzeichnis hilft bei der Auswahl des Gerichts bei quälendem Hunger. Wenn du auf der Suche nach etwas ganz Bestimmten bist, schau im Stichwortverzeichnis nach. Und falls du noch nicht genug Waldlesestoff hast oder noch tiefer gehen willst, findest du am Ende eine weiterführende Literaturliste …

Damit dir kein Bushcrafter oder Waldbadprofi etwas vormachen kann: Waldglossar

Biophilie
In der Ethik von Erich Fromm und in der Soziobiologie von Edward O. Wilson geprägter Begriff für die „Liebe zum Leben und zu allem Lebendigen" (griech. Bios = Leben; Philia = Liebe).

Chlorophyll
Blattgrün. Gruppe an grünen Pflanzenfarbstoffen, die maßgeblich an der Photosynthese beteiligt sind.

Destruenten
Organismen, die im ökologischen Kreislauf organische Substanzen abbauen.

Entdeckelungswachs
Feine Wachsplättchen, mit denen Bienen Honigwaben verschließen. Bei der Honiggewinnung wird das Entdeckelungswachs von der Honigwabe vor dem Schleudern entfernt. Das Entdeckelungswachs kann auf unterschiedliche Weise weiterverarbeitet werden.

Grünkraft
Deutsche Übersetzung des von Hildegard von Bingen geprägten Begriffs „Viriditas" (lat. Viridis = grün). Ausdruck für eine Grundkraft in der Natur, die alles am Leben erhält.

Hildegard von Bingen
Deutsche Benediktinerin, Äbtissin, Dichterin und Komponistin im beginnenden 12. Jahrhundert. Gilt als bedeutende Universalgelehrte und verfasste zu ihrer Zeit bis heute interessante natur- und heilkundige Werke.

Hämoglobin
Roter Blutfarbstoff, der Sauerstoffmoleküle bindet und durch den Blutkreislauf zu den Körperzellen transportiert.

Huminstoffe
Dunkel gefärbte, hochmolekulare Stoffe des Humusbodens.

Kambium
Wachstumsschicht für das Dickenwachstum im Baumstamm, liegt zwischen Splintholz und Rinde.

Klonbäume
Bäume, die durch ihr Wurzelsystem miteinander verbunden sind. Das Alter der Wurzeln kann um ein vielfaches höher sein, als jenes der Baumindividuen an der Oberfläche. Aus dem Wurzelsystem treiben immer wieder neue Bäume aus, die mit ihm genetisch identisch sind.

Konsumenten
Lebewesen, die die Biomasse anderer Leben konsumieren. z. B. Pflanzenfresser, Fleischfresser.

Mikrobiom
Gesamtheit aller Mikroorganismen, die am und im menschlichen Körper leben. Das Mikrobiom des Menschen setzt sich aus Bakterien und Pilzen zusammen, die vorwiegend im Verdauungstrakt und auf der Hautoberfläche leben. Schätzungen zufolge umfasst das Mikrobiom mehr Zellen als der Mensch Körperzellen hat.

Mikroorganismen
Mikroskopisch kleine, einzellige, tierische oder pflanzliche Lebewesen (z. B. Bakterien, Pilze).

Myzel
Fadenförmiges Geflecht von Pilzen oder Bakterien.

Mykorrhiza
Symbiose von Pilzen mit den feinen Haarwurzeln von Pflanzen. Pilz und Pflanze tauschen untereinander Stoffe aus, die sie nicht selbst produzieren können. Beispielsweise stellt die Pflanze dem Pilz Zucker zur Verfügung, während der Pilz der Pflanze dabei behilflich ist, mehr Stickstoff und Wasser aus dem Boden zu lösen.

Ökosystem
Dynamische und komplexe Gemeinschaft von Lebewesen unterschiedlicher Arten in einem Lebensraum.

Pappus (Mehrzahl: Pappi)
Oder auch Samenkrone, Haarkranz auf den Früchten von Korbblütlern.

Pathogene Keime
Krankheitsauslösende Mikroorganismen.

Photosynthese
Stoffwechselvorgang der Pflanze durch den aus Kohlenstoffdioxid und Wasser mit Hilfe von Chlorophyll und Lichtenergie Sauerstoff und Zucker erzeugt werden.

Phytonzide
Sammelbegriff für eine vielgestaltige Gruppe an pflanzlichen Produkten des sekundären Stoffwechsels. Sie wirken antibiotisch und gehören zum pflanzeneigenen Immunsystem.

Produzenten
Organismen in einem Ökosystem, die energiereiche Biomasse produzieren, z. B. Pflanzen.

Reduzenten
Mikroorganismen, die in einem Ökosystem organisches Material in anorganisches Material umwandeln. Letzte Stufe im Zersetzungsprozess, welcher vorher gebundene Nährstoffe den Pflanzen wieder verfügbar macht.

Saponine
Pflanzeninhaltsstoffe, die in Verbindung mit Wasser einen seifenartigen Schaum bilden. Sie stärken das Immunsystem und die Darmfunktion, sind schleimlösend und harntreibend.

Shinrin yoku
Japanisch für „Baden im Wald" oder „Baden in der Waldatmosphäre".

Stomata
Spaltöffnungen der Epidermis einer Pflanze zum Gasaustausch.

Terpene
Große Gruppe an duftenden chemischen Verbindungen, die von Organismen in der Natur gebildet werden.

Vegetatives Nervensystem
Autonomes Nervensystem. Teil des Nervensystems, das lebenswichtige Funktionen wie Herzschlag, Atmung, Verdauung und den Stoffwechsel reguliert. Es sendet leistungssteigernde und erholungsfördernde Reize und reguliert das innere Gleichgewicht. Das vegetative Nervensystem kann nicht direkt bewusst gesteuert werden. Aktivität oder Ruhezustände beeinflussen das vegetative Nervensystem indirekt.

Waldbaden
Ruhiger und bewusster Aufenthalt im Wald, bei dem die Waldatmosphäre mit allen Sinnen aufgesaugt wird.

Weidmann
Traditionelle Bezeichnung für einen Jäger.

VERIRRT UND HUNGRIG? ODER BRAUCHST DU ETWAS AUS DER NATURAPOTHEKE? KEINE PANIK, HIER FINDEST DU ALLE VERARBEITUNGEN AUF EINEN BLICK: REZEPTVERZEICHNIS

3-Zutaten-Fladenbrötchen	174	Kartoffeln aus der Glut	175
Birkenblätterbad	95	Nudeln mit roten Linsen und Quendel	172
Birkenblättertee	95	Oxymel (siehe Wald-Sauerhonig)	106
Braunelle-Tinktur	98	Sauerhonig	106
Couscous mit Karotte und Giersch	171	Vogelbeeren-Apfelmus	124
Eierspeise mit Wildkräutern	173	Vogelbeeren-Likör	124
Engelwurz-Tee	105	Vogelbeeren-Marmelade	124
Fichtenwipferl-Honig	112	Wacholderbeeren-Sirup	129
Fichtenwipferl-Tee	112	Wacholderbeeren-Tee	128
Günsel-Gurgellösung	115	Wald-Sauerhonig	107
Haferbrei mit Nüssen	175	Wald-Spray	85
Harzsalbe	113	Wilder Lagerfeuertee	171

ABZWEIGUNG VERPASST? EINE DETAILLIERTE BUCHLANDKARTE HILFT WEITER: STICHWORTVERZEICHNIS

Abies spp. 24, 37, 108
Abwehrkräfte 65, 74, 106, 122
Acer spp. 40
Ahorn 34, 40, 55, 77
Ajuga genevensis 114
Ajuga pyramidalis 114
Ajuga reptans 97, 114
Alpen-Pestwurz 119
Angelica archangelica 102
Angelica sylvestris 102
Arctium lappa 119
Arznei-Engelwurz 102
Betretungsrecht 47, 141
Betula 91
Biophilie 17f
Birke 27, 40, 77, 91–96, 131, 134, 155, 165, 171
Birkenporling 93, 96
Birkensaftgewinnung 94
Borkenkäfer 55
Braunelle, Gewöhnliche 97f, 114, 134
Braunelle, Großblütige 97
Buche 33f, 41, 77, 155
Chlorophyll 32
Destruenten 23
Dipsacus fullonum 116
Dipsacus laciniatus 116
Dipsacus sativus 116
Dipsacus sylvestris 116
Eberesche 122
Eberesche, Mährische 122
Echte Engelwurz 102
Echter Ehrenpreis 99–101, 134
Efeublättriger Ehrenpreis 99
Ehrenpreis, Echter 99–101, 134
Ehrenpreis, Efeublättriger 99
Ehrenpreis, Faden- 99
Ehrenpreis, Feld- 99
Ehrenpreis, Gamander- 99
Ehrenpreis, Großer 99
Ehrenpreis, Persischer 99
Ehrenpreis, Thymianblättriger 99
Eibe 108, 127
Eiche 34, 42
Engelwurz, Arznei- 102
Engelwurz, Echte 102
Engelwurz, Wald- 102–105, 165, 134
Entdeckelungswachs 106
Erkältung 38f, 44, 106, 108, 110, 122, 128
Esche 34, 43, 52, 55, 122
Faden-Ehrenpreis 99
Fagus 41
Fastenkur 93
Feld-Ehrenpreis 99

Feuermachen 36, 79, 90, 147, 149, 151, 166
Feuerwehr 149
Fichte 24, 37f, 53, 55, 57, 61, 72, 77, 105, 108-113, 134, 142, 145, 152, 155, 171
Fichtenharz 105, 108, 110, 112f
Fichtenreisig 145, 155
Fichtenwipferl 110, 112
Filzige Pestwurz 119
Föhre → siehe Kiefer
Fraxinus 43
Gamander-Ehrenpreis 99
Gefleckter Schierling 104
Genfer Günsel 114
Gewöhnliche Braunelle 97f, 114, 134
Großblütige Braunelle 97
Großer Ehrenpreis 99
Gelenkschmerzen 110, 128
Gemeiner Wacholder 125-129, 131, 134
Gewöhnliche Mehlbeere 122
Gewöhnliche Pestwurz 119
Grippe 110, 178, 44
Große Klette 119
Grünkraft 59, 90
Günsel, Genfer 114
Günsel, Kriechender 97, 114f, 134
Günsel, Pyramiden- 114
Hämoglobin 32f
Hängematte 140-144
harntreibend 43, 93, 105
Hautunreinheiten 98, 101, 115, 118
Heracleum sphondylium 102
Hexenrüttel 39
Huflattich 119
Husten 38f, 93, 97, 108, 110, 112, 124, 128
Immunsystem 61, 65, 122
Jäger 48f, 51, 140, 149
Juniperus communis 125
Kambium 31f
Karde, Schlitzblättrige 116
Karde, Weber- 116
Karde, Wilde 116-118, 134, 181
Keime, pathogene 178

Kiefer 24, 34, 38, 55, 61, 77, 84f, 11, 155, 158, 166
Killerzellen 65
Klette, Große 119
Klopapier 121, 146
Kohlenstoffdioxid 23, 32f
Konsumenten 23
Kopfschmerzen 44, 97, 128
Kriechender Günsel 97, 114f, 134
Lager 140-142, 144
Lagerfeuer 112, 128, 140, 147-150, 152, 155f, 158-160, 163f, 166, 168f
Lärche 39, 52, 55, 77, 111
Lärchenpech 39
Larix 39
Löschmaterial 158
Lungenkrankheiten 97
Mährische Eberesche 122
Mehlbeere, Gewöhnliche 122
Mikrobiom 31
Mikroorganismen 11, 23, 146
Monokultur 57, 66
Mykorrhiza 26, 31
Myzel 26f
Nervosität 105, 128
Nierenleiden 127
Oxymel 106
pathogene Keime 178
Persischer Ehrenpreis 99
Pestwurz, Alpen- 119
Pestwurz, Filzige 119
Pestwurz, Gewöhnliche 119
Pestwurz, Weiße 119
Petasites albus 119
Petasites hybridus 119
Petasites paradoxus 119
Petasites spurius 119
Phloem 32
Photosynthese 27, 32
Picea 108
Picea abies 24
Pinus 38

Pinus longaeva 24
Produzenten 23
Prunella gradifolia 97
Prunella vulgaris 97
Pyramiden- Günsel 114
Quelle 118, 147, 151, 160, 177f
Quercus spp. 42
räuchern 36, 74, 79, 90, 105, 108, 119f, 128, 130f
Reduzenten 23
Rhabarber 105, 119
Rheum rhabarbarum 119
Rheuma 41, 43, 93, 101
Ruhe 14, 17, 20, 23, 30, 47f, 62, 69, 70, 71, 81, 130, 140, 147
Salicylsäure 44
Salix 44
Sauerhonig 105-107, 110
Sauerstoff 17, 23, 32f, 150, 156, 159, 178
Schierling, Gefleckter 104
Schlaf 65, 138, 144
Schlitzblättrige Karde 116
Shinrin yoku 20
Sonnenbrand 121
Sorbus aria 122
Sorbus aucuparia 122
Sorbus aucuparia var. moravica 122
Stärkungsmittel 105
stoffwechselanregend 128f
Tanne 27, 37, 55, 77, 84f, 108, 111
Taxus baccata 108, 127
Terpene 27, 31, 61, 72
Thymianblättriger Ehrenpreis 99
Trinkwasserqualität 178
Tussilago farfara 119
vegetatives Nervensystem 65, 74

Veronica arvensis 99
Veronica chamaedrys 99
Veronica filiformis 99
Veronica hederifolia 99
Veronica officinalis 99
Veronica persica 99
Veronica serpyllifolia 99
Veronica teucrium 99
Verrenkung 121
Verstauchung 121
Verstopfung 124, 128
Vitamin A 122
Vitamin C 38, 77, 93, 110 ,122
Vitamin E 77
Vogelbeere 52, 122-124, 134
Völlegefühl 124, 128
Wacholder, Gemeiner 125-129, 131, 134
Wacholderbeeren 84, 107, 127-129, 171
Wald-Engelwurz 102-105, 165, 134
Waldbaden 20, 47, 69-71, 78, 80
Waldweihrauch 108, 111
Wasser 118, 138, 140, 160, 164, 177-183
Wasser aufbereiten 178, 181, 183
Wasserqualität 178f
Weber-Karde 116
Weide 44, 52, 155, 181
Weidmann 14, 49f
Weiße Pestwurz 119
Wiesen-Bärenklau 102, 104
Wilde Karde 116-118, 134, 181
Wildtiere 14, 17, 47-50, 88, 104, 133, 140
Wunden 43, 96, 98, 101, 110, 112, 121, 177
Xylem 32
Zeltplane 142, 144
Zundermaterial 38, 93, 137, 147, 151f, 155, 164

DU HAST NOCH IMMER NICHT GENUG WALD? DANN HIER ENTLANG: LITERATURLISTE

- Clemens G. Array (2015): Der Biophilia Effekt, edition a, Wien.
- Dr. Qin Li (2018): Die wertvolle Medizin des Waldes, Rowohlt Taschenbuchverlag, Reinbek bei Hamburg.
- Sepp Fischer (Hrsg.) (2017): Bushcraft, Das Buch vom Waldhandwerken, Pietsch-Verlag GmbH, Stuttgart.
- Johannes Maringer: Das Feuer in Kult und Glauben der vorgeschichtlichen Menschen, Anthropos, Bd. 69, H. 1./2. (1974), pp. 68-112.
- Thomas Svardal (2019): Am Lagerfeuer, Droemer Knaur, München.
- Carsten Bothe (2011): Auf offenem Feuer, Leopold Stocker Verlag, Graz.
- Wolfgang Stock (2016): Grundzüge des Tourismusrechts, NWV Verlag GmbH, Graz.
- Hermann-Josef Weidinger (1997): Mensch und Baum, Freunde der Heilkräuter, Karlstein/Thaya.
- Sebastian Kneipp (2010): Meine Wasserkur; So sollt ihr leben; TRIAS Verlag, Stuttgart.
- Richard Willford (1959): Das große Handbuch der Heilkräuter, Rudolf Trauner Verlag, Linz.
- Johann Künzle (2006): Das Große Kräuterheilbuch, Patmos Verlag und Co KG, Albatros Verlag, Düsseldorf.
- Ludwig Kroeber (1943): Das neuzeitliche Kräuterbuch, Hippokrates-Verlag GmbH, Stuttgart.
- Marlies Bader (2003): Räuchern mit heimischen Kräutern, Wilhelm Goldmann Verlag, München.
- Renate Zauderer (2015): Handbuch der heimischen Räucherpflanzen, Mag. Renate Kauderer, Graz.
- Friedrich Kaindlstorfer (2018): Räuchern, Die Heilkraft der heimischen Kräuter und Harze, Kneipp Verlag in der Verlagsgruppe Styria GmbH & Co KG, Wien.
- Anke Höller, Doris Grappendorf (2019): Essbare Wildsamen, Eugen Ulmer KG, Stuttgart.
- Marianne Golte-Brechtle, Margot Spohn, Roland Spohn (2008): Was blüht denn da? Franckh-Kosmos Verlags GmbH & Co KG, Stuttgart.
- https://ftp.gwdg.de/pub/mpil-schlitz/Wagner/limnologie/Wasserqualit%E4t%20und%20Gew%E4sserqualit%E4t.pdf
- https://www.bmnt.gv.at/forst/wald-gesellschaft/verhalten_wald/feuerimwald.html
- https://www.ris.bka.gv.at/GeltendeFassung.wxe?Abfrage=Bundesnormen&Gesetzesnummer=20002155
- https://www.bmnt.gv.at/forst/wald-gesellschaft/verhalten_wald/klaubholzsammeln.html
- https://www.bmnt.gv.at/forst/wald-gesellschaft/verhalten_wald/lagern_zelten_wohnen.html

IMPRESSUM

Löwenzahn-Bücher werden auf höchstem ökologischen Standard gedruckt, ausschließlich mit Substanzen, die wieder in den biologischen Kreislauf rückgeführt werden können. Cradle to Cradle™-zertifiziert by gugler*, klimapositiv, auf Papier, das in Österreich produziert wurde, und ohne Plastikfolie, die dein Lieblingsbuch unnötig einhüllt – für unsere Umwelt und unsere Zukunft.

1. Auflage
© 2020 by Löwenzahn in der Studienverlag Ges.m.b.H.,
Erlerstraße 10, A-6020 Innsbruck
E-Mail: loewenzahn@studienverlag.at
Internet: www.loewenzahn.at

Konzept: Gerda Holzmann; Löwenzahn Verlag/Christina Kindl-Eisank, Katharina Schaller

Lektorat: Corina Steffl; Löwenzahn Verlag/Katharina Schaller

Projektleitung: Löwenzahn Verlag/Julia Zachenhofer

Umschlag- und Buchgestaltung sowie grafische Umsetzung:
Aimée Wald – Kommunikationsdesign
www.aimeewald.com

Fotografien: alle Gerda Holzmann, außer: Rupert Pessl: Coverfoto, 8f, 10, 12, 15f, 19–22, 28, 30f, 35, 46, 48, 50–53, 54 links oben, 55 rechts, 56, 57 rechts und links unten, 58, 60, 62–64, 66–68, 70–84, 85 oben und Bild 2–4, 86, 89, 94 oben, 105, 107, 110 Mitte, 111, 113, 129, 131, 133, 135f, 138f, 141 rechts, 151 Bild 1–3, 153f, 155 links und Mitte, 157 Bild 1 und 3–5, 160–163, 165–170, 172–176, 180, 182 Bild 1 und 3, 183, Buchrückseite

Willibald Wiltschko: 37 unten, 39 rechts unten, 40 rechts unten, 43 rechts unten, 127 rechts unten

Illustrationen: alle Aimée Wald, außer: Matthias Wiltschko: 32 (Vorlage)

Bibliografische Information Der Deutschen Bibliothek
Die Deutsche Bibliothek verzeichnet diese Publikation in der Deutschen Nationalbibliografie; detaillierte bibliografische Daten sind im Internet über <http://dnb.dnb.de> abrufbar.

ISBN 978-3-7066-2678-1

Alle Rechte vorbehalten. Kein Teil des Werkes darf in irgendeiner Form (Druck, Fotokopie, Mikrofilm oder in einem anderen Verfahren) ohne schriftliche Genehmigung des Verlages reproduziert oder unter Verwendung elektronischer Systeme verarbeitet, vervielfältigt oder verbreitet werden.

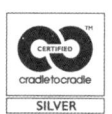 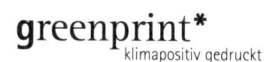 Gedruckt nach der Richtlinie „Druckerzeugnisse" des Österreichischen Umweltzeichens. gugler* print, Melk, UWZ-Nr. 609, www.gugler.at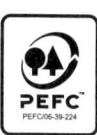

Umschlag und Bindung ausgenommen
www.gugler.at

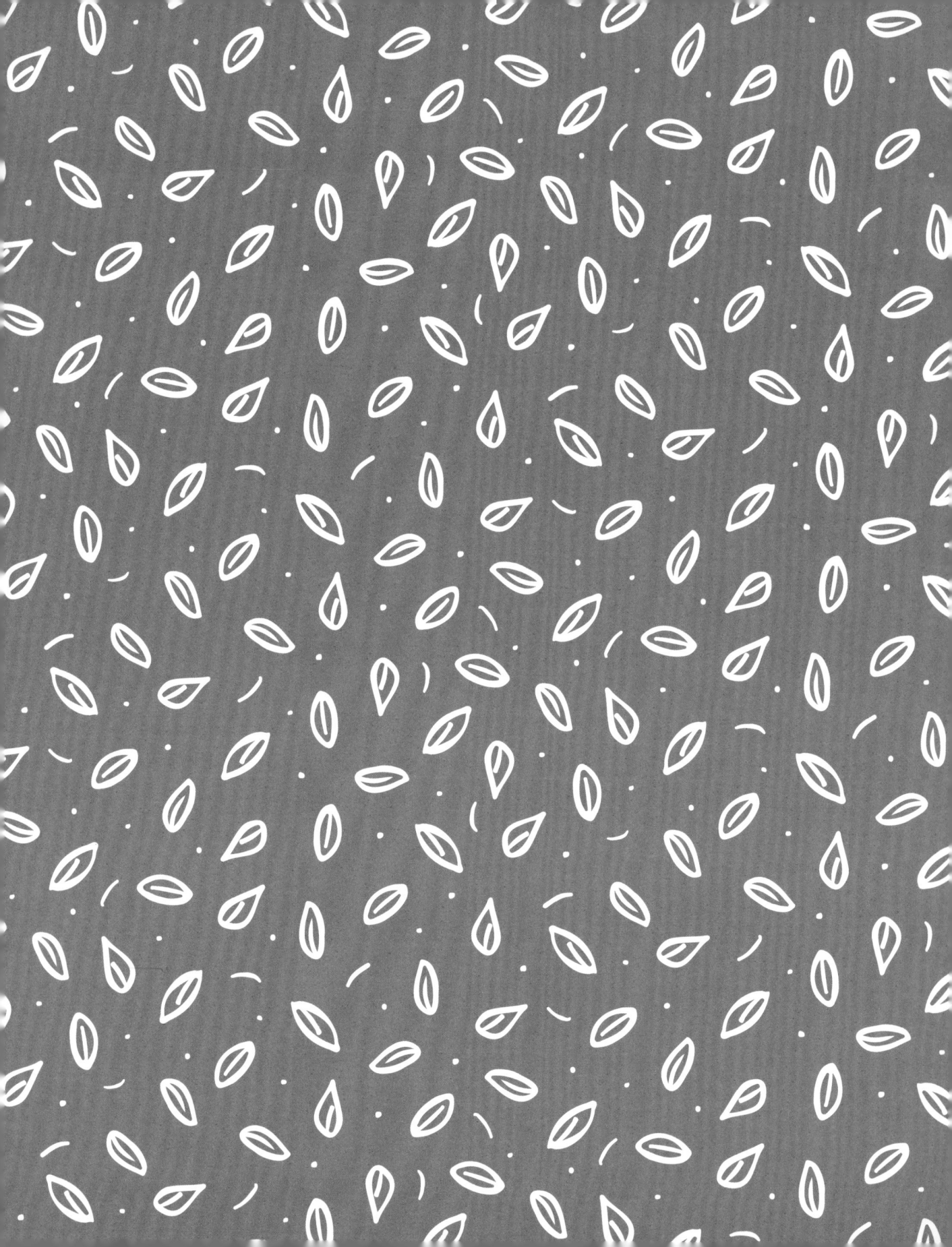